国家卫生和计划生育委员会"十二五"规划教材
全国中医药高职高专院校教材
全国高等医药教材建设研究会规划教材
供护理类专业用

护士人文修养

第 2 版

主　　编　胡爱明

副 主 编　褚宛玉　李华琼　刘耀辉

编　　者　（按姓氏笔画为序）

刘　佳（湖南中医药高等专科学校）

刘耀辉（安徽中医药高等专科学校）

李　密（山东中医药高等专科学校）

李华琼（湖北中医药高等专科学校）

张顺贞（云南中医学院继续教育学院）

胡爱明（湖南中医药高等专科学校）

徐志英（江西中医药高等专科学校）

褚宛玉（南阳医学高等专科学校）

U0322851

人民卫生出版社

图书在版编目(CIP)数据

护士人文修养/胡爱明主编.—2版.—北京:人民卫生
出版社,2014
ISBN 978-7-117-19074-9

Ⅰ.①护… Ⅱ.①胡… Ⅲ.①护士-修养-高等职业教育-
教材 Ⅳ.①R192.6

中国版本图书馆 CIP 数据核字(2014)第 124639 号

人卫社官网	www.pmph.com	出版物查询,在线购书
人卫医学网	www.ipmph.com	医学考试辅导,医学数
		据库服务,医学教育资
		源,大众健康资讯

护士人文修养

第 2 版

主　　编:胡爱明
出版发行:人民卫生出版社(中继线 010-59780011)
地　　址:北京市朝阳区潘家园南里 19 号
邮　　编:100021
E - mail:pmph @ pmph.com
购书热线:010-59787592　010-59787584　010-65264830
印　　刷:河北新华第一印刷有限责任公司
经　　销:新华书店
开　　本:787×1092　1/16　印张:12
字　　数:300 千字
版　　次:2010 年 5 月第 1 版　　2014 年 7 月第 2 版
　　　　　2018 年 4 月第 2 版第 7 次印刷(总第 10 次印刷)
标准书号:ISBN 978-7-117-19074-9/R·19075
定　　价:26.00 元

打击盗版举报电话:010-59787491　E-mail:WQ@pmph.com
(凡属印装质量问题请与本社市场营销中心联系退换)

《护士人文修养》网络增值服务编委会名单

主　　编　胡爱明

副 主 编　褚宛玉　李华琼　刘耀辉

编　　者　(按姓氏笔画为序)

刘　佳(湖南中医药高等专科学校)

刘耀辉(安徽中医药高等专科学校)

李　密(山东中医药高等专科学校)

李华琼(湖北中医药高等专科学校)

张顺贞(云南中医学院继续教育学院)

胡爱明(湖南中医药高等专科学校)

徐志英(江西中医药高等专科学校)

褚宛玉(南阳医学高等专科学校)

全国中医药高职高专国家卫生和计划生育委员会规划教材第三轮修订说明

全国中医药高职高专卫生部规划教材第 1 版(6 个专业 63 种教材)2005 年 6 月正式出版发行,是以安徽、湖北、山东、湖南、江西、重庆、黑龙江等 7 个省市的中医药高等专科学校为主体,全国 20 余所中医药院校专家教授共同编写。该套教材首版以来及时缓解了中医药高职高专教材缺乏的状况,适应了中医药高职高专教学需求,对中医药高职高专教育的发展起到了重要的促进作用。

为了进一步适应中医药高等职业教育的快速发展,第 2 版教材于 2010 年 7 月正式出版发行,新版教材整合了中医学、中药、针灸推拿、中医骨伤、护理等 5 个专业,其中将中医护理学专业名称改为护理;新增了医疗美容技术、康复治疗技术 2 个新专业的教材。全套教材共 86 种,其中 38 种教材被教育部确定为普通高等教育"十一五"国家级规划教材。第 2 版教材由全国 30 余所中医药院校专家教授共同参与编写,整个教材编写工作彰显了中医药特色,突出了职业教育的特点,为我国中医药高等职业教育的人才培养作出了重要贡献。

在国家大力推进医药卫生体制改革,发展中医药事业和高等中医药职业教育教学改革的新形势下,为了更好地贯彻落实《国家中长期教育改革和发展规划纲要(2010-2020)》和《医药卫生中长期人才发展规划(2011-2020)》,推动中医药高职高专教育的发展,2013 年 6 月,全国高等医药教材建设研究会、人民卫生出版社在教育部、国家卫生和计划生育委员会、国家中医药管理局的领导下,全面组织和规划了全国中医药高职高专第三轮规划教材(国家卫生和计划生育委员会"十二五"规划教材)的编写和修订工作。

为做好本轮教材的出版工作,成立了第三届中医药高职高专教育教材建设指导委员会和各专业教材评审委员会,以指导和组织教材的编写和评审工作,确保教材编写质量;在充分调研的基础上,广泛听取了一线教师对前两版教材的使用意见,汲取前两版教材建设的成功经验,分析教材中存在的问题,力求在新版教材中有所创新,有所突破。新版教材仍设置中医学、中药、针灸推拿、中医骨伤、护理、医疗美容技术、康复治疗技术 7 个专业,并将中医药领域成熟的新理论、新知识、新技术、新成果根据需要吸收到教材中来,新增 5 种新教材,共 91 种教材。

新版教材具有以下特色:

1. 定位准确,特色鲜明 本套教材遵循各专业培养目标的要求,力求体现"专科特色、技能特点、时代特征",既体现职业性,又体现其高等教育性,注意与本科教材、中专教材的区别,同时体现了明显的中医药特色。

2. 谨守大纲,重点突出 坚持"教材编写以教学计划为基本依据"的原则,本次教材修订的编写大纲,符合高职高专相关专业的培养目标与要求,以培养目标为导向、职业岗位能力需求为前提、综合职业能力培养为根本,注重基本理论、基本知识和基本技能的培养和全面素质的提高。体现职业教育对人才的要求,突出教学重点、知识点明确,有与之匹配的教学大纲。

3. 整体优化,有机衔接 本套教材编写从人才培养目标着眼,各门教材是为整个专业培养目标所设定的课程服务,淡化了各自学科的独立完整性和系统性意识。基础课教材内容服务于专业课教材,以"必需,够用"为度,强调基本技能的培养;专业课教材紧密围绕专业培养目标的需要进行选材。全套教材有机衔接,使之成为完成专业培养目标服务的有机整体。

4. 淡化理论,强化实用 本套教材的编写结合职业岗位的任职要求,编写内容对接岗位要求,以适应职业教育快速发展。严格把握教材内容的深度、广度和侧重点,突出应用型、技能型教育内容。避免理论与实际脱节,教育与实践脱节,人才培养与社会需求脱节的倾向。

5. 内容形式,服务学生 本套教材的编写体现以学生为中心的编写理念。教材内容的增减、结构的设置、编写风格等都有助于实现和满足学生的发展需求。为了解决调研过程中教材编写形式存在的问题,本套教材设有"学习要点"、"知识链接"、"知识拓展"、"病案分析(案例分析)"、"课堂讨论"、"操作要点"、"复习思考题"等模块,以增强学生学习的目的性和主动性及教材的可读性,强化知识的应用和实践技能的培养,提高学生分析问题、解决问题的能力。

6. 针对岗位,学考结合 本套教材编写要按照职业教育培养目标,将国家职业技能的相关标准和要求融入教材中。充分考虑学生考取相关职业资格证书、岗位证书的需要,与职业岗位证书相关的教材,其内容和实训项目的选取涵盖相关的考试内容,做到学考结合,体现了职业教育的特点。

7. 增值服务,丰富资源 新版教材最大的亮点之一就是建设集纸质教材和网络增值服务的立体化教材服务体系。以本套教材编写指导思想和整体规划为核心,并结合网络增值服务特点进行本套教材网络增值服务内容规划。本套教材的网络增值服务内容以精品化、多媒体化、立体化为特点,实现与教学要求匹配、与岗位需求对接、与执业考试接轨,打造优质、生动、立体的网络学习内容,为向读者和作者提供优质的教育服务、紧跟教育信息化发展趋势并提升教材的核心竞争力。

新版教材的编写,得到全国40余家中医药高职高专院校、本科院校及部分西医院校的专家和教师的积极支持和参与,他们从事高职高专教育工作多年,具有丰富的教学经验,并对编写本学科教材提出很多独到的见解。新版教材的编写,在中医药高职高专教育教材建设指导委员会和各专业教材评审委员会指导下,经过调研会议、论证会议、主编人会议、各专业编写会议、审定稿会议,确保了教材的科学性、先进性和实用性。在此,谨向有关单位和个人表示衷心的感谢!

希望本套教材能够对全国中医药高职高专人才的培养和教育教学改革产生积极的推动作用,同时希望各位专家、学者及读者朋友提出宝贵意见或建议,以便不断完善和提高。

全国高等医药教材建设研究会
第三届全国中医药高职高专教育教材建设指导委员会
人民卫生出版社
2014 年 4 月

全国中医药高职高专第三轮规划教材书目

中医学专业

1	大学语文（第3版）	孙　洁	12	中医妇科学（第3版）	盛　红
2	中医诊断学（第3版）	马维平	13	中医儿科学（第3版）★	聂绍通
3	中医基础理论（第3版）★	吕文亮	14	中医伤科学（第3版）	方家选
		徐宜兵	15	中药学（第3版）	杨德全
4	生理学（第3版）★	郭争鸣	16	方剂学（第3版）★	王义祁
5	病理学（第3版）	赵国胜	17	针灸学（第3版）	汪安宁
		苑光军	18	推拿学（第3版）	郭　翔
6	人体解剖学（第3版）	盖一峰	19	医学心理学（第3版）	侯再金
		高晓勤	20	西医内科学（第3版）★	许幼晖
7	免疫学与病原生物学（第3版）	刘文辉	21	西医外科学（第3版）	贾　奎
		刘维庆	22	西医妇产科学（第3版）	周梅玲
8	诊断学基础（第3版）	李广元	23	西医儿科学（第3版）	金荣华
9	药理学（第3版）	侯　晞	24	传染病学（第2版）	陈艳成
10	中医内科学（第3版）★	陈建章	25	预防医学	吴　娟
11	中医外科学（第3版）★	陈卫平			

中医骨伤专业

26	中医正骨（第3版）	莫善华	30	骨科手术（第3版）	黄振元
27	中医筋伤（第3版）	涂国卿	31	创伤急救（第3版）	魏宪纯
28	中医骨伤科基础（第3版）★	冼　华	32	骨伤科影像诊断技术	申小年
		陈中定	33	骨科手术入路解剖学	王春成
29	中医骨病（第3版）	谢　强			

中药专业

34	中医学基础概要（第3版）	宋传荣	40	中药方剂学（第3版）	吴俊荣
		何正显			马　波
35	中药药理与应用（第3版）	徐晓玉	41	有机化学（第3版）★	王志江
36	中药药剂学（第3版）	胡志方			陈东林
		李建民	42	药用植物栽培技术（第2版）★	宋丽艳
37	中药炮制技术（第3版）	刘　波	43	药用植物学（第3版）★	郑小吉
		李　铭			金　虹
38	中药鉴定技术（第3版）	张钦德	44	药事管理与法规（第3版）	周铁文
39	中药化学技术（第3版）	李　端			潘年松
		陈　斌	45	无机化学（第3版）	冯务群

7

46	人体解剖生理学（第3版）	刘春波	48	中药储存与养护技术	沈 力
47	分析化学（第3版）	潘国石			
		陈哲洪			

针灸推拿专业

49	针灸治疗（第3版）	刘宝林	52	推拿治疗（第3版）	梅利民
50	针法灸法（第3版）★	刘 茜	53	推拿手法（第3版）	那继文
51	小儿推拿（第3版）	佘建华	54	经络与腧穴（第3版）★	王德敬

医疗美容技术专业

55	医学美学（第2版）	沙 涛	61	美容实用技术（第2版）	张丽宏
56	美容辨证调护技术（第2版）	陈美仁	62	美容皮肤科学（第2版）	陈丽娟
57	美容中药方剂学（第2版）★	黄丽萍	63	美容礼仪（第2版）	位汶军
58	美容业经营管理学（第2版）	梁 娟	64	美容解剖学与组织学（第2版）	杨海旺
59	美容心理学（第2版）★	陈 敏	65	美容保健技术（第2版）	陈景华
		汪启荣	66	化妆品与调配技术（第2版）	谷建梅
60	美容手术概论（第2版）	李全兴			

康复治疗技术专业

67	康复评定（第2版）	孙 权	72	临床康复学（第2版）	邓 倩
68	物理治疗技术（第2版）	林成杰	73	临床医学概要（第2版）	周建军
69	作业治疗技术（第2版）	吴淑娥			符逢春
70	言语治疗技术（第2版）	田 莉	74	康复医学导论（第2版）	谭 工
71	中医养生康复技术（第2版）	王德瑜			
		邓 沂			

护 理 专 业

75	中医护理（第2版）★	杨 洪	83	精神科护理（第2版）	井霖源
76	内科护理（第2版）	刘 杰	84	健康评估（第2版）	刘惠莲
		吕云玲	85	眼耳鼻咽喉口腔科护理（第2版）	肖跃群
77	外科护理（第2版）	江跃华	86	基础护理技术（第2版）	张少羽
		刘伟道	87	护士人文修养（第2版）	胡爱明
78	妇产科护理（第2版）	林 萍	88	护理药理学（第2版）★	姜国贤
79	儿科护理（第2版）	艾学云	89	护理学导论（第2版）	陈香娟
80	社区护理（第2版）	张先庚			曾晓英
81	急救护理（第2版）	李延玲	90	传染病护理（第2版）	王美芝
82	老年护理（第2版）	唐凤平	91	康复护理	黄学英

★为"十二五"职业教育国家规划教材。

第三届全国中医药高职高专教育教材建设指导委员会名单

顾　问

刘德培　于文明　王　晨　洪　净　文历阳　沈　彬　周　杰
王永炎　石学敏　张伯礼　邓铁涛　吴恒亚

主任委员

赵国胜　方家选

副主任委员（按姓氏笔画为序）

王义祁　王之虹　吕文亮　李　丽　李　铭　李建民　何文彬
何正显　张立祥　张同君　金鲁明　周建军　胡志方　侯再金
郭争鸣

委　员（按姓氏笔画为序）

王文政　王书林　王秀兰　王洪全　刘福昌　李灿东　李治田
李榆梅　杨思进　宋立华　张宏伟　张俊龙　张美林　张登山
陈文松　金玉忠　金安娜　周英信　周忠民　屈玉明　徐家正
董维春　董辉光　潘年松

秘　书

汪荣斌　王春成　马光宇

第三届全国中医药高职高专院校护理专业教材评审委员会名单

主任委员

赵国胜

副主任委员

刘　杰　张先庚

委　员（按姓氏笔画为序）

刘伟道　范　真　段艮芳　黄学英　程家娥　滕艺萍

　　为了更好地贯彻落实《国家中长期教育改革和发展规划纲要》和《医药卫生中长期人才发展规划(2011—2020年)》,推动中医药高职高专教育的发展,培养中医药类高级技能型人才,在全国高等医药教材建设研究会、全国中医药高职高专教材建设指导委员会的组织规划下,按照全国中医药高职高专院校各专业的培养目标,确立本课程的教学内容并编写了本教材。

　　上一版教材在使用过程中,得到了相关学校师生的好评,产生了良好的效果,取得了明显的成效。在帮助学生提高伦理道德水平、学会人际沟通、知晓文明礼仪、培养审美情趣、传承中医药文化、创新思维模式等方面发挥了重要作用。

　　护士人文修养的理论和实践是不断发展的,《护士人文修养》教材也应及时体现近年来医学领域和护理领域取得的新成果。在国家卫生和计划生育委员会的指导下,全国高等医药教材建设研究会和人民卫生出版社的精心组织下,我们以第一版教材为基础,进一步优化与创新内容和体例,对《护士人文修养》进行了修订。力求做到以人为本,有利于学生全面发展。

　　教材的编写仍坚持体现三基(基本理论、基本知识、基本技能)、五性(思想性、科学性、先进性、启发性、适用性)、三特定(特定对象、特定要求、特定限制)原则,突出人文知识与护理专业有机结合的特色,整合有关人文内容。内容涵盖了伦理学、文化学、美学、人际沟通学、创新性思维等方面的内容。我们对教材进行精心编排,在第一版的基础上增加了"学习要点"和"护士心语"栏目,并增添了网络增值服务,方便师生课余上网学习。力求结构严谨、内容新颖、观点明确。教材中每节标题下面引用最简洁的名言警句,能引发最深刻的道理,增加了教材的人文性和可读性。

　　参加本教材编写的人员都是长期从事有关教学和研究的教师。编写分工如下:

绪论　　张顺贞(云南中医学院继续教育学院)

第一章　胡爱明(湖南中医药高等专科学校)

第二章　徐志英(江西中医药高等专科学校)

第三章　李密(山东中医药高等专科学校)

第四章　李华琼(湖北中医药高等专科学校)

第五章　刘耀辉(安徽中医药高等专科学校)

第六章　褚宛玉(南阳医学高等专科学校)

第七章　刘佳(湖南中医药高等专科学校)

在编写过程中,参考了有关专家和学者的著作和文献资料,借鉴了有关教材的整合格式;各参编学校也给予了大力支持,在此,我们一并表示感谢!由于可供参考的护士人文修养方面的资料不多,对这些知识的整合缺乏经验,错误和疏漏在所难免,我们恳请专家、同行及读者批评、指正,以便进一步修订和完善。

《护士人文修养》编委会
2014 年 3 月

目 录 ●

绪论 提高人文修养 适应现代护理模式

第一节 护士人文修养概述

护理本身是一项最精细的艺术,精细的艺术要靠高洁的护风和高尚的护德铸就。

——南丁格尔

一、人文

人文一词最早出现在《易经》中贲卦的彖辞:"刚柔交错,天文也。文明以止,人文也。观乎天文以察时变;观乎人文以化成天下。"宋代程颐《伊川易传》卷二释作:"天文,天之理也;人文,人之道也。天文,谓日月星辰之错列,寒暑阴阳之代变,观其运行,以察四时之速改也。人文,人理之伦序,观人文以教化天下,天下成其礼俗,乃圣人用贲之道也。"人文原来是指人的各种传统属性。在《辞海》中,人文一词的解释是:人文指人类社会的各种文化现象。在这里,人文涵盖了除原始、天然的现象之外的,人类自己创造出来的所有文化现象。

在西方,人文一词源于拉丁文"humanus",用它来表示与正统经院神学研究相对立的世俗人文研究。英文中 humanity 表示"人文",它含有人性、人类、人道或仁慈几层意思,强调以人为中心,重视人生幸福与人生责任。

综上所述,人文是指人类文化中的先进部分和核心部分,即先进的价值观及其规范。其集中体现的是重视人,尊重人,关心人和爱护人。

二、人文科学

(一) 人文科学

1. **人文科学** 是指以人的社会存在为研究对象,以揭示人的本质和人类社会发展规律为目的的科学。人文科学最早出自于拉丁文"Humanities",是指人性、教养。15 世纪欧洲始用此词,指有关人类利益的学问,以别于曾在中世纪占统治地位的神学,后含义不断演变。在欧洲中世纪黑暗时代,神权高于一切,宗教统治社会,为了冲破封建藩篱的束缚,出现了文艺复兴。15 ~ 16 世纪,提出人文科学教育,旨在对抗反动、极端的神本主义和宗教蒙昧主义对人性的禁锢,强调要学习古典语言(希腊文、拉丁文),要扩大课程门类,如社会科学、文化艺术以及自然科学。人文科学的基本任务概括起来有三:①探讨人的本质;②建立价值体系;③塑造精神家园。正是在这些基本任务上,人文科学显示出自身的特质。这一特质,如用中国哲人的话说,就是"为己之学",而非"逐物之学";用西方哲人的话说,就是"认识你自己!"

2. 人文和科学的关系 人文对科学而言,贯穿科学始终,为科学导向,为科学提供精神动力。同样科学对人文也很重要,科学要贯穿人文始终,为人文奠基,为人文提供素材,为人文保证正确的道路,为人文的发展与表现提供犀利武器。科学求真,却不能保证其本身方向正确,科学越是向纵深发展,产生的问题越凸显。因此,科学需要人文导向,求真需要求善导向,人文求善,但不能保证其本身基础正确,只有基于求真基础之上的求善,方能达到目的。有人这样比喻:科学是桨,人文是舵,没有人文的指引,科学就是瞎子。从某个角度上看,科学是在讲"天道",人文是在讲"人道",虽然"天人合一"在更深层的意义上是指"天道人道合一",但也可看作科学与人文的互动、互补、交融、合一。"天人合一"是中华民族文化一大精华。因此人文跟科学是互动的,互补的。人文环境好,会影响人们对科学的重视,自然科技也就会提升,人们的素质也会提高,自然会开始接受一些新兴事物。举例来说,美国在人文环境的熏陶下,自然科技得到长足发展,电子商务也就广泛应用。因此可以讲,没有科学的人文是残缺的人文,人文中间有科学基础;没有人文的科学,是残缺的科学,科学中有人文的内涵与精神。

(二) 人文学科

1. 人文学科 这一名称本身就是科学所界定的,是20世纪对那些被排拒在自然科学和社会科学之外的学科的简便总称。现代哲学是由科学形成时清除出来的东西界定的,其他现代人文学科则首先以古典语文学的形式出现,其后衍生出历史、现代语言甚至艺术史。人文学科也可以概括为是以观察、分析及批判来探讨人类情感、道德和理智的各门学科的总称。

人文学科就其内容而言,其主干可以用人们常说的"文(文学)、史(历史)、哲(哲学)"来指称,或者再加上艺术。广义的"人文学科"还包括诸如现代语言和古典语言、语言学、考古学,乃至含有人道主义内容和方法的社会科学,例如,医学伦理学、医学法学、护理社会学、护理心理学、护理教育学、护理管理学、护理美学等医学人文学科。总之,人文学科是一个宏大的学术集群,不论人文学科内涵多么广泛,其涉及的知识都是以人格修养和人性形成为核心的。

2. 人文科学与人文学科的关系 人文学科不等同于人文科学,人文学科归属教育学教学科目分类,人文科学要依托人文学科的教育形态,而人文教育是将人类优秀的文化成果,将人文科学通过知识传授、环境熏陶,使之内化为人格、气质、修养,成为人相对稳定的内在品格。

三、人文修养及人文精神

(一) 人文修养的含义

修养,是人们在思想、品德、知识和技能等方面,经过长期学习和实践所达到的水平,比如艺术修养、文化修养等,通常也是一个人综合能力和素质的体现。人文修养则是指一个人在人文思想、人文知识、人文技能和人文精神等方面的综合水平,是一个人成为人和发展为人才的内在品质。

（二）人文修养的组成

1. 人文思想　人文思想的核心就是人,主张关注人本身。是相对于宗教神学、君权思想的学术范畴,特指人文科学领域中所内含的思想精髓,主要以人对于生命意义与人生方向的看法为核心。现代人文思想的核心是"人",即"人本观念"、"人本位"。"本位"者,标准也,人是衡量一切的标准。现代人文思想强调以人为本,关心人,爱护人,尊重人,对于人性、人伦、人道、人格、人之文化及其价值充分尊重。

2. 人文知识　人文修养不是空中楼阁,其基础是人文知识底蕴。知识就是力量,知识有助于提升人文修养。人文知识是人类认识、改造自身和社会的经验总结。人文知识可分为两类:①感性的人文知识:主要是通过人们的日常生活获得,是零碎、肤浅、不系统的,主要表现为社会生活习俗的人文知识。②理性的人文知识:主要通过学习、实践和反思而获得,是系统化、理论化的人文知识,是一种高水平、高层次的人文知识。理性的人文知识即人文学科知识,包括文学、历史、哲学、艺术、语言、法律、美学、伦理学、心理学、宗教等人文学科知识。

3. 人文技能　人文技能是指与人共事的一种能力,是在综合掌握人文知识的基础上,学会用人文的方法思考和解决问题。从某种意义上说,人文是人类文饰自己的方式。文饰的方式有很多,技能就是一种很好的文饰,是人文的艺术化、可操作化。与专业技能强调精确性和普遍适用性不同,人文技能重在定性,强调体验,且与特定的文化相联系。护士在职场中需要的人文技能主要有思维判断技能、人际交往技能、沟通技能、写作技能、心理支持技能、教育引导技能、观察分析技能、协调整合技能等。

4. 人文精神　人文精神是人文修养的核心要素,是护士应当领会并付诸实践的精神范式。如有崇高的理想和坚定的信念、崇尚优秀道德情操、热爱和追求真理、向往和塑造健全完美的人格,养成和采取科学的思维方式等,都是人文精神的体现。

以上几方面构成一个有机统一的整体。人文知识起着基础性作用,是其他两个方面赖以形成的基础;人文知识和技能是重要的组成部分,主要指分析和解决人与人、人与社会以及人与自然之间的问题的能力与方法;人文精神是人文修养的核心要素,直接决定着人文素养的方向。

（三）人文精神

1. 人文精神释义　人文精神是指一种注重人的发展与完善,强调人的价值与需要,关注人的生活世界存在的基本意义,并且在现实生活中努力实践这种价值需要和意义的精神。人文精神,是在历史中形成和发展的由人类优秀文化积淀凝聚而成的精神,是一种内在于主体的精神品格。

2. 人文精神的内涵　人文精神就是以人为本,或者说人文关怀。

（1）关注人的生存:是对人自身命运的理解和把握,是对人的生存价值意义的关注。人文精神对人的关怀和关注是全面、多层次、多维度的,既包括物质性的关爱,也包括精神性的关怀。人文精神在个人与个人、个人与社会之间,是一种双向互动式、平等自由式的关爱,而不是单方面奴役式的所谓关怀和关注。

（2）尊重人的尊严和价值:人文精神把人自身作为发展的根本目的,尊重人的尊严和人的基本权利,尊重人的主体地位。人文精神要求尊重和保护一切有益于人民和社会的劳动,不论是体力劳动还是脑力劳动,不论是简单劳动还是复杂劳动,一切劳动都是光荣的,都应该得到承认和尊重。无论在什么场合,无论在什么时候,护士都应尊重患者、尊重生命、尊重个人尊严和权利,消除国籍、种族、肤色、性别、政治、宗教信仰的差异,这是全世界护理应有的信念。

(3)维护人的权利:人文精神要求人们在政治、经济和文化等方面的权益得到切实尊重和保障,发展社会主义民主,健全社会主义法制,保证人民充分行使民主选举、民主决策、民主管理、民主监督的权利,使人民享有广泛的权利和自由,尊重和保障人权。

(4)重视人的发展:人文精神不仅关注人的生存、尊重人的价值、维护人的权利,而且更重视人的发展。重视人的发展是社会主义人文精神的根本体现。人文精神重视人的自我完善和发展,以实现人的全面发展为最终目标,人文精神也为人的全面发展提供了最深厚的精神动力资源。

(四)医学人文精神的内涵

医学人文精神是对人的生命神圣、生命质量、生命价值和人类未来的健康和幸福的关注,是对人类身心健康和自然、社会与人之间的和谐互动及可持续发展的关注。医学人文精神的核心就是关爱生命。瑰丽多彩的生命现象、奥妙无穷的人体、复杂多变的疾病,既是医学永远认知的对象,也是促使医学发展的内在精神力量。

四、护理人文关怀

护理学作为与人类健康息息相关的一门科学,单纯的科技手段远远不够,人文关怀必不可少。人文关怀是一个哲学范畴的概念,又称人性关怀,是对人的生存状态的关注,对人的尊严与符合人性的生活条件的肯定和对人类的理解与自由的追求。

(一)护理人文关怀的概念

护理人文关怀是指在护理过程中,护士以人道主义精神对患者的生命与健康、权力与需求、人格与尊严的真诚关怀和照护,即除了为患者提供必需的诊疗技术服务之外,还要为患者提供精神、文化、情感的服务,以满足患者的身心健康需求,体现对人的生命与身心健康的关爱。护理人文关怀是实践人类人文精神信仰的具体过程,其基本要素包括两个层面,即护理人文精神的观念意识层面和护理人文关怀的主体实践层面。

(二)护理人文关怀的主要内容

1. 尊重患者的生命价值　护理人文关怀的核心是关心患者的健康需求,尊重患者的生命价值、尊严与权利。护士作为人文关怀的提供者,不论在何种情况下,都应尽最大力量拯救患者的生命;通过与患者的互动,帮助患者在遭受疾病痛苦而心情沮丧时认识到自身生命的存在价值,使其获得心理愉悦与整体和谐,从而提高患者的生命质量。这就要求护士有更高的职业素质,除了掌握护理专业知识与技能之外,更需具有人文关怀的价值观,能促进患者生成"坚信自身生命具有存在价值"的精神力量。可见,尊重患者的生命价值是患者从失望走向希望的力量源泉,也是护士专业素质的核心体现,更是护理人文关怀行动的灵魂所在。

2. 理解患者的文化背景　不同文化背景的人,有不同的关怀体验,需要不同的关怀表达方式。例如,对一般高热患者,护士可用触摸其额头的方式来表达关注和关心,但对某些少数民族患者,则绝对不可以碰其头部。可见,护士实施的关怀照护措施,必须考虑到患者的文化背景,建立适合文化现象的护患关系,满足患者的文化需求。对文化背景的理解,是护士提供人文关怀照护的基础。

3. 表达护士的关爱情感　人有同情弱者的善性。护理人文关怀的实质是一种充满爱心的人际互动,是护士将获得的知识经内化后自觉给予患者的情感表达。作为护理人文关怀的提供者——护士,必须具备关注、关心与尊重的个性特征;对自己及他人要有关怀敏感性,在临床护理实践中,要主动关心并帮助患者。护士的职业情感是护理人文关怀行动的内在动力。

4. 满足患者的个性需要　患者在疾病状态下,对人文关怀的需求会因不同的情境而有所差异。如同样是分娩过程中胎儿死亡,有的产妇希望看看孩子,留下孩子的足印以作留念;有的则不忍见到;有的产妇愿意亲友陪伴,多与她交谈分担悲痛,有的则希望个人独处,默默地消化悲痛。因此,护士在实施关怀行动之前,首先应对患者的需要做出准确评估,然后给予针对性的帮助,让每个服务对象在需要某种帮助的时候,恰到好处地得到应有的支持、鼓励与肯定。

5. 协调护患的人际关系　护士在护患之间建立一种帮助信赖的关系,能促进与接受患者正性与负性情绪的表达,能为患者营造一个维护、改善与支持其健康的环境。例如,护士在接待新入院患者时帮助其尽快熟悉环境,了解治疗护理程序,查房时与患者"拉拉家常",注意患者的感受和信息反馈,同时帮助患者之间建立友好互助关系,令患者感到亲切和踏实,更自觉主动参与和配合治疗护理活动。由此可见,人际关系的协调是护理人文关怀实践的保证。

五、护士人文修养

(一)护士修养

护士修养是在内心信念的驱动下,将道德规范、职业规范内化为自身的品质,并外化为行为的过程和结果。护士修养的过程是长期的、复杂的,受主客体因素的制约,只有主客体契合,才能达到理想的境界。

(二)护士人文修养

1. 护士人文修养　护士人文修养是指护士具备的人文精神、人文素质、人文关怀以及人文科学等方面的修养,它包括护士必须掌握的自然知识、社会知识等知识体系和由政治观、价值观、道德观等组成的精神体系。其范畴主要包括护士伦理道德、护士的职业形象美、人际沟通技巧及护士礼仪等方面。如果说,护理质量是一棵树,那么护士的人文修养就是其赖以生存的土壤,土壤的肥沃与贫瘠,决定了这棵树是否能枝繁叶茂,这也正是我们提高护士人文修养的出发点。提高护士人文素养,关注人文关怀,不断提高医疗护理质量和服务质量,是我们的工作目标和要求,也是我们的努力方向。

 知识链接

我非常想成为中国的南丁格尔

"南丁格尔毕竟是西方文明的代表,离我们有点遥远。作为一个护士,支撑我精神世界更多的还是我们东方文化里那种真善美。待人和善,这是从小母亲就教我的做人态度。但作为女人,我能理解南丁格尔,她的精神就是一种爱,一种对人的爱,对人性的关怀,对生命的呵护。我非常想成为中国的南丁格尔。"——李淑君

为了这个信念,李淑君从实习时就严格要求自己。为了练好扎针,先是在兔子的耳朵上扎,后来在自己身上练,和同屋的好友配对,相互扎。下班了,别人都高高兴兴地换衣服走人,她却磨磨蹭蹭故意晚走。也就是在这晚走的时间里,她比一起来实习的护士多学到了怎么交班,怎么接班。有时候赶上来了重病人,她索性就不换衣服了,跟着护士长一同抢救病人。

摘自《像阳光一样温暖受伤的生命》——走近"南丁格尔"奖获得者、二炮总医院护士长李淑君(中国医药指南记者何佳颐,特约记者彭雪征. 中医药指南,2007,5)

2. 护士应具备的人文修养

（1）伦理道德修养：良好的人际关系必须以双方认同和遵循的伦理观念和道德行为准则为基础。今天，医学和护理都面临着前所未有的伦理道德问题的挑战，如患者的权利、护理人员的义务、患者知情同意、医疗保密、医疗科技、讲真话与保护性医疗手段、生命伦理的问题等，所以提高护士的伦理道德修养已迫在眉睫。通过伦理道德修养的提高，可以使护士树立正确的人生观和价值观，增强道德责任感，理性地面对护理过程中的冲突和棘手事件，同时有助于护士懂得爱，体悟人生，有信仰，勇于奉献。

（2）人际关系修养：良好的人际关系有利于提高人的健康水平和群体的凝聚力，有利于提高工作效率和完成工作目标。在工作中，护士既要处理好一般的人际关系，更要处理好专业人际关系，包括领导与被领导关系，护士与患者及家属关系，以及护士与护士、护士与医生及其他医务工作者之间的关系。这些关系之间并非完全独立，它们往往同时存在而且相互作用、相互影响。因此如何通过运用移情、确认、分享控制和自我表白等沟通策略，表达出尊重、真诚和关注的态度，是护士人际关系修养水平的体现，它决定了护士的身心健康、工作质量和工作效率。

（3）文化修养：当今世界是一个开放的世界，护士所面对的服务群体更趋于多元化，不同文化背景的人有着不同的服务需求，这就要求护士具备较高水平的文化修养。护士通过提高文化修养，可以认识文化与生活方式、文化与健康的关系，了解来自社会不同职业、不同阶层、不同地域、不同民族服务对象的社会关系、经济条件、政治文化背景和宗教信仰，从而为他们提供多元文化和跨文化护理，体现护理人文精神。

（4）文学艺术修养：世界卫生组织提出的健康新概念，将健康与美联系在一起。一方面，人体的美在很大程度上会影响人的心理健康，另一方面，美感是一种积极的心理状态，良好的心境是一个人健康的重要条件。对护士而言，文学艺术修养能让她们找回一双发现美的眼睛，从而学会欣赏美和创造美，能促进她们自身的身心健康，提高她们观察人、认识人、理解人的能力，更好地关怀人和照顾人。

（5）理性思维修养：这是人文修养中最高层次的修养。理性思维修养主要表现为在观察各种现象时善于发现事物间的内在联系，透过现象看本质，找到规律；在思考问题时善于分析综合和推理概括。在护理实践中，护士每天都要面对纷繁复杂的临床现象，都要对患者进行健康评估，在此过程中，能否准确地提出护理问题、有效地开展护理干预，体现了护士理性思维修养的水平，所以提高护士理性思维修养是提升护理服务质量的关键。

以上几方面的人文修养虽然在层次上有所区别，但都是相互制约并相互联系的，最后在一定水平上合为一体。

第二节　提高护士人文修养的意义

爱在左，同情在右，在生命的两旁，随时撒种，随时开花，将这一径长途，点缀得花香弥漫，使穿枝拂叶的行人，踏着荆棘，不觉痛苦，有泪可落，不觉悲凉！

——冰心

一、提高护士人文修养是现实的需要

（一）我国护理学人文底蕴不足，起步晚

随着现代医学模式的发展，人文关怀的作用和地位在护理工作中日益突出。医学

人文学的倡导者 Joanne Trautmann Banks 等提出学习人文知识有利于学生理解同情患者、学会换位思考以及运用人文知识解决道德上的困惑。从 20 世纪 70 年代起,美国就有一些医学院校增加了人文学课程。目前,美国高等护理教育已将伦理、人类文化、全球健康服务和健康服务与政策纳入专业教育的核心内容,人文素质教育的地位进一步明确,护理工作已迈出了由技术至上向人文关怀过渡的步伐。在我国,护理专业的学生应具有广博的人文学知识,这样才能更好地理解人的心理和行为,更有效地与人沟通,虽然这已是护理界的共识,但护理教育者并没有将文学和艺术课程置于护理教育中突出的位置,与国外相比,还有很大的差距。在国外,当护士看到有焦急等待的患者时,尽管她正在紧张地忙碌,但她会轻轻拍拍患者肩膀,温和地说声:"请您等一下,我肯定会为您做的"。但在国内碰到类似情况时,护士一般不会予以关注,如果患者催促时,甚至有的护士会说:"吵什么,没看见我正在忙吗"。可见,在相当长的一段时期内,我国护理学主要精于自然科学,荒于人文学科,没有真正确立以人为中心的理念,导致护理学人文底蕴不足。

(二) 护士人文修养的缺失

1. 人文社科类知识薄弱 由于医学教育课程负担重,往往造成医学生只注重专业知识的摄取,对人文社科如哲学、文学、历史学、社会学等学科的知识关注不足,存在重医学轻人文的倾向,对中西方历史文化尤其是源远流长的中国传统文化知之甚少,表现为较弱的人文功底,甚至写文章语句不通和滥用错别字。

2. 社会责任感缺乏 作为一个医学生,将来从事的是"健康所系、性命相托"的崇高事业,应该具有高度的责任感和使命感,具有"竭尽全力除人类之病痛,助健康之完美,维护医术的圣洁和荣誉"的献身精神。然而现在的医学生,受功利主义影响,"两耳不闻窗外事,一心只读圣贤书",只埋头于自己的学习,一切以自我利益为中心,不愿参加学校各种社会活动,没有奉献精神和关爱意识,对社会缺少责任,对生命缺乏关爱,对患者缺乏同情,甚至对生命和健康表现极端不负责任。

3. 心理素质欠佳 随着社会竞争不断加剧,医学生学习压力和就业压力愈来愈大,导致他们心理健康状况存在不少问题,许多人心理素质下降。医学生常见的心理问题有:抑郁、焦虑、交往障碍、敌对、冷漠、自卑、偏执等。一旦发生心理问题,医学生面对学习和就业压力表现出较差的抗压性,产生心理障碍或疾患,甚至导致行凶或自杀的严重行为。

4. 创新能力不足 高等教育的目的之一就是培养大学生创业创新精神,然而长期的应试教育,阻碍了大学生创新思维、创新意识、创新能力的发展,产生了思维标准化的创新障碍。思维标准化对学生独立思考产生了三种破坏作用:功能固着、迷信权威和思维惰性,结果导致学生不善于学习和缺乏创造力,创新思维能力下降,更不会将所学知识在实践中灵活运用与创新发展。

5. 人际交往障碍 医学生人际交往障碍表现为不适应大学校园集体生活,以自我为中心,不愿与他人相处,有的出现心理孤僻,有的在人际交往过程中出现表达障碍,对班集体漠不关心,与同学关系紧张,对老师"敬而远之",害怕与同学、老师交往相处,甚至封闭自己、离群。

知识链接

一位美国护士看到的中国医疗现状

● 为谁工作　我感觉,在中国无论是医生、护士还是医院的行政、后勤人员,他们在工作时想的是,他们在为这家医院工作。而美国医院中的这些人觉得自己是在为患者工作。比如说,保洁员打扫病房,中国的员工觉得是在为医院打扫,而外国医院的清洁工会认为自己是为了让患者在清洁的环境中生活而打扫。看上去他们俩做的工作是一样的,可是出发点不一样,心情不一样,感情色彩不一样,效果也不一样,相信患者能感觉得到。

● 医护沟通　在中国的医院里,我只看到医生查房,上级医生带着很多下级医生一起查房,可是唯独没有护士的参与。在国外,医生和护士是一起查房的,护士要认真听医嘱。这样一方面便于解答患者的询问,另一方面也能更好地开展护理。从这一点上看,中国的医生和护士之间的沟通不够。

作者简介:陆薇家(英文名 MeiKaChin),美籍华人,拥有美国、英国、加拿大三国护士执照。2000 年受聘于北京和睦家医院,任助产士。2001 年 9 月,她成为第一个获得《中华人民共和国护士执业证书》的外籍护士。

二、提高护士人文修养是适应社会发展和促进人类健康的需要

生物-心理-社会医学模式主张在更高层次上把人作为一个整体来认识,从生物学、心理学、社会学、文学等诸多学科来考察人类的健康和疾病,来认识护理的功能和潜能,从而对护士的知识结构和整体修养提出了新的要求。就人类健康的恢复、维护与增进而言,护理工作涉及的服务范围将越来越广泛,肩负的职责亦愈来愈重。这些变化对护理人员的知识结构提出了新的标准,对护理人员的整体素质也提出了更高的要求,如丰富的护理知识及护理心理学知识、娴熟的技能、良好的职业道德、较高的人文修养等。同时,"以人的健康为中心"和"以人为本"的服务理念也强调,一个合格的护理工作者,不仅应该懂得关心患者的躯体,还应该懂得关爱患者的心灵,掌握一些与促进患者健康有关的人文知识,具备良好的人文素质和修养。大量事实表明,在为患者健康保驾护航的过程中,护理人员的学识、技能固然重要,但是,她们对待生命、对待患者的态度,她们的敬业精神以及她们自身的个性品质亦不容忽视。这些因素,会直接影响到她们的技术水平,影响到她们的服务质量,进而影响到患者及其家属的幸福和安康。据有关部门统计,在众多的医疗事故、医疗纠纷中,大约有 55% 是由于医务人员的人文素质较低或缺乏敬业精神造成的。因此,加强护理人员的人文素质培养,对优化护理人员的职业个性,提高其整体素质和服务水平是非常重要和必要的。

第三节　提高护士人文修养的途径和方法

见贤思齐焉,见不贤而内自省也。

——《论语·里仁》

一、加强人文知识的教育

(一)人文课程奠定一定的人文功底

人文知识的教育是提高学生人文修养的首要途径。人文知识可以通过学人文课程、听人文讲座、读人文书籍来积累。学校开设的护士人文修养、马克思主义基本原理、思想道德

修养与法律基础等课程就是基于此目的。通过系统的学习,学生可以掌握有关人文学科的基本理论,奠定一定的人文功底。

(二) 其他课程渗透着人文教育

除人文课程外,所有专业基础和专业课程教学的课堂和实验室,都是进行人文教育的场所,所有的课程内容都渗透着人文教育。例如进行护理情景训练时,就要学会分析综合和推理概括,学会合作学习和互帮互助,学会语言沟通和信息交流,这有利于护理人员理性思维、人际关系和语言文字修养的提高;当我们在进行护理操作练习时,不但要学技术,同时要学会尊重、关爱患者,养成严谨作风,这有利于护理人员道德修养的提高。

(三) 校园文化有利于提高人文修养

人文教育的另外一个重要途径就是组织护理人员参加各种文化活动。通过文学作品和艺术作品鉴赏、文化活动等,可以深深打动人的情感,使人从美的享受中获得教育,提高文学艺术修养。

高品位的校园文化环境能陶冶人的情操,有利于学生健康成长。如:将南丁格尔奖章得主的图片和事迹制成画册进行展览,能让护理专业学生受到优秀护士感人事迹的教育;在学校组织的各种文化艺术节上,结合护理专业的特点,通过表演小品、歌舞、演唱等让学生进行直接的审美实践和审美创造,体会运用艺术形式进行交流的感受,体验艺术创作的自豪感和成就感。开展文化艺术活动,对于培养和提高学生的人文修养具有其他形式难以替代的作用,尤其是对于培养学生正确的审美理想、健康的审美情趣,提高对美的感受力、鉴赏力、表现力和创造力有着重要的作用。

二、加强对人文技能的学习

对于护士来说,人文技能方法与专业技能同等重要。例如,在进行护理操作练习时,不但要学技术,同时要学会尊重、关爱患者,学会语言沟通和信息交流;在确定护理方案时,要学会分析判断和科学决策,学会合作学习和互帮互助。这些无疑有利于提高护士科学思维能力、人际交往能力和语言文字能力。

三、注重人文精神的培养

护理工作不仅仅注重护理技能,还必须加强对人文精神的培养,单纯的技巧是初级的;言行仪态只是人文精神的外显反映。内心没有的东西,外表就无法显露;内心有了,外在自然而然就能表现出来。人的心灵杰出,行为才可以杰出,人的内心美好,气质才会美好。正如韩愈劝诫后辈所说,青年人"无望其速成,无诱于势利,养其根而俟其实,加其膏而希其光,根之茂者其实遂,膏之沃者其光晔,仁义之人,其方蔼如也"。人文精神的培养不同于一般的道德教育和法制教育,它始于人性的自觉,着眼于情感的潜移默化。不是强迫人要怎样,而是启发人从心灵深处自悟应该怎样。护士应注重自我修炼、灵魂陶冶,从根本上领悟做人之道,护理之本。

四、投身护理实践

护理的人文精神、护士的人文修养都直接反映在护理实践中。在护理过程中,护士可以观察到职业道德、人际关系、理性思维等抽象概念的具体表现;可以体验到人的社会性,文化与健康、护理的关系;可以感悟到美和丑的真谛;可以找到自我完善应该努力的方向;可以检验自我提高的效果。所以,护理实践是提高护士人文修养的必由之路。

人文修养的提高是一个潜移默化、终生教化的过程,护理教育工作者必须充分认识到自己承担的人文教育的责任,要把人文知识和人文精神贯穿于教育的各个环节中。护理专业的学生必须充分认识到自己是人文教育的主体,要主动融入到人文教育的过程中去,在积累人文知识的同时,学习人文研究的方法,培育自己的人文精神,真正成为适应护理事业发展的新型护理人才,在建设和谐社会的伟大事业中发挥自己的作用。

【护士心语】

护理工作,不怕做不好就怕你不做,工作过程中要做到:有情,有礼,有心,有信。

(张顺贞)

🤔 复习思考题

1. 根据护理岗位对护士人文修养的要求设计自己的职业生涯。

2. 案例

用一辈子诠释"白衣天使"

"双脚分开,微微下蹲,像打太极拳一样,左手一伸、右手一伸,不挪步就把床单铺好了。"这就是江西省第一位,也是目前唯一一位南丁格尔奖获得者章金媛发明的内折叠拆铺床法。像这样的临床发明,章金媛还有 30 多项。

在章金媛 60 年的护理生涯中,没有轰轰烈烈的大事,只有在平凡工作中的真诚服务。2000 年,已经 71 岁高龄的章金媛开始了新征程,组织 17 名退休护士自发成立了"江西红十字志愿护理服务中心",章金媛的这一模式成为中国红十字会向全国推广的模式。"莫叹黄昏近,努力尽今夕"。"改革开放给了我一个很好的工作环境,我要抓住这一难得的好机会继续努力工作。"章金媛说,"我给自己定的目标是工作到 100 岁,把获奖作为新的起跑点,在社区护理岗位上再奋斗 20 年。"

把"伺候人"当作奋斗目标的千金小姐

章金媛 1929 年出生在南昌县,是当时南昌名门望族的千金小姐。1948 年,章金媛从江西省高级护士学校毕业。由于时局混乱,她随开办银行的舅舅和丈夫来到香港。然而,舅舅绝不同意千金小姐去做"伺候人"的护士。1949 年初,当她了解到新中国护士相当缺乏时,她毅然说服丈夫放弃香港富足的生活,带着年仅 6 个月的儿子回到南昌,开始追寻她一生的梦想。

章金媛回到南昌后,很快被分配到前江西省医专附属医院矫形外科、五官科、普外科任代理护士长,后转派到现南昌市第一医院。从此,她就再也没有离开过护理工作。尤其是在改革开放后,章金媛有了更为广阔的空间。她刻苦钻研业务,在工作中取得一个又一个突破。

在南昌市,得到章金媛护理的人不计其数。家住南昌市苏圃路的古稀老人陆子云,至今念念不忘章金媛老人,2003 年 6 月 4 日,章金媛来到陆子云老人拥挤凌乱且弥漫着一股尿臭味的家,亲自为老人护理。她掀开沾有粪便的被子,让陆老侧身,抹去粪便,再手把手教陆子云用保鲜袋做方便内裤。

在平凡琐碎工作中不断改革创新

在很多人眼里,护理工作是没有改革创新的,但是,章金媛在护理工作中不断发明创新。每天的晨间护理,对于患者来说本是件好事。但章金媛每次在给患者换被单的时候,发现他们会抱病离开自己的床位,跑到门外。原来,患者是为了避开换被套时扬起的灰尘。于是,下班回家,章金媛就抱起被子反复拆了套、套了拆。这一弄,就从 1978 年弄到了 1990 年,章金媛运用运筹学、人体平衡学、美学等原理创新研究出了节力铺床法、内折叠拆铺床法,这些至今仍在临床沿用。她还用统计学得出一个结论:使用内折叠拆铺床法,扬起的灰尘比使用普通方法减少了 55.2%。

章金媛不仅自己做,还指导年轻人创新。在退休以后,她指导年轻的护士成功地设计出了"三位一体开瓶器",既省时间,又便于安全操作。输液患者上卫生间去"方便"是一件很不方便的事情,需要陪护高高地举着输液瓶,否则就会有血液回流的危险,有时陪护还会碰上"男女有别"的尴尬。虽说这种事大家早已熟视无睹,但章金媛指导护士们成功设计出了"移动背负输液架",解决了患者的一个大问题。

对于护理这个舞台,章金媛备感珍惜。她认为要做好护理工作,就要像南丁格尔那样,学会坦然面对死亡,要不怕脏、不怕累,要将最无私的爱奉献给处在痛苦中的患者。章金媛有30多项临床发明,其中有输液尿湿报警器、三位一体开瓶器、移动背负输液架等。巡回护理制等理论被选入教科书,S形铺床法是医学院护士入门学习的第一课。章金媛还撰写护理论文100多篇,研究与改革课题37项,在全国29个省市讲学1000多场。

半个世纪的努力终获得南丁格尔奖

2003年8月5日下午3时整,第39届南丁格尔奖章颁奖大会在北京人民大会堂隆重举行。江西省首位南丁格尔奖章获得者章金媛和其他省市的9位获得者光荣地出席颁奖大会。"南丁格尔一直在我的心里,我一生的足迹都是为了追随她。"回忆起获奖时的情景,章金媛谦虚地对记者说,获得南丁格尔奖只会让她更加努力地工作。

80岁高龄的章金媛在护士岗位上工作了60年。半个多世纪里,她在我国护理界拥有很高的威望,大家都称她章老师。请她去交流、讲学的医院很多。每次讲课,章金媛言传身教,对护理人员进行指导,传授护理知识。章金媛说,在早些年,她认为护理工作就是医生的助手,配合医生完成对患者的服务。后来她发现,护理工作不能只是医生的助手,它同医生是一个合作者,共同为患者服务。

(资料来源:江南都市报,2008年12月25日)

思考:请从章金媛的事迹中总结出人性化护理的内容。

第一章 加强护德建设 促进护理质量提高

 学习要点

1. 道德;护理伦理学;突发公共卫生事件;临终关怀;器官移植概念。
2. 护理伦理学的基础理论;护理道德基本原则、规范和范畴;护理道德修养和评价。
3. 护理实践中的道德要求;突发公共卫生事件应急护理伦理。
4. 性与生殖伦理;人类辅助生殖技术伦理;死亡伦理;器官移植伦理。

第一节 伦理道德概述

有学问而无道德,如一恶汉;有道德而无学问,如一鄙夫。

——罗斯福

一、道德与伦理学

(一) 道德

道德属于上层建筑的范畴,是一种特殊的社会意识形态。它通过社会舆论、传统习俗和人们的内心信念来维系,是对人们的行为进行善恶评价的心理意识、原则规范和行为活动的总和。

 知识链接

道德起源

我国古代典籍中,"道"与"德"最初是分开使用的。道:指事物运动变化的规律、规则;德:表示人们的品行和行为。道德一词的含义多指风尚习俗、品行、法则等。我国道德二字连用,始于战国时的荀况,他在《劝学篇》中说:"故学至乎礼而止矣,夫是之谓道德之极"。

(二) 职业道德

职业道德,是指从事一定职业的人在职业生活中应当遵循的具有职业特征的道德要求和行为准则。职业道德由职业理想、职业态度、职业责任、职业技能、职业良心、职业纪律、职业荣誉、职业作风等要素构成,并表现为四个特点:在范围上,职业道德具有专业性;在内容上,职业道德具有稳定性;在形式上,职业道德具有多样性;在功效上,职业道德具有适用性。

医学道德和护理道德均属于职业道德。

(三) 伦理学

1. 伦理 "伦理"一词,在我国最早见于《礼记·乐记》:"乐者,通伦理者也。""伦",古人认为其含义是"类"或"辈"的意思,进一步引申就是人和人不同辈分的关系,因此,"伦"可以理解为关系的意思;"理"的本意为治玉,带有加工而又显示其本身纹理的意思,可以解释为事物的条理和道理,是说明人际间的关系,不是杂乱无章,而是有条有理、有原则和有标准的。"伦理"的含义就是协调人伦的准则和方法。希腊文把伦理一词解释为风俗习惯的意思,通常理解为品性气质。

2. 伦理学　即道德学,它是一门研究道德的起源、本质、作用及其发展规律的科学。在西方,古希腊哲学家亚里士多德系统地讲授过规范伦理学,死后他的儿子尼可马克整理成《尼可马克伦理学》,这是西方最早的伦理学著作。在我国,春秋之末的孔子也曾讲授过规范伦理学,死后他的门徒根据他的生前言行编辑成《论语》,这是我国最早的伦理学著作。孔子后,荀子一派曾子所著的《大学》及孟子一派所著的《中庸》,也都是我国较早的伦理学著作。我国清朝末年才正式使用"伦理学"这个词。

护理伦理学属于应用规范伦理学。

二、护理伦理学

(一)护理伦理学的含义

护理伦理学是研究护理道德的一门科学,是用一般伦理学原理和道德原则来解决及调整护理实践和护理科学发展中人们相互之间关系的一门科学。是医学伦理学的分支学科,是伦理学与护理学相互渗透的交叉学科。

(二)护理伦理学的研究对象

1. 护理人员与患者的关系　护理人员与患者的关系在护理伦理学研究对象中是关键的、首要的。护患关系不仅仅是护理人员与患者的关系,而且是服务者与被服务者的关系。这种关系是否密切、和谐、协调,直接关系到患者的安危和医护质量的高低,影响医院的护理秩序和精神文明建设。

2. 护理人员与其他医务人员的关系　护理人员与其他医务人员的关系,包括护理人员与护理人员、护理人员与医生、护理人员与医技人员、护理人员与医院行政管理和后勤人员之间的关系。在护理活动中,护理人员与其他医务人员彼此是否相互尊重、支持和密切协作,也将直接影响护理工作的开展,直接关系到集体力量的发挥和医护质量的提高,从而影响医、护、患良好关系的建立。

3. 护理人员与护理科学及医学科学的关系　现代科学技术的发展及其在临床的应用,为医学科学、护理科学研究提出了许多新的道德问题,如生与死的控制、优生优育、生命质量的控制与人潜力控制的开发、人类行为与生态平衡等道德评价,都涉及护理人员的伦理道德。还有大量的护理伦理难题都需要护理人员参与、评价和解决,并提出政策性建议。

4. 护理人员与社会之间的关系　护理工作与社会有着千丝万缕的联系。在护理实践中,护理人员对许多问题的处理不仅要考虑对某个患者局部的利益,而且要顾及对他人、对社会和后代的责任。如计划生育,严重缺陷新生儿的处理,卫生资源的分配等。如果不从国家、社会的公益着想,就很难确定护理人员的行为是否道德。因此,护理人员与社会的关系也就成为护理伦理学的研究对象。

(三)护理伦理学的研究内容

护理伦理学的研究内容非常丰富,概括起来,主要包括三大部分:护理道德的基本理论;护理道德规范;护理道德的教育、培养与评价的问题。

（四）护理伦理学的基础理论

1. 生命论　生命论是关于人生命的本质和意义的理论。人们对生命的认识和看法，随着社会的进步和医学科学的发展而变化和发展，先后经历了生命神圣论、生命质量论和生命价值论三个不同的伦理认识阶段。

（1）生命神圣论：是强调人的生命不可侵犯和具有至高无上道德价值的一种伦理观念。这是一种古老而又传统的生命观，其基本内容是无条件地保存生命；不惜任何代价地维护和延长生命；一切人为终止生命的行为都是不道德的。要求医者不仅要尊重活着的人的生命，而且对死去的人的尸体也要尊重，严禁尸体解剖。

一方面，生命神圣论促进了医学发展。它从伦理道德角度强化了医学维护人的生命、促进患者健康的宗旨，推动了医学的发展，为医学人道主义的形成和发展奠定了思想基础。

另一方面，绝对生命神圣观由于其历史局限性阻碍了医学科学进步。它在强调个体生命神圣的同时，忽略了人类整体利益，重视和尊重生物学生命存在的同时却无视生命有机体存在的质量和价值。导致片面追求人口数量，遇到人口的数量与质量、个体生命维系与社会卫生资源分配矛盾等问题的挑战。

（2）生命质量论：是自遗传学和优生学等学科兴起而出现的以人的自然素质的高低、优劣（如器官功能、智商、全身状态等）为依据，衡量生命对自身、他人和社会存在价值的一种伦理观念。它强调人的生命价值不在于生命存在本身，而在于生命存在的质量；人们不应单纯追求生命的数量，更应关注生命的质量，增强和发挥人的潜能。

（3）生命价值论：是以人具有内在的与外在的价值来衡量生命意义的一种伦理观念。它认为判断人生命价值的高低和大小主要取决于两个方面的因素：一是生命本身的质量，二是生命对他人、对社会和人类的意义。前者决定生命的内在价值，后者是判断生命价值的目的和归宿。判定人的生命价值要把内在价值和外在价值相结合，不仅重视生命的内在价值，更应重视生命的社会价值。衡量人的生命价值，主要看他的外在价值，即看他对他人、对社会的贡献，贡献越多，其生命就越崇高，价值也就越大。

综合生命神圣论、生命质量论和生命价值论三种观点，表明人类对自身认识的深入发展。生命之所以神圣就在于生命是有质量、有价值的，无质量、无价值的生命并不神圣，具有一定质量与价值的生命才是生命神圣的最根本内容。

2. 人道论　人道主义有广义和狭义之分。狭义的人道主义是指欧洲文艺复兴时期新兴资产阶级反封建、反宗教神学、争取人权自由的一种思想和文化运动。广义的人道主义则泛指一切主张维护人的尊严、权利和自由，重视人的价值，要求人能得到充分自由发展等的思想。

（1）护理人道主义的含义：是指在护理领域中，特别是护理人员与患者的关系中，爱护和关心患者的健康、重视患者的生命、尊重患者的人格和权利、维护患者的利益和幸福的一种伦理思想。

（2）护理人道主义的核心内容：护理人道主义的内容非常广泛，但其核心内容是尊重患者。尊重患者体现在以下几个方面：

1）尊重患者生命：尊重患者生命是护理人道主义最基本的思想。尊重患者生命，要求护理人员加强责任感，积极拯救患者的生命，而不能拿生命当儿戏或草菅人命，同时还要求护理人员在积极拯救患者生命的同时，还要注意维护与保持患者生命质量和生命价值。

2）尊重患者人格：人与人之间人格是平等的，患者作为人，理应有人的尊严，应得到护理人员的尊重与维护。当代护理人道主义特别强调对精神患者、残疾患者等人格的尊重,绝不能冷嘲热讽或歧视他们。对一般患者,也要同情、关心、爱护和体贴,绝不允许有丝毫不尊重患者人格的行为。

3)尊重患者的权利:患者不仅享受正常人的权利,同时还享受一些特殊权利,如平等的医疗权利,获得医疗信息的权利,对自己病情知情和对治疗方法同意的权利,要求保守秘密的权利,因病获得休息和免除某些社会义务的权利,对医护人员进行监督的权利等。医务人员应该尊重和维护患者的这些权利。即使对伤病的战俘、囚犯也应给予必要的医疗保障,体现医学人道主义精神。

3. 美德论

(1)美德论的含义:美德论又叫德性论或品德论,通常指受人称道、普遍公认的道德品质,它是一定社会的道德原则与规范在个人思想和行为中的体现,也是一个人在一系列的道德行为中所表现出来的比较稳定的特征和方向。

(2)护理美德的内容

1)仁慈:即仁爱慈善,讲人道,对患者怀有恻隐之心,同情、尊重、关心患者。

2)诚实:对患者讲真话,为患者办事,有了差错敢于承认,吸取教训,具有实事求是的作风。

3)审慎:行为之前周密思考,行为过程中小心谨慎,尽量不出差错。

4)公正:对待患者,不分贵贱贫富,不分宗教信仰、种族、政治派别等,一视同仁,充分尊重患者应享有的医疗、护理权利。在工作中坚持原则,不徇私情。

5)进取:刻苦钻研业务,做到知识渊博、技术精湛,并虚心向同行学习,敢于承担风险。

6)廉洁:作风严谨正派,不图谋私利,尽量减轻患者负担。

4. 义务论

(1)义务论的含义:义务与责任、使命是同义词。道德义务就是人们在道义上应负的责任。护理道德义务论是指护理人员应当遵照某种既定原则或规范,作为一种道德责任来约束个人行为的理论。义务论所表达的形式是应该怎样做、不应该怎样做。

(2)义务论的历史意义:培养了一代代具有优良护理道德的护士;促进了护士为维护、促进人类健康和护理科学的发展做出贡献。

(3)义务论的局限性:①它强调护理行为的纯正动机,不重视护理行为本身的价值及其导致的结果,即忽视了行为动机与效果的统一性。②义务论是以护患关系为基础,以对患者负责为中心,未肯定对他人、对社会的道德责任,即忽视了对患者尽责任与对他人、对社会尽责任的统一。③义务论强调护士对患者尽责任的绝对性和无条件性,而没有提出患者的责任和义务,即忽视了护患义务的双向性。

5. 效果论

(1)功利论:功利论(或称功利主义)是与义务论相对立的伦理学说,主张以人们行为的功利效果作为道德价值之基础或基本的评价标准。

(2)公益论:主张人们在进行道德评价时,应当从社会、人类和后代的利益出发,从整体和长远的角度来评价人们的行为,只有符合人类的整体利益和长远利益的行为才是道德的。公益论符合当今社会发展的需要。

第二节 中医护理道德

夫医者,非仁爱之士不可托也;非聪明理达不可任也;非廉洁淳良不可信也。

——杨泉《物理论》

一、中医护理道德的产生及发展

我国古代医、护、药并不分工,没有专门的护理职业,没有护理道德的专论。护理道德思想散见于医学道德之中。

(一) 我国护理道德的萌芽和初步形成

在原始社会,生产工具简陋,生产力低下,人类生存环境恶劣。在原始农业生产和打猎活动中,原始人风餐露宿,茹毛饮血,有人因误食某些野生植物而中毒,有人因酷暑严寒难耐或年老体弱而生病,有人因野兽侵袭而受伤。为了诊治护理这些疾病,我国远古时期就萌发了最早的医学和最早的医护道德。

我国古代有伏羲画八卦、制九针,神农尝百草,黄帝教民治百病的传说。《帝王世纪》记载:伏羲"尝味百药而制九针,以拯夭枉。"《淮南子·修务训》记载:神农"尝百草之滋味,水泉之甘苦,令民知所避就。当时之时,一日而遇七十毒。"

西周时期萌发了对医护人员医疗技术和医护道德最古老、最典范的评价标准。《周礼·天官医师》写道:"岁终则稽其医事,以制其食,十全为上,十失一次之,十失二次之,十失三次之,十失四为下"。将医生治病失误的多少作为衡量其优劣的标准,依据医疗质量确定医生的业绩和报酬,其中医德也是一项重要的内容。

传说中,黄帝是继神农之后的又一个医药创始人,黄帝时代的名医有黄帝、雷公、岐伯、马师皇等。我国现存最早的医学典籍《黄帝内经》一书,就是托名黄帝与岐伯、雷公等讨论医学的著作。《黄帝内经》以古代朴素的阴阳五行哲学思想为指导,以"医乃仁术"为核心,把医术和医德融为一体。《黄帝内经》对当时的医护道德实践予以朴素总结和全面阐述,标志着我国医护道德思想初步形成。

这个时期最著名的代表人物是扁鹊。扁鹊留给后人的医德思想主要有三方面:一是随俗而变。他"过邯郸,闻贵妇人,即为带下医;过洛阳,闻周人爱老人,即为耳目痹医;入咸阳,闻秦人喜小儿,即为小儿医"。二是实事求是,谦虚谨慎。他过虢国,治好虢太子"尸厥"病,别人称他能起死回生,他却说"太子未死也",只是"形静如死状"。三是坚持科学、反对迷信。他把"信巫不信医"列为"六不治"之一。

(二) 我国护理道德的发展和完善

我国护理道德在战国时期初步形成之后,随着生产力水平的提高、医学实践的发展,以义务论为主线,医学人道主义等医护道德思想进一步得到发展。

秦汉三国时期医家辈出,如西汉名医淳于意,东汉张仲景、华佗,三国时期董奉等。东汉名医张仲景在《伤寒杂病论》序言中,对医学的性质、宗旨、医学道德和医学的发展做了精辟论述。他指责"不留神医药"而"言逐荣势"的人,"惟名利是务"的恶劣作风,提出医者应当"勤求古训,博采众方","精究方术","爱人知人",对患者一视同仁,"上以疗君之疾,下以救贫贱之厄,中可保身长全"。

晋代医学家葛洪所撰《神仙传》记载,三国时期江西名医董奉,不求名利,隐居庐山为民治病,患者康复后,满怀感激之情前来答谢,董奉分文不取。"重病愈者,使栽杏五株,轻者一株","如此数年,得十万余株,郁然成林"。待杏子成熟后,董奉又"于林中作一草仓,示时人曰:欲买杏者,不须报奉,但将谷一器置仓中,即自往取一器杏去"。董奉将杏子换成的粮食,专门用于接济贫苦百姓和那些出门在外而经济困难的人们。这就是被后人广为流传的"杏林佳话"。"杏林"从此成为民间医界的代称。"杏林春暖"、"誉满杏林"也成为患者对医护人员表示敬意和赞美的常用词。

由于受到佛教、道教和儒家思想的影响,人们以医学行为作为从善的手段。魏晋时期杨泉的《物理论》提出"非仁爱之士,不可托也","非廉洁淳良,不可信也"。南梁时期,文帝的《劝医论》指出:"天地之中,唯人最灵,人之所重,莫过于命",因此医者应该"硕学"。南北朝时期的《褚氏遗书》强调医者"用药如用兵,用医如用将,善用兵者,徒有车之功,善用药者,姜有桂之效"。

隋唐时期,中国社会处于统一稳定繁荣发展时期。国泰民安,人丁兴旺,人民健康水平不断提高,对医护科学和伦理道德提出了更高要求。在儒家"仁"、"爱"伦理思想影响下,在医护实践推动下,医护伦理形成了理论,构成了体系。这个时期名医辈出,如巢元方、孙思邈、鉴真、王焘等,其中,孙思邈是祖国医护伦理思想的集大成者。

孙思邈著有《备急千金要方》和《千金翼方》等医学名著,其中的《大医习业》、《大医精诚》是我国医学史上最早全面、系统论述医护道德的专论,较系统地论述了医者对事业、对患者、对家属、对同道应持的伦理原则。孙思邈认为:"人命至重,贵于千金",因此将自己的著作取名《备急千金要方》。他强调医护人员必须做到"精"和"诚"。"精"就是指医护人员在医疗技术上一定要精湛,"诚"是指医护人员应具有高尚的医德,"精"、"诚"兼备的医生才是"大医"。

宋元明清时期,随着医药学实践的发展,我国医护伦理思想得到补充和完善。

宋代医学著作《小儿卫生总微方论》强调医护人员应当"贫富用心皆一,贵贱使药无别","凡为医之道,必先正己,然后正物。正己者,谓能明理尽术也。正物者,谓能用药以对病也",医者必须医德医术兼备,对症用药方能药到病除。

金元时期出现了"金元四大家",即刘完素、张从正、李杲、朱震亨。他们在医学界各树一帜、勇于创新,突破陈规陋习,形成了百家争鸣、互相取长补短的良好医德医风,促进了医学的发展,他们也因医术精湛、医德高尚而名垂青史。

明代名医龚廷贤的《万病回春》首次对医患关系做了系统论述,总结出"医家十要"和"病家十要"。明代杰出医生陈实功的《外科正宗》提出了当时的医德守则《五戒十要》。该守则是祖国医护伦理的重要文献,已被1978年美国出版的《生命伦理学百科全书》列为世界古典医德文献之一,与希波克拉底誓词和迈蒙尼提斯祷文并列。

清代名医喻昌的《医门法律》把临床四诊八纲辨证与论治的法则作为医生的"法",以临床治病时易犯的错误提出的禁例作为医生的"律",首次提出医护人员在临床上要自己用"法"来正确诊治,要用"律"来判断医护诊治疾病失误的责任和罪过,就像案例审判一般,用"法"、"律"来审判每一个病症的诊治。

我国近代护理工作是随着西医的传入而开始的。19世纪末20世纪初,中国各大城市设立了许多教会医院,同时设立了一些附属护士学校。中华护士会也于1909年成立。1914年全国护士大会决定将英文"nurse"翻译为"护士"。1918年第四届全国护理大会将《护士伦理学》规定为护士的必修课。1934年南京政府成立了护士教育专门委员会。这个时期的医护道德以爱国主义、民族主义和医学人道主义为主要特征,主要代表人物有孙中山、鲁迅、秋瑾、宋国宾等。秋瑾注重护理工作,反对歧视护士,强调护士应具备高尚道德。

总之,祖国护理道德源远流长,具有十分丰富的内容。

二、中医护理道德的主要内容

1. 仁爱救人,清廉正直　历代医家都强调重视人的生命价值,如《内经》中指出:"天覆地载,万物悉备,莫贵于人";孙思邈将自己所著的书称为《备急千金要方》;宋代林逋在《省心录·论医》中也认为:"无恒德者,不可以作医"。孙思邈对此做了更为深刻的论述,他说:"先发大慈恻隐之心,誓愿普救含灵之苦"。

正因为从"仁爱救人"的行医目的出发,历代医家都反对把医疗技术作为谋取私利的手段,主张清廉正直。孙思邈说"医人不得恃己所长,专心经略财物,但作救苦之心"。他不仅这样说,也是这样做的。隋、唐两代帝王曾几次招他做官,他拒而不受,终生为民治病。自古不少医者,济世救人,献身医业,淡于功名利禄。

2. 精勤不倦,谨慎认真　历代医家都十分强调,医者必须具有广博的知识。《黄帝内经》就提出要"上知天文,下知地理,中知人事"。《医学集成》认为:"医之为道,非精不能明其理,非博不能至其约"。

医者要做到医术精湛,知识广博,必须刻苦学习。孙思邈之所以能成为杰出的医学家,与他勤奋学习分不开。他7岁启蒙,每日能背诵一千多字,到20多岁就精通诸子百家之说。在医学上刻苦钻研,直至"白首之年,未尝释卷"。清代徐大椿是个十分勤奋的名医,认为学医必须读万卷书。他自述了自己精勤研读医经的一生:"终日遑遑,总没有一时闲荡。严冬雪夜,拥被驼棉,直读到鸡声三唱,至夏月蚊多,还要隔帐停灯映末光。只今日,目暗神衰,还不肯把笔儿轻放。"直到临终前不久还"闭门读书"。

古代医家强调医者要对患者负责任。孙思邈指出,不管对什么患者都要做到"至亲之想"。潼关杨发林医生,凡是请他治病的,不论路途远近,有无风雨,总是前去诊治。有一天,他一子夭折,有人请他出诊,家人没告诉他。他知道后,对家里人大发脾气,说:"我的儿子死了,难道还让别人也和我一样丢掉儿子吗?"于是立即出诊。

3. 廉洁正直,扶贫济困　历代医家都强调不论患者贫富美丑,一视同仁。对"人"、对"生命"要有高度的仁爱精神。为了实现"仁爱救人"的目标,医学家们热烈追求"普同一等、身体力行"、"贫富虽殊,药施无二"。龚廷贤在《万病回春·医家病家通病》中说:"凡病家延医,乃寄以生死,理当敬重,慎勿轻藐",即便是"妇女及孀妇尼僧人等"乃至"娼妓及私伙家,亦当正视如良家子女"。清代名医费伯雄要求医者应主动地想一想,假如我是患者,我将如何对待自己?"我欲有疾,望医之相救者如何?易地以观,则利心自淡矣。"要求医生进行假如我是患者的反思,启发自己的良心。北宋医学家唐慎微,医技十分高明,"治病百不失一",凡病家来请,"不以贵贱,有所召必往"。

4. 尊重同道,好学创新　历代许多医家都有虚心好学、尊重同道的品德。如战国时期的名医扁鹊,不仅医术高超,而且从不吹嘘,他将虢国太子的假死症治愈,人们称赞他为"能生死人",可他却谦虚地说:"越人非能生死人也,此自当生者,越人能使之起耳。"这种品质,堪为后人楷模。唐代孙思邈认为:自我吹嘘炫耀,诋毁诽谤其他医家,偶尔治好一例患者,得意忘形,自诩天下第一,这是庸医的膏肓之疾。他主张尊重同道,不议论、不诋毁别人。

古代医家不耻下问,好学创新的事例还有很多,明代杰出的医家李时珍,虚心好学,不耻下问,曾亲自去深山野林采药,走遍大江南北,诚恳地向老农、渔人、樵夫、猎人等劳动群众请教,广泛收集药材标本,经过 27 年努力,著成《本草纲目》。

5. 作风正派,仪表端庄 医者举止、言行、神态直接影响患者,关系到能不能得到患者的尊重和信任,所以,历代医家都非常重视自身的谈吐举止,仪表风度。孙思邈说:"士大夫之体,欲得澄神内视,望之俨然,宽裕汪任,不皎不昧。"医者要庄重大方,不卑不亢。明代医家李中梓在《医宗必读》中指出,一个医者要做到:"宅心醇谨,举止安和,言无轻吐,目无乱视,忌心勿起,贪念罔生,毋忽贫贱,毋悼疲劳,检讨典籍而精求,对疾苦而悲悯,如是者谓之行方。"陈实功在《医家五戒十要》中也指出:"凡视妇女及孀妇尼僧人等,必候侍者在旁,然后入房诊视,倘旁无伴,不可自看,假有不便之患,更宜真诚窥睹……"强调有道德修养的医者,绝不能利用诊病之机,心怀不轨,调戏和奸污妇女。孙思邈还要求医家诊病时,"不得多语调笑,谈谑喧哗,道说是非,议论人物,炫耀声名。"要求医者注意仪表、举止,治病时不要谈笑。

第三节 护理道德的基本原则、规范和范畴

世界上只有一种英雄主义,那就是了解生命而且热爱生命的人。

——罗曼·罗兰

一、护理道德基本原则

(一)护理道德基本原则的定义

原则是观察、处理问题的准绳、标准。道德原则,体现着道德的实质和方向。护理道德原则是指在护理活动中调节护理人员人际关系以及护理人员与社会关系的最基本出发点和指导准则,也是衡量护理人员道德水平的尺度。

(二)护理道德基本原则的内容

1981 年全国第一届医学伦理学学术会议确立了社会主义医学道德的基本原则是"救死扶伤,防病治病,实行社会主义医学人道主义,全心全意为人民的健康服务。"

护理道德是医学道德的重要组成部分,离开了医学道德的基本原则就不可能正确地提出护理道德的规范和范畴。因此,医学道德的基本原则也就是护理道德的基本原则。

护理道德原则三个方面的内容相互联系,不可分割,具有明显的层次性。"救死扶伤,防病治病"是实现全心全意为人民健康服务的途径和手段,也是具体内容;"实行社会主义医学人道主义"则体现着全心全意为人民健康服务的内在精神;最终全部归结于全心全意为人民健康服务的根本宗旨上。

二、护士执业中的伦理具体原则

(一)自主原则

自主原则是指自我选择、自主行动或依照个人意愿做自我的管理和决策。自主原则的含义是指尊重患者自己做决定的原则,是医护人员在为患者提供医疗照护活动之前,事先向患者说明医护活动的目的、益处以及可能的结果,然后征求患者的意见,由患者自己决定。自主原则承认患者有权根据自己的考虑就他自己的事情做出合乎理性的决定,自主原则适用于能够做出理性决定的人,但对自主能力减弱、没有自主能力的患者如婴儿、严重智障者、昏迷患者不适用。

自主原则中最能代表尊重患者自主的方式是知情同意。在医疗护理实践中,具有法律效力的同意是知情同意,即患者或法定代理人在获得医护人员提供足够的信息以及完全了解的情况下,自愿同意或允许给予某些检查、治疗、手术或试验。因此,为了使患者能充分行使同意权,医护人员应以患者或其法定代理人理解的用词,详细向其解说必要和重要的资料或信息。

自主原则要求护理人员尊重患者和自主权,承认患者有权根据自己的考虑就其自己的事情做出合乎理性的决定,切实履行责任,协助患者行使自主权。护理人员有责任向患者提供选择的信息,并帮助患者进行诊疗护理活动方案的选择,正确行使护理自主权。对于缺乏或丧失自主能力的患者,护理人员应当尊重家属、监护人的选择权利,但是,如果这种选择违背丧失自主能力患者的意愿或利益,护理人员不能听之任之,而应向患者单位或社会有关机构寻求帮助,以维护患者的利益。如果患者处于生命的危急时刻,出于患者的利益和护理人员的责任,护理人员可以本着护理专业知识、行使护理自主权,选择恰当的护理措施。如果患者的选择对自身、他人的健康和生命构成威胁或对社会产生危害,如传染病患者拒绝隔离,护理人员有责任协助医生对患者的自主权加以限制。

(二)不伤害原则

不伤害原则是指不给患者带来本来可以避免的肉体和精神上的痛苦、损伤、疾病甚至死亡。不伤害原则不能简单地理解为其目的是强调使患者获得较多的益处或预防较大的伤害。实质上不伤害原则就是权衡利害原则的运用。不伤害原则要求医护人员对诊疗照顾措施进行危险与利益分析以及伤害与利益分析;要求医护人员培养为患者健康和维护患者利益的工作动机;积极了解评估各项护理活动可能对患者造成的影响;重视患者的愿望和利益,提供应有的最佳照顾。

(三)公正原则

公正是指公平、正义,是调节个人之间的利益关系。医疗上的公正是指每一个社会成员都应具有平等享受卫生资源合理或公平分配的权利,而且对卫生资源的使用和分配,也具有参与决定的权利。公正包括两方面的内容:一是平等对待患者,二是合理分配医疗卫生资源。

公正原则要求护理人员平等地对待患者,要做到尊重每一位患者,以同样的热忱对待每一个患者,以认真负责的作风和态度对待每个患者,任何患者的正当愿望和合理要求应予以尊重和满足,要尊重和维护患者平等的基本医疗照护权。

(四)行善原则

行善原则是指医护人员对患者直接或间接履行仁慈、善良和有力的德行。

行善原则要求护理人员积极做对患者有益的事,包括采取措施,防止可能发生的危害;排除既存的损伤、伤害,当诊断、治疗和护理采用的手段对患者利害共存时,要使这些措施和手段给患者带来最大的益处和最小的伤害。

三、护理道德规范

(一)护理道德规范的含义

规范就是约定俗成或明文规定的标准。道德规范是道德理论在人们行为中的具体化。护理道德规范是护理工作者在长期的护理活动中形成的,也是社会对护理人员的基本要求,是护理道德原则指导下的具体行为准则。

（二）护理道德规范的内容

1. 爱岗敬业，恪尽职守 热爱护理专业，忠诚护理事业，这是护理工作者应有的首要的道德品质，是做好护理工作的动力和信念。要充分认识护理工作的性质和意义，充分认识护理专业所具有的科学性、技术性、服务性、艺术性和社会性的特点，养成自尊、自爱、自重、自强的品质，从而牢固树立为平凡而高尚的护理事业献身的道德理想。

在我国，护理工作历来受到党和政府的高度重视。早在1941年和1943年，毛泽东同志曾两次为护理工作题词"护理工作有很大的政治重要性"，"要尊重护士、爱护护士"。新中国成立后，周恩来同志多次接见全国护士代表，邓颖超同志曾任中华护理学会名誉会长。1979年，卫生部颁发了《关于加强护理工作的意见》和《关于加强护理教育的意见》两个通知，提出了加强护理工作和护理教育的具体措施，中央领导同志做了"护理工作是崇高的职业，理应受到社会的尊重"的题词，并把每年5月12日（南丁格尔的生日）定为"护士节"。国家还在高等学府里开设了护理专业，为护理人员的培养提供了多种渠道，使在职护士受到高等教育。多年来，护理界涌现了大批道德高尚、技术精湛、全心全意为人民服务的先进人物。如著名的护理学家王琇瑛、司堃范、梁秀华、杨必纯、章金媛等，荣获了国际最高的护士荣誉奖——南丁格尔奖章。护理工作是光荣、高尚和纯洁的职业，热爱它并为之奋斗终生，我们应感到无限光荣和自豪。

2. 尊重患者，一视同仁 尊重患者，同情和关心患者，以患者的利益作为出发点和归宿，把救死扶伤、防病治病、全心全意为患者的身心健康服务作为自己的最高职责，这正是护理人员最根本的道德规范和道德品质，也是建立良好护患关系的基础和前提。

3. 钻研技术，精益求精 护理工作肩负着维系人类健康、保护生命安全和延长人类寿命的崇高使命。因此，护理工作者要有高度的事业心和责任感，把患者的安危放在首位。

（1）护理人员必须认真负责、谨慎细致、一丝不苟地对待工作：患者把自己的生命安危寄希望于医护人员，在这种生死所托、非同一般的护患关系中，每个护理工作者都要自觉地意识到自己对患者、对社会担负的道德责任，即必须对患者健康、安全和生命负责。这就要求护理人员必须以严肃的态度、严格的要求、严谨的作风对待各项规章制度和执行各项操作规程。遇到复杂情况时，要冷静、敏捷、果断、周密地处理，使各项抢救手段及护理措施达到准确无误、及时有效。执行医嘱时要严格做到"三查七对"，对医嘱有疑问时，要及时提出，不要停留于机械执行医嘱的水平上。

（2）护理人员要有良好的观察能力，善于发现问题，及时、正确处理问题：护理人员是观察病情的"哨兵"，敏锐的观察能力是护理人员重要的职业素质。尤其是临床护理人员，日夜守护病房，与患者接触最广泛、最直接、最经常，也最容易及早发现病情变化。其观察能力和程度，往往关系到医生对患者疾病的诊断与治疗。因此，护理人员应主动培养自己的观察能力。要做到"四勤"，即腿勤、手勤、眼勤、嘴勤。做到勤于巡视病房；勤于观察病情变化及治疗护理效果；勤为患者解决问题，满足患者需要；勤于思考，有计划、有步骤、有条理地处理各种问题。

（3）刻苦学习，积极进取，在技术上精益求精：护理人员要向患者提供最佳服务，就必须不断刻苦钻研业务，不断提高技术水平。护士业务知识熟练，才能及时、无误地发现并判断病情的变化；才能谨慎、周密地处理各项复杂的问题；护士具有精湛的技术，才能在操作中做到准确、快捷、高效；才能最大限度地减轻患者的痛苦；才能在抢救患者时沉着、冷静、灵巧、敏捷。

4. 言语文明,端庄和蔼 护理人员的言语和行为是实现护理道德规范的主要途径。在护理工作中,护士的一举一动、一言一行都直接影响着护患之间、护际之间、医护之间,以及护理人员与社会各类人员之间的关系,也影响着护理质量、护士自身的形象和医院的形象。

(1)护理人员的语言应该是科学的、文明的、富有感染力的:希波克拉底说过"医生有两种东西可以治病,一是药物,二是语言。"俗话说:"良言一句三冬暖,恶语伤人六月寒。"语言既可治病,也可致病。在护理工作中,护理人员应多使用如下语言:

1)礼貌性语言:护患双方人格是平等的,护理人员是服务者,在护理工作过程中必须首先体现对患者的尊重,这就要求使用让患者感受到被尊重、被关怀的语言。如患者来院就诊,挂号室护理工作者应问一句"您看什么病",分诊处护理人员说一声"别着急,请等一下"。这些"您"、"请"、"别着急"等亲切礼貌语言,会使情绪沮丧、焦急不安的患者振作起来。礼貌性语言可以改善护患关系,有利于疾病的治疗和护理。

2)安慰性语言:患者有病在身,其心理特点就是非常渴望得到理解、同情、关心和安慰,从而得到感情上的满足。因此,护理人员应体谅患者的心情,用安慰性语言抚慰患者。如早上查房时,对不同对象予以不同的问候:"您今天气色很好,精神好多了","您的病正在向好的方面转化",或者适时地抚摸患者的头部及手部,为患者盖好被子、喂水、喂饭等,使患者感受到温暖,得到鼓励,树立信心。

3)治疗性语言:既然语言可以治病,也可以致病,那么,护理人员就要重视语言的治疗性作用。如在为患者进行操作前,需首先耐心解释,以解除患者的顾虑,使患者感到安全、可靠。使用治疗性语言时,要有科学性,通俗易懂,明确肯定,切忌简单、生硬、刺激性和消极暗示性语言。同时,还要注意避免不当的言语及冷漠的表情、厌恶的神态、粗鲁的动作、生硬的语调、不耐烦的语气等。否则,语言不当会使病情恶化,甚至引起医源性疾病。

4)鼓励性语言:有的慢性病患者因病程长、疗效慢而失去信心。有的病情复杂,要不断接受一些痛苦的检查和治疗手段,护理人员应有针对性地给予开导、鼓励,尽量消除患者顾虑,树立起战胜疾病的信心,从而积极地配合治疗与护理。对一些晚期癌症患者,还要注意使用保护性语言,使患者充满生存希望,在有限的生命时间里,活得更愉快些。总之,护理工作者语言要充分表达对患者的善良愿望与深切的同情心,并在措词、用意、语调等方面注意语言的艺术性和灵活性。

(2)护理人员的举止应稳重而文雅,处处表现出训练有素:走路时,步态要轻、稳、快。遇到紧急情况时应冷静、沉稳、神色镇定、动作不慌乱,快捷而有条不紊。姿态上,应文静、健康,有朝气,站立及坐姿端庄自然,礼貌得体。仪态上,应整洁健美,热情大方,不浓妆艳抹。上班时衣帽整齐,精神饱满,自信和蔼,亲切自然。总之,给患者一个温和愉快的感觉,使患者易于接近、易于沟通并寄托信心。

5. 遵纪守法,廉洁奉公 治病救人是医护工作者的天职,护理人员在任何时候都要正直廉洁,奉公守法,不徇私情,不图私利。廉洁奉公、遵纪守法也是护理人员自律的道德要求和品质。其一,它是防病治病的前提条件。只有廉洁奉公、遵纪守法,才能充分发挥技术水平,公正地利用防治条件,取得最佳效果。其二,它是护理道德和风尚的重要内容。是否廉洁奉公、遵纪守法,反映着护理道德和风尚的面貌,标志着护理道德与风尚的水平。因此,它是全社会最关注的问题之一。其三,它是优良的医护道德传统。清代名医费伯雄道:"欲救人学医则可,欲谋利而学医则不可,我欲有疾,望医之相救者何如? 我之父母妻儿有疾,望医之相救者何如? 易地以观,则利心自淡矣!"在当今经济大潮中,护理人员务必保持清醒的头脑,要以自己廉洁的行为维护白衣天使的社会信誉和形象,坚持原则,维护患者利益。

6. 互尊互学,团结协作　护理工作的广泛性特点决定了护理工作与医院各部门有着千丝万缕的联系。要处理好护际、医护、护技之间的关系,首先要在为患者服务,一切有利于患者利益的前提下,互相尊重、互相学习,团结协作。这是护理人员自我提高、自我完善的重要条件。同时,也是充分发挥整体护理效益的基本保证。现代医学规模庞大、内容丰富、分工精细、高度统一,这就要求护理人员必须树立整体观念,顾全大局,互相理解、互相支持;重视同行同事的地位和作用,虚心向他人学习;尊重同行的人格,尊重他人的劳动成果,正确对待同行中的缺点和错误;反对互不通气、互相拆台、互相推诿、文过饰非;不能在患者面前评论或议论其他医务人员或有意无意地贬低他人、提高自己;更不能在患者面前谈论他人工作的缺点,以免使患者丧失对医护人员的信任和治疗信心。护士在护理工作中与同行的关系是合作的关系,当同行或其他人的行为对某人的护理有危害时,护士应妥善处理。只有这样,才能够发挥正常的防治和护理运行机制,保证护理工作各项任务的完成。

四、护理道德范畴

(一)权利、义务

权利和义务是护理道德范畴中最基本的一对范畴。护士与患者作为社会角色,都是权利与义务的统一体,他们都享有一定的权利,也相应承担一定的社会责任和义务。

1. 护士的权利　根据 2008 年 2 月 4 日国务院公布的《护士条例》规定,护士有以下四项合法权利:①有按照国家有关规定获取工资报酬、享受福利待遇、参加社会保险的权利。②有获得与其所从事的护理工作相适应的卫生防护、医疗保健服务的权利。从事直接接触有毒有害物质、有感染传染病危险工作的护士,有依照有关法律、行政法规的规定接受职业健康监护的权利;患职业病的,有依照法律、行政法规的规定获得赔偿的权利。③有按照国家有关规定获得与本人业务能力和学术水平相应的专业技术职务、职称的权利;有参加专业培训、从事学术研究和交流、参加行业协会和专业学术团体的权利。④有获得疾病诊疗、护理相关信息的权利和其他与履行护理职责相关的权利,可以对医疗卫生机构和卫生主管部门的工作提出意见和建议。

2. 护士的义务　护士有以下五方面的义务:①遵守法律、法规、规章和诊疗技术规范的规定。②在执业活动中,发现患者病情危急,应当立即通知医师;在紧急情况下为抢救垂危患者生命,应当先行实施必要的紧急救护。③发现医嘱违反法律、法规、规章或者诊疗技术规范规定的,应当及时向开具医嘱的医师提出;必要时,应当向该医师所在科室的负责人或者医疗卫生机构负责医疗服务管理的人员报告。④应当尊重、关心、爱护患者,保护患者的隐私。⑤有义务参与公共卫生和疾病预防控制工作。发生自然灾害、公共卫生事件等严重威胁公众生命健康的突发事件,护士应当服从县级以上人民政府卫生主管部门或者所在医疗卫生机构的安排,参加医疗救护。

(二)情感、良心

1. 情感

(1)护理道德情感的含义:情感,是指人们对周围的人和事物、对自身活动态度的内心体验和自然流露。伦理学范畴内的情感主要是指道德情感,是护理人员素质的基本要素。护理道德情感,是指护理人员对患者、对他人、对集体、社会和国家所持态度的内心体验。护理人员的道德情感是建立在对人的生命价值、人格和权利尊重的基础上,表现出对患者、对护理事业的真挚热爱,是一种高尚的情感。这种情感具有职业特殊性、纯洁性和理智性的特点。

(2)护理道德情感的内容:护理道德情感包括同情感、责任感、事业感。

1)同情感:这是每一个护理人员应具有的最起码的情感。南丁格尔说过:"护士必须要有一颗同情的心和一双勤劳的手。"护理人员同情感主要表现在对患者的遭遇、痛苦和不幸能够理解,并在自己的感情上产生共鸣,同时给予道义和行动上的支持与帮助,把患者当作亲人,满腔热情地帮助患者恢复健康,把党和国家的温暖,通过自己的实践,送到患者的心坎上。

2)责任感:护理工作者的同情感进一步升华则为责任感,是护理工作者崇高而神圣的职责。这种情感在道德情感中起主导作用。主要表现为热爱患者、热爱自己的专业,常常由于沉浸在关怀患者的情感中而忘了自己;对护理工作认真负责、一丝不苟、严谨细致、慎独自律。为了抢救患者生命,没有时间界限,加班加点,随叫随到,再苦再累也心甘情愿。

3)事业感:是责任感的上升,是高层次的道德情感,即把本职工作与护理事业的发展、与人类健康事业的发展紧密联系起来,把人类健康与护理事业看得高于一切,成为自己的终生追求。因而,他们有着强烈的事业自豪感和荣誉感。为了护理事业的发展,勇于探索,不断进取。我国护理界辛勤耕耘的护理老前辈们以及所有献身于护理事业的杰出代表们,正是有了这种可贵的情感,把自己的一生献给了患者和护理事业,才表现出了高度的事业感。

(3)护理道德情感的作用

1)有利于患者早日康复:高尚的护理道德情感促使护理人员关怀、体贴患者,并对处于病痛危难之际的患者竭尽全力地抢救。同时,也可以使患者产生良好的心理效应,改善患者的不良心境和忧虑、悲观、失望等情绪,从而对患者可以起到早日恢复健康的作用。

2)有利于促进和推动护理人员整体素质的提高:列宁说"没有人的情感,就从来没有也不可能有人'对真理的追求'。"高尚的护理道德情感是促进和推动护理人员道德行为、提高护理技术水平、增强护理人员整体素质的重大内在力量。

2. 良心

(1)护理道德良心的含义:良心是指人们对是非、善恶、荣辱、美丑的内心深刻认识和感受,是对所负道德责任的内心感知和行为的自我评价及自我意识。护理道德良心是指护理人员在履行对患者、对集体和对社会义务的过程中,对自己行为所负道德责任的自觉认识和自我评价能力。

(2)护理道德良心的内容

1)在任何情况下,都忠于患者:这是因为护理人员的医疗护理行为大多是在患者不了解甚至失去知觉的情况下进行的,患者对医疗护理行为的得当与否很难发表自己的意见。这就要求护理人员充分尊重患者的人格、价值和利益,不论有无监督,都要敢于承担医疗护理责任。这是护理人员必备的高尚的道德良心。

2)忠于护理事业,具有为事业献身的精神:护理事业是一项发展着的事业,又是一种以救死扶伤为特殊使命的崇高事业。这就要求护理人员不仅要抛弃个人的私心杂念、名利地位,有全心全意为人民身心健康服务的思想,还必须要有为护理事业奉献的精神。

3)忠于社会:我国当前还处于社会主义初级阶段,社会主义市场经济还不完善,社会上的一些不良风气如请客送礼、行贿受贿等也会影响到医院,护理人员应依靠自己的职业良心唤醒自己的职业道德,自觉抵制不正之风,自觉维护白衣天使的纯洁美好形象。

(3)护理道德良心的作用

1)行为之前的选择作用:在护理活动某种行为之前,良心会根据护理道德义务的要求,对行为动机进行自我检查,对符合道德要求的动机给予肯定,对不符合道德要求的动机加以否定,从而做出正确的抉择。

2)行为之中的监督作用:在护理活动过程中,良心对符合护理道德要求的情感、信念和行为给予支持、肯定;相反,给予制止或否定,并及时调整行为方向,避免产生不良行为和影响,这就是良心监督作用。

3)行为之后的评价作用:当护理人员的行为后果合乎道德时,就会感到良心上的满足,精神上的欣慰和安宁;相反,当感到自己的行为不合乎道德时,就会受到良心的责备,从而感到惭愧、内疚和悔恨,尽管有些行为不被别人知道,但良心既是起诉人,又是公正的审判官,能起到很好的评价作用。

(三)审慎、保密

1. 审慎

(1)护理道德审慎的含义:审慎即周密细致。护理道德审慎指护理人员在医疗护理行为之前的周密思考与行为过程中的谨慎认真。它是护理内心信念和良心的外在表现,也是护理人员对患者和社会履行义务的高度责任心和事业心的具体体现,是每个护理工作者不可缺少的道德修养。

(2)护理道德审慎的内容

1)语言审慎:语言能反映一个人的精神风貌和道德修养,从医疗护理角度讲,它不仅是了解患者疾病的一种手段,也是心理护理的一种方法。温馨的语言,能使患者有温暖感并感到心情愉快,有利于配合医护的治疗,早日康复;反之,简单、粗暴、尖刻的语言,会对患者造成恶性刺激,从而影响医疗和护理,甚至造成患者的疾病恶化或产生医源性心身疾病。体态性语言,有时也能产生上述两种不同的效果。因此,在护理活动中,护理人员的语言要审慎,提倡语言美,并使语言具有治疗性。

2)行为审慎:护理人员在护理活动的各个环节,不仅要自觉做到认真负责、行为谨慎和一丝不苟,遇到复杂病情和危重患者,能果断准确处理,周密地防止各种意外情况的发生。同时,还要严格遵守各项规章制度和操作规程。规章制度和操作规程是保证护理活动正确、安全、有效的措施,也是审慎的内容。

(3)护理道德审慎的作用

1)能促使护理人员加强责任心:对治疗、护理工作审慎认真,养成良好的护理作风,从而加强责任心,避免因疏忽大意、敷衍塞责而酿成护理差错或事故,最大限度地保证患者的身心健康和生命安全。

2)能促使护理人员自觉地提高道德水平:做到任何情况下,都能坚持护理道德要求,排除私心杂念,心地纯正地为患者服务,从而逐步达到"慎独"境界。

3)能促使护理人员钻研业务知识和护理技术:护理人员的业务知识和技术水平与实现审慎道德要求密切相关。如果业务知识贫乏、技术水平低下,就很难做到谨慎、周密地处理问题,及时发现和处理患者的病情变化等。因此,护理人员实践审慎的道德要求,必须认真钻研业务知识,不断提高技术水平。

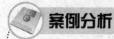案例分析

医嘱有误,护士怎么办?

患儿王某,男,3岁。因误服5ml炉甘石洗剂到某医院急诊。急诊医生准备用25%硫酸镁20ml导泻,但将口服误写成静脉注射。治疗护士拿到处方心想:"25%硫酸镁能静脉注射么?似乎不能,但又拿不准。"又想:"反正是医嘱,执行医嘱是护士的职责。"于是将20ml 25%硫酸镁给患儿静脉注射,致使患儿死于高血镁的呼吸麻痹。

2. 保密

(1)护理道德保密的含义:保密,即保守机密,不对外泄露。护理道德保密是指护理人员在护理活动中应当具有对医疗和护理保守秘密的护理道德品质。

(2)护理道德保密的内容:护理道德保密包括保守患者秘密、对患者保守秘密和对重要领导人物的病情保密。

1)保守患者秘密:包括患者的疾病史、各种特殊检查和化验报告、疾病的诊断名称、治疗方法等和患者不愿向外泄露的其他问题,护理人员都有保守秘密的义务,不应随意泄露,更不应该当作谈话的资料而任意宣扬。否则,护理人员对造成的严重后果要负道德甚至法律责任。

2)对患者保守秘密:包括不宜透露给患者的不良诊断、预后等医疗信息和发生在其他患者身上的医疗、护理差错事故,护理人员都要保守秘密,以免给患者带来恶性刺激或挫伤患者治疗的信心等。另外,门诊或病房医务人员的隐私和秘密也不得向患者透露。

3)对重要领导人物的病情保密:在特殊环境中,对党和国家、军队的重要领导人的病情,应予以必要的保密,以便稳定各方面有关人员的思想情绪,防止对生产、工作和军事活动产生不良影响。

(3)护理道德保密的作用

1)保守患者秘密,有利于维护家庭、社会的稳定,增进家庭和睦与社会团结,以利现代化建设。

2)医疗保密,可以避免患者受到恶性刺激,以维护患者自尊心、自信心,提高和调动患者自身的抗病能力和战胜病魔的勇气,促进患者迅速康复。

3)有利于建立良好的护患关系,从而有利于护理工作开展和护理质量的提高。

(四)荣誉、幸福

1. 荣誉

(1)护理道德荣誉的含义:荣誉是指人们履行了社会义务之后,得到社会的赞许、表扬和奖励。护理道德荣誉是指护理人员履行了自己的职业义务之后,获得他人、集体或社会上的赞许、表扬和奖励。它不仅是人们或社会对护理人员道德行为的社会价值的客观评价,而且也包含了护理人员道德情感上的满足与欣慰。因此,它也是护理人员个人良心的知耻心、自尊心和自爱心的表现。

(2)护理道德荣誉的内容

1)护理人员的道德荣誉观是建立在全心全意为人民身心健康服务的基础之上,是护理义务和职责、事业和荣誉的统一。护理人员只要热爱自己的事业,忠于护理道德职责,努力履行护理道德义务,全心全意救死扶伤,防治和护理疾病,为人民身心健康做出贡献,就会得

到人们和社会的赞扬与尊敬。

2)护理人员道德荣誉是个人荣誉与集体荣誉的统一:个人存在于集体之中,集体是由个人组成的。任何个人荣誉都包含着集体的智慧和力量,是群众和集体才能的结晶;任何集体荣誉都离不开每个护理人员辛苦工作所做出的贡献,离开个人奋斗,集体荣誉也就化为乌有。因此,集体荣誉是个人荣誉的基础和归宿,个人荣誉是集体荣誉的体现和组成部分。两者辩证统一,有机结合。

3)护理道德荣誉观与个人主义虚荣心有本质区别:虚荣心是个人主义的思想表现,它把荣誉当成资本,把追求荣誉当作护理工作的奋斗目标。不能正确地评估个人和他人的成绩,为了点滴荣誉,可以不择手段地诋毁他人、抬高自己,搞虚假浮夸。获得荣誉后,把一切功劳归于自己,盛气凌人,忘乎所以。而社会主义护理人员的道德荣誉观,只是把荣誉看作是社会和他人对自己过去护理工作价值的肯定,是对自己的鞭策和鼓励。因此,她们在荣誉面前,谦虚谨慎、正直无私、戒骄戒躁、继续前进。即使自己做出了成绩而未能得到应有的荣誉甚至遭到误解时,也不改初衷,不懈努力,甘当无名英雄。

(3)护理道德荣誉的作用

1)评价作用:护理道德荣誉通过社会舆论的力量,表达了集体、社会支持什么,反对什么,从而促使护理人员对自己行为的后果与影响加以关注,并进而获得一种做好治疗护理工作争取荣誉的精神力量。

2)激励作用:护理道德荣誉不但可以使获得荣誉的护理人员珍惜自己的荣誉,努力保持自己的荣誉和进行新的追求,而且还能够通过主体信息的形式激励广大护理人员关心荣誉、争取荣誉,用自己辛勤的劳动出色地履行护理道德义务,为社会主义护理事业做出更大贡献。

2. 幸福

(1)护理道德幸福的含义:幸福是指人们在物质生活与精神生活中,由于感受和理解到目标、理想的实现而得到的精神上的满足。它是一种同人生目的、意义以及现实生活和理想联系最密切的道德现象,是较高层次的道德范畴。

社会主义护理道德幸福是指在为患者健康服务的过程中,以自己辛勤的劳动,实现从事护理事业的人生价值而感受到的精神上的满足。

(2)护理道德幸福的内容

1)是物质生活和精神生活的统一:它既包含物质生活的改善、提高,又包含精神生活的充实,而且精神生活的满足高于物质生活的满足。只有用健康、高尚的精神生活指导和支配物质生活,才能真正感受到生活的意义。护理人员的精神生活主要体现在为患者服务的平凡而又崇高的工作中,不断进取,以自己的辛勤劳动、精心护理,使患者转危为安,进而恢复健康,并在不断实践中,取得事业的成功,实现护理工作的价值,从而感受到幸福和快乐。

2)是个人幸福和集体幸福的统一:国家富强和集体幸福是个人幸福的基础,个人幸福是集体幸福的体现。离开集体幸福,护理人员的幸福是无法实现的。在强调集体幸福高于个人幸福的前提下,积极关怀和维护护理职业的幸福是必要的;而不考虑国情,一味同发达国家的护理职业攀比,这是不切实际的。因此,护理人员必须树立个人幸福与集体幸福相统一的幸福观。

3)是创造幸福与享受幸福的统一:劳动和创造是幸福的源泉。护理人员只有在为患者的服务中,通过辛勤劳动、精心护理,使患者早日康复,得到社会肯定,才能获得物质与精神上的利益和享受,而且贡献越大获得的幸福才越多。因此,幸福寓于享受所创造的成果之后,也寓于劳动和创造之中,是创造与享受的统一。

（3）护理幸福观的作用

1）能促使护理人员自觉履行护理道德任务:护理人员树立了正确的幸福观,就能将个人的幸福建立在理想的追求、人生价值的实现上,把个人幸福融入救死扶伤、防治和护理疾病的平凡而伟大的护理劳动中,就会摆正个人幸福与集体幸福的位置,从而自觉地履行护理道德义务,尽职尽责地为患者服务。

2）能促使护理人员树立正确的苦乐观:就一定意义而言,幸福是苦与乐的统一,没有苦就没有乐,没有辛勤的耕耘就难以体会收获的欢乐与欣慰。护理人员只有树立正确的职业道德幸福观,才能正确地理解和认识这种苦和乐的辩证关系,从而树立起正确的苦乐观,并且更加热爱专业,更加努力工作,将自己毕生的精力贡献给护理事业。

第四节　护理实践中的伦理道德要求

护士必须有一颗同情心和一双愿意工作的手。

——南丁格尔

一、整体护理及其道德要求

（一）整体护理的含义及特点

1. 整体护理的含义　整体护理是以患者为中心,以现代护理观为指导,以护理程序为核心,将护理临床业务和护理管理的各个环节系统化的护理工作模式。整体护理是根据人的生理、心理、社会、文化、精神等多方面的需要,提供适合个人的最佳护理。

2. 整体护理的特点

（1）整体性:整体护理要求每一个护理工作者对患者全面负责,以患者为中心开展护理工作,关心的是"整体的人",解决的问题是患者的整体健康,而不是系统的病。同时,整体护理的开展是行政业务、护理管理、护理制度、护理科研、护理教育等各个环节的整体配合。因此,它可以从整体上提高护理水平。

（2）全面性:整体护理以患者为中心,并把患者视为一个具有生理、心理、社会、文化、精神发展的多层面需要的综合体;健康是一个生理、心理、社会、文化和精神的动态平衡;护理是诊断和处理人类对现存和潜在的健康问题的反应,始终贯穿于人的生命过程;护理程序是整体护理工作的核心和方法。因此,护理人员要负责患者的全面护理,并满足不同患者的个体需要,这就体现了整体护理对患者全面负责的特点。

（3）专业性:整体护理以护理理念作为护理部门和护理人员的价值观和专业信念,以护理职责作为护理部门和护理人员的行为准则,运用护理程序即评估、诊断、计划、实施、评价的科学、逻辑方法进行护理,从根本上改变了过去只靠医嘱加常规操作的被动局面,并且有了明确的方向和目标,突出了现代护理专业的独立性。

（二）整体护理的道德要求

1. 以患者为中心是整体护理的根本道德观念　首先,以患者为中心,强调了护理服务的主体,将患者放到第一位和最高位置,是我国"救死扶伤,防病治病,实行社会主义医学人道主义,全心全意为人民健康服务"的护理道德基本原则的体现。护理工作是以患者为中心运转的工作,应处处为患者着想,紧紧围绕满足患者需求,提供优质护理服务。其次,以患者为中心是促进护理工作改革的要求。护理工作的改革,要处处为了患者的利益、方便患者、使患者满意而采取各项改革措施。整体护理正是受患者欢迎的护理改革。最后,以患者为中心,有利于护理工作者道德品质的养成。高尚的道德是做好护理工作的起码要求,也是做好护理工作的保障,护理人员的真诚爱心、敬业奉献的道德品质又是做好护理工作的内在动力。

2. 更新观念,学无止境　整体护理是一种新兴的护理制度,使护理工作的范畴外延扩展,内涵加深。要求护理工作者不断充实和扩大知识领域,使平面型的知识结构变成交叉型的知识结构,使良好的观念建立在坚实的多学科知识综合的基础上。整体护理为护士更新知识提供了足够的动力,也为护士才能的发挥提供了良好的舞台,学习是永无止境的。

3. 团结协作,密切配合,共同搞好整体护理　整体护理的开展,涉及与护理有关的方方面面的工作,因此,护士应与医院各部门工作人员团结协作,密切配合,使整体护理能扎扎实实地开展,推动护理事业的发展。

二、特殊患者的护理道德要求

特殊患者在这里主要是指老年和妇幼患者,由于他们的生理、心理、病理各有其特殊性,因此护理难度大、要求高、责任重。要做好老年和妇幼患者的护理工作,护理人员必须加强自身道德修养。

(一)老年患者的护理道德要求

人口老化是社会发展的必然趋势。按联合国统计规定,60 岁以上老人占总人口 10% 的国家为"老年型国家"。我国在 2000 年 60 岁以上的老人就达到了 10.7%,已步入了老年型国家的行列。民政部社会福利与社会事务司司长张明亮在北京举行的第三届全国老人院院长论坛上说,中国是一个人口大国,同样也是一个老龄人口大国。我国老龄人口的增长是正常人口增长的 5 倍。也就是说,到 2020 年,我国的老年人将会超过 2 亿。

1. 尊重、理解　老年人对社会做出了很大的贡献,他们的阅历深,资格老,知识和生活经验丰富,在家庭中有地位、有名望,因而自尊心强。患病后,住进陌生的医院,离开了单位和家庭,由一个独立自主、自由自在、自己支配自己甚至指挥别人的人,突然转变为处处要受医院、病房规章制度约束及医护人员指挥的人。这种家庭、社会角色的改变往往使老年人的自尊受到压抑,加之住院后的孤独、焦虑、忧郁和病痛,对医护人员有高度的警觉性,尤其对接触频繁的护理人员的态度、表情观察得十分细致,感觉非常敏感。因此,护理人员要懂得顺从老年人的心理,像敬重自己的长辈一样敬重他们,做到称呼得体、言行礼貌、举止文雅、心境大度,耐心听取他们对护理的要求和意见,尽量满足患者需求,使他们产生安全、舒适和信心感,以消除各种不利的心理因素。

2. 关心、帮助　老年患者年老体弱,力不从心,缺乏自理能力,对诊断、治疗疑虑多,对预后更是忧心忡忡。因此,护理人员要热情关心、主动帮助老年患者,细心照料其起居、衣食住行等。例如,对于缺乏自理能力而又无家属陪伴的患者,护理人员要经常帮助他们洗脸、梳头、剪指甲、洗衣服等;对于有记忆力衰退或神志模糊,经常忘记服药或多服药,引起不良后果的老年患者,护理人员要亲自管理服药,指导他们按时、定量用药,送药入口;对于怕孤独寂寞的老年患者,护理人员对他们要多接近、多询问、多安慰、多鼓励等。使老年患者感受到家庭般的温暖、舒适。同时要加强对老年患者的全面心理护理,使老年患者增强战胜疾病的信心。

3. 耐心细致 老年患者身心衰老,反应迟钝,说话啰唆、重复、口齿不清或语无伦次。有的老年患者固执己见,不能很好地配合治疗。还有的老年患者自控能力减弱,情绪易波动,心境好时谈古论今,心境差时则沉默不语,有时遇到一些小事甚至大发脾气,冷静后又后悔莫及等。针对这些情况,护理人员不要急躁,也不能流露出不耐烦和厌恶的情绪,一定要同情、体谅和宽容他们,耐心为他们服务,并采取老年人乐意接受的方法进行护理。同时,老年人由于组织器官衰老、功能退化、感觉迟钝,常常掩盖病情,使得一些疾病的表现症状、体征不典型,加上病情又复杂多变或多种疾病共存等,因此护理人员必须细致地观察患者的病情变化,尤其是对长期卧床的患者或夜间值班时更应警惕,不能放过任何疑点和微小变化,并积极采取治疗、护理措施,防止差错或事故发生。

(二)妇产科护理的道德要求

1. 尊重妇女的人格 妇科多是有生殖器官疾病的女患者,害羞、惶恐、压抑是普遍的心理状态。所以,对这类患者进行检查或治疗操作时,态度要严肃,行为要端庄,不得随意开玩笑,不得有淫思邪念,在病房检查或治疗操作时应避开异性和人群,不得过分暴露身体。对患者的病情、病史及个人隐私等,绝不能外传或当作谈话资料。

2. 不怕脏、不怕累 妇产科护理工作常常和羊水、粪便、血、恶露等接触,正因如此,同样的护理也比其他科要难,重复次数多,护理任务繁重。所以,护理人员要有不怕脏、不怕累的精神。

3. 关心同情患者 妇产科患者由于内分泌的变化以及因疾病、手术和妊娠等都会出现一些特殊的心理变化,如月经初潮的神秘、惊恐;更年期的急躁、忧虑、抑郁、固执等;一些患者就诊治疗时会有害羞心理。护理人员要针对患者的不同心理耐心解释、诱导,表现出高度的同情和关心,消除患者的顾虑。

4. 高度负责、细致工作 妇产科护理质量的优劣,除直接关系到患者本人的生命安危外,还涉及第二代的身心素质与安全。同时,妇女从青春期性器官的发育、成熟到结婚、怀孕的每一过程都牵动着父母和亲友的心。因此,护理人员要有高度责任感,工作要十分谨慎、认真细致。现在提倡一对夫妇只生一个孩子,产妇往往顾虑很多,护理人员的责任就更重。工作中操作要稳、轻、柔,切忌粗鲁,以免因操作不当造成产妇和新生儿损伤。

5. 敏捷果断、敢担风险 妇产科患者病情潜隐,疾病变化急剧。例如,妊娠合并心脏病突然发生心力衰竭,过期妊娠突然胎心不好,前置胎盘和胎盘早剥突然大出血,先兆子痫突然发生抽搐,分娩时突然发生羊水栓塞,臀先露突然发生脐带脱垂等,这些都需要医护人员迅速判断病因、病情,果断决定实施措施,敏捷进行处理和抢救。如果怕担风险而犹豫或拖延,就会造成不可挽回的损失和后果。因此,护理人员必须具有当机立断的魄力和勇担风险的精神。

(三)儿科患者护理的道德要求

1. 要有一颗慈母般的心 幼儿的恐惧反应较强烈,看见穿白大褂的就哭闹不停。因此,要求护理人员态度要和蔼温和,要像母亲一样接近孩子,了解他们的生活习惯和爱好,照顾关心他们的饮食起居,多和他们在一起玩。对那些不合作的患儿,不要责怪,要不厌其烦地诱导。尤其是现在,独生子女多,当对患儿进行护理操作(如打针)不太顺利时,患儿的父母可能会发脾气,有的母亲也跟着孩子一起流眼泪。护理人员应理解家长的心情,镇静操作,千万不要埋怨或争吵。

2. 对患儿应有责任心　对患儿的责任表现在以下几个方面。第一，儿童患者因不能主诉病情，且病情变化快，应密切观察病情，包括患儿的面色、神情、意识、反应、哭吵、进食、呕吐、发热、抽搐等情况。同时对观察结果进行分析，做出判断，以供医生及早正确判断。第二，婴幼儿免疫机制尚不成熟，易发生交叉感染，要求护理人员要以高度的护理道德责任感严格执行消毒隔离制度。例如患儿用过的被单、床架、尿布、床头柜、食具、玩具均应做彻底消毒。严格按照规章制度工作，做到护理工作科学化、程序化、标准化、规范化。第三，儿科护士应有精益求精的操作技术，遇到危急患者不惊慌。这就要求儿科护士在护理实践中，勤学苦练，掌握过硬操作技术，减少患儿不必要的痛苦，提高护理质量。第四，儿科护理人员应具有使患儿安全的责任心。患儿特别是婴幼儿不具备自我保护能力，因此，在护理过程中应注意患儿的安全，如及时固定床档、防止异物吞咽、防止烫伤和摔伤等。

3. 要有治病育人的责任感　患儿身体精神都处在发育阶段，可塑性强。护理人员应注意自己的言行对患儿道德品质形成的影响，要处处为儿师表，随时运用儿童心理学、儿童教育学的科学观点去教育培养患儿。培养他们同疾病做斗争的意志，切不可以恐吓、欺骗的手段换取一时的合作。

三、传染病患者的护理道德要求

传染病（infectious disease）是由细菌、病毒、立克次体、支原体、原虫等各种致病性病原体通过各种途径侵入人体所引起的传染性疾病。传染病具有传播性，在一定外界条件下能使很多人在同一时期或先后患病，严重危害人们的健康，所以，传染病患者的护理道德在临床护理道德中占有很重要的位置。

（一）一般传染病患者护理的道德要求

1. 爱岗敬业，具有奉献精神　从事传染病护理的工作人员，要深入疫区、病房，工作艰苦，感染几率大。患者的日常生活护理及一切治疗、抢救等工作都离不开护士。长年累月在传染病房工作，与传染病患者朝夕相处，随时都有感染疾病的危险。是否热爱本职工作、是否具有无私奉献精神，是对护理人员严峻的考验，也是对从事传染病护理的工作人员首要的道德要求。

在传染病护理工作岗位上，大多数护士勤勤恳恳、任劳任怨，为解除患者的痛苦忘我工作，赢得了患者的爱戴和社会的尊敬。但也有少数护理人员，不安心传染病科的工作，对患者缺乏同情心和耐心，态度生硬，动作粗暴，怕苦、怕脏、怕传染，甚至临阵脱逃。根据《护士条例》第五章第三十一条第四点规定，发生自然灾害、公共卫生事件等严重威胁公众生命健康的突发事件，不服从安排参加医疗救护的，由县级以上地方人民政府卫生主管部门依据职责分工责令改正，给予警告；情节严重的，暂停其 6 个月以上 1 年以下执业活动，直至由原发证部门吊销其护士执业证书。临阵脱逃，不但不符合传染病护理的职业道德要求，也违反了护士条例。所以，要加强职业道德教育，以科学的态度对待传染病，爱岗敬业，做好本职工作，履行自己的神圣使命。

2. 预防为主，对社会负责　"预防为主"是我国卫生事业的既定政策，更是传染病防治工作的基本方针，也是广大传染病护理工作者的社会责任。预防传染病发生，控制其发展、流行，具有重大的社会意义，也是传染病护理的道德要求。

新中国成立后，党和政府十分重视传染病的防治工作。由于贯彻"预防为主"的方针，鼠疫、天花等烈性传染病迅速消失。其他如白喉、麻疹、流行性脑脊髓膜炎等多种传染病已经得到有效的控制,即使某些传染病尚未得到完全控制和消灭,其发病率和死亡率均有明显下降。但是,护理工作者也应清醒地认识到,我国传染病的发病率还比较高,有些严重的传染病,如霍乱、病毒性肝炎等时有暴发流行;血吸虫病、黑热病等也有所回升,尤其是肺结核回升明显;性传播疾病死灰复燃,艾滋病蔓延迅速,可见传染病的防治工作任重而道远。所以,护士除了要做好传染病患者的治疗和护理工作外,还要与社会有关部门和人员配合,做好传染病的预防工作,这是对社会乃至整个人类的道德责任。

3. 严格执行消毒隔离制度 消毒隔离是传染病护理工作的重要内容。护理人员既有治疗、护理传染病患者的义务,又有控制传染源、切断传染途径和保护易感人群的责任。护理人员应严格执行消毒隔离制度,防止交叉感染的发生。

(1)严格按照规定做好隔离工作:对各类传染病患者进行隔离治疗,对可疑患者进行隔离观察,将其活动限制在一定范围内,不得串病房,更不能随便外出。这虽然限制了患者的活动自由,但是为了避免传染病的流行和扩散,这种限制是必须的、是符合道德要求的。值得注意的是,这种隔离只是与患者接触上的隔离,丝毫不能有任何思想上的歧视、人格上的侮辱和生活上的为难。相反,应给予隔离患者更多的同情和关怀,以解除其身心痛苦。

(2)严格按照卫生标准做好消毒工作:对各类用品、器具要彻底消毒后再使用,对各种污染物、排泄物要消毒后方可丢弃或焚烧,防止污染环境。任何粗心大意、随意违章或简化规程,造成传染病在医院内交叉感染或向院外扩散蔓延的行为都是不道德的,甚至是犯罪行为。

4. 履行职责,认真执行疫情报告制度 我国卫生部颁布的《中华人民共和国传染病防治法》等一系列法规,使传染病的防治工作有章可循、有法可依,各级人员应该认真贯彻执行。特别是对法定的 37 种传染病进行监测,一旦发现传染病患者、疑似患者或者病原体携带者,除根据患者的具体情况采取防治和护理措施外,还必须迅速、准确地填写传染病报告卡,及时向医疗保健和防疫机构进行疫情报告,防止迟报、漏报、错报,绝不允许隐瞒和谎报疫情。

5. 加强宣传教育,普及卫生知识 传染病具有传播性,对社会、人类危害极大。传染病科的护理人员要从患者的利益、社会公共利益出发,采取各种形式,积极开展传染病防治的宣传教育,让传染病患者自觉接受消毒隔离措施,如不要与其他患者交换日常用品、到其他科室检查治疗要戴口罩等,以预防交叉感染。向广大群众普及卫生知识,积极倡导健康的生活方式,以提高预防疾病和卫生保健意识,全民动员,自觉参与,为预防、控制传染病而共同努力。

(二)性病和艾滋病患者护理的道德要求

1. 性病和艾滋病的有关情况 性病(venereal disease,VD)是指以性行为作为主要传播途径的传染病。1975 年世界卫生组织常任理事会通过决议,把凡是由性行为传播的疾病命名为性传播疾病(sexually transmitted disease,STD)。性传播疾病除了 5 种经典性病(梅毒、淋病、软下疳、性病性淋巴肉芽肿和腹股沟肉芽肿)外,还包括了生殖器疱疹、尖锐湿疣、滴虫病等 20 多种疾病。1981 年又将首次报道的获得性免疫缺陷综合征(艾滋病)列为性病新病种。我国根据国情,在 1991 年通过的《性病防治管理办法》中规定,只把梅毒、淋病、艾滋病三种列入必须作为乙类传染病报告的性病;另将软下疳、性病性淋巴肉芽肿、尖锐湿疣、生殖器疱疹、非淋菌性尿道炎 5 种疾病列为应重点监测的性病;其他均未列入性病范畴。

艾滋病(acquired immune deficiency syndrome,AIDS)是由人类免疫缺陷病毒(human immunodeficiency virus,HIV)感染所导致的一种病死率极高的慢性传染病,通过血液、性接触和母婴三条途径传播。艾滋病发源于非洲,1979年在海地青年中也有散发,后由移民带入美国。1981年6月5日,美国亚特兰大市疾病控制中心,首次在《发病率与死亡率周刊》上简要地介绍了其发现的5例艾滋病患者的病史。1982年正式将此病命名为"艾滋病"。以后不久,艾滋病迅速蔓延到了各大洲,已成为世界第四大杀手,严重影响了人类健康和社会的发展。

目前,性传播疾病已经成为全世界一个严重的社会问题,尤其是艾滋病,更引起了世界各国政府、医学专家以及社会大众的广泛和高度关注。世界卫生组织(WHO)估计,世界上每天有100多万人感染性病,每年有4亿新病例,而且患者普遍年轻化。艾滋病患者人数增加也极为惊人。根据WHO及联合国艾滋病规划署(UNAIDS)报告,至2001年底,估计全世界已有6000万人感染HIV,其中2200万人已经死亡。全球每天新增HIV感染者1.5万例,有8000人因艾滋病死亡。2005年,全球新增HIV感染者490万,仅一年就有310万人因艾滋病死亡,相当于美国西雅图整个城市的人口。

新中国成立前,我国是性病高发国家。以上海市为例,1949年上海市性病患者人数高达49万人,占全市人口的10%。新中国成立后,由于党和政府的重视,我国性病防治工作取得了举世瞩目的成就。1964年在北京举行的国际学术会议上,我国郑重地向全世界宣布,中华人民共和国经过15年的努力,已基本消灭了性病。然而,到了20世纪80年代,性病在我国又死灰复燃、卷土重来,并且流行态势十分严峻,发展非常惊人。患者群由最初的吸毒人群和卖血人群扩大到其他一些人群,如性病感染者、同性恋人群、卖淫人群和流动人口等相继出现被感染病例。感染地点也由最初集中的云南省和河南省扩散到全国,并每年以30%的速度递增。截至2011年9月底,中国累计报告艾滋病病毒感染者和患者42.9万例,其中患者16.4万例,死亡8.6万例。虽然从总体上看,中国艾滋病疫情仍处于低流行状态,但局部地区和特定人群已进入高流行状态,经性途径传播成为主要传播途径,特别是男性同性性传播上升速度明显。

2. 性病和艾滋病患者护理的道德要求

(1)思想重视,营造防治性病、艾滋病的良好环境:性病、艾滋病流行是对人类医学史上的一场重大挑战,涉及医学、伦理学等各个领域。中国科学院院士曾毅警告说:"中国正处于艾滋病泛滥之前的关键时期。"近年来中国HIV感染人数以每年30%的速度增长,感染者已从高危人群扩展到普通人群,这一情况已经引起党和政府的高度重视。国家于1996年建立了由国务院领导担任组长、34个部委参加的国务院防治艾滋病、性病协调会议制度。制定了《预防艾滋病宣传教育原则》,形成了以预防为主、宣传教育为辅、标本兼治、综合治理的艾滋病防治策略。国务院办公厅2001年下发了《中国遏制与防治艾滋病行动计划(2001—2005年)》。2004年成立了国务院防治艾滋病工作委员会。以政府为主导、各部门合作、全社会参与的防治工作机制逐步形成。2004年12月1日"世界艾滋病日"前后,胡锦涛总书记、温家宝总理、吴仪副总理对艾滋病防治工作做了重要指示,并看望了艾滋病患者。温家宝总理还在2005年春节期间,专程赴河南省上蔡县视察艾滋病防治工作,与因艾滋病致孤人员共度除夕。2009年12月1日,胡锦涛亲自参加防治艾滋病的活动,捐出5000元工资,鼓励艾滋病感染者增强生活勇气。习近平在第25个世界艾滋病日强调:艾滋病感染者和患者都是我们的兄弟姐妹,全社会都要用爱心照亮他们的生活。可见,国家领导人对艾滋病、性病防治工作高度重视,公开倡导对艾滋病患者的关爱与支持,在国内外产生了强烈反响,对推动全社会反歧视活动的开展、营造防治艾滋病和性病的良好氛围意义重大。各级医务人员更应该引起重视,积极创造一个平等、宽容、负责的治疗和护理环境。这是艾滋病、性病患者护理伦理的首要要求。

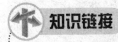 **知识链接**

世界艾滋病日

　　12月1日是世界艾滋病日。艾滋病的医学全名为"获得性免疫缺陷综合征",由人类免疫缺陷病毒引起。这种病毒终生传染,能够破坏人体免疫系统,使人丧失抵抗各种疾病的能力。目前,艾滋病仍为不治之症。鸡尾酒疗法是治疗艾滋病的有效方法之一。

　　自1981年美国研究人员发现世界首例艾滋病病例后,艾滋病在全球范围内迅速蔓延。为提高人们对艾滋病的认识,世界卫生组织于1988年1月将每年的12月1日定为世界艾滋病日,号召世界各国和国际组织在这一天举办相关活动,宣传和普及预防艾滋病的知识。

　　(2)加强教育,预防为主:艾滋病、性病传染性强,社会危害大。尤其是艾滋病,被称为"世界超级瘟疫"。如果任其泛滥,将成为世界性灾难。目前还没有治愈艾滋病的药物和方法,主要是依靠预防以控制其发生和传播。加强性病、艾滋病预防知识的教育,提高公民自我保护意识,首先应加强性道德教育,使人人洁身自爱,是预防经性途径传染的根本措施;同时应加强血制品的管理,不共用注射器,拒绝毒品。在对艾滋病、性病患者的护理过程中,要耐心宣传教育,让患者掌握有关防治知识,增强患者战胜疾病的信心,积极主动地配合治疗和护理,这也是必不可少的护理道德要求。

　　(3)关心爱护,加强心理护理:由于性病多为婚外性行为所致,艾滋病也与不道德性行为有关,往往要承受舆论的谴责、社会甚至家庭的歧视。因此患者思想压力大、心理问题多,多数患者有自卑、内疚甚至负罪感。所以,诉说病情闪烁其词、吞吞吐吐,甚至谎话连篇。有的紧张焦虑、悲观失望;有的意志消沉、自暴自弃,甚至产生报复心理,走向犯罪道路;少数被动受害的艾滋病、性病患者情绪激动、痛哭流涕。患者不但要承受疾病的折磨和随时会失去生命的恐惧,还要在绝望中忍受歧视和冷漠、遭人白眼。护士应该了解他们的心理,体谅他们的痛苦,本着人道主义精神,同情理解他们,关心爱护他们。在护理过程中,要态度热情和蔼、语言文雅妥帖,绝不允许讥笑、挖苦患者和侮辱患者的人格。要千方百计帮助他们消除不良心理,提高生活的信心和战胜疾病的勇气。

　　(4)尊重患者的权力,保护患者的隐私:艾滋病迄今尚无特别理想的治疗药物,且传染性强、死亡率高,人们对其恐惧就像以前对麻风病、鼠疫、天花等瘟疫一样,不敢接触。甚至有些医生、护士不敢收治艾滋病患者,这是与伦理道德相背离的。艾滋病患者与其他患者一样,享有医疗保健的权力。护理人员要履行自己的道德职责,义不容辞地做好患者的治疗和护理工作。

　　此外,由于职业的原因会了解到患者隐私,无论是从法律还是从职业道德的角度,都有严格保守患者秘密的义务。在不影响治疗效果,又不影响其他人健康和社会利益的情况下,应该尊重患者的权利,不得向无关人员泄露有关信息。如果为其保密会对社会大多数人健康利益造成损害时,就应本着对社会负责的原则,依照《中华人民共和国传染病防治法》和《艾滋病监测管理若干规定》,及时将情况向当地卫生防疫部门报告。必要时向患者家属报告,并要求其保密,防止社会歧视。

　　(5)尊重科学,防止交叉感染:在护理艾滋病、性病患者的过程中,不要犹如面临大敌,似乎怎么隔离、消毒都不过分,让患者感觉自己像瘟疫一样,心理更加孤独、更加消沉。护理过程中不害怕、不疏远患者,但也要尊重科学,严格遵守消毒、隔离原则和护理技术操作规程,注意加强自身保护,防止交叉感染。

(6)精心救护,提高艾滋病患者的生命质量:目前艾滋病尚无特异性药物和其他能够治愈的方法,所以,要中西医结合,采取积极的治疗护理措施,以满腔的热忱、严谨的态度和娴熟的技术给予患者全方位的照护,千方百计地减轻患者身心的痛苦,尽可能地提高患者的生存质量,这是非常重要的护理道德要求。

第五节　突发公共卫生事件应急护理伦理

"这里危险,让我来吧"。"不要靠近我,会传染"。

——叶欣

近年来,公共卫生突发事件时有发生,严重危害着人们的身体健康,影响社会安定。如传染性非典型肺炎(又称严重急性呼吸综合征,SARS)就是一起突发公共卫生事件,SARS 肆虐中国后,公共卫生受到前所未有的关注。为了有效预防、及时控制和消除突发公共卫生事件的危害,保障公众身体健康与生命安全,维护正常的社会秩序,2003 年 5 月 12 日国务院颁布了《突发公共卫生事件应急条例》,标志着我国的突发公共卫生应急处理工作全面纳入法制化轨道。

一、突发公共卫生事件及护理人员的责任

(一)突发公共卫生事件的含义

突发公共卫生事件,是指突然发生,造成或者可能造成社会公众健康严重损害的重大传染病疫情、群体性不明原因疾病、重大食物和职业中毒以及其他严重影响公众健康的事件。

(二)突发公共卫生事件应急护理的特点

1. 社会性广　突发公共卫生事件影响面广,往往造成人们心理恐慌,对日常生活、工作秩序和社会稳定带来深远的负面影响。如 SARS 危机从一开始就是一场突如其来的公共卫生危机,并带来人员伤亡,严重威胁民众的生命健康,且危机波及经济、政治、外交等多个领域。

2. 群体性宽　突发公共卫生事件呈群体性,受灾遇难的人数往往比较多,涉及面较广。如 SARS 危机经历了从有限范围的区域性危机、全国性危机直至全球公共危机。

3. 风险性大　突发公共卫生事件危险性大。无论是中毒、疫情、安全事故还是群体性不明原因疾病,直接现场接触都是一件危险性的工作。全球性恶性传染病不仅给原发区,也给某一地区或全球带来巨大灾难。如 1918 年在西班牙暴发的世界性流行性感冒(简称流感)造成至少 2000 万人死亡,1957 年的亚洲流感和 1968 年的香港流感共造成全世界 150 万人死亡。

4. 时间性紧　突发公共卫生事件护理的工作具有突击性和随机性的特点。公共卫生突发事件发生急骤,往往在人们毫无防范的情况下发生:事件常常是突发性的,患者发生的时间集中,数量大,而且病情、伤情、疫情普遍严重,组织急需快速做出决策,事件的开端无法用常规性规则进行判断,而且其后的衍生和可能涉及的影响是没有经验性知识可供指导的,一切似乎都是瞬息万变。有关部门、医疗卫生机构应当做到早发现、早报告、早隔离、早治

疗,切断传播途径,防止扩散。

5. 协作性强 某一国家发生的危机事件很可能造成对全球经济、政治等方面的连带性冲击。有效应对危机事件需要国家之间的合作和国际组织的参与。突发公共卫生事件应急护理要求护士既要从宏观上统筹全部护理过程的各个环节,又要一专多能而从微观上处理好每个病员。护理工作必须保持良好的连贯性和协同性,如若在护理各环节的衔接上出现差错和失误,就会给患者的病情转归和生命安危带来不利影响。

6. 责任性重 突发公共卫生事件护理瞬息万变,异常复杂。护理工作任务艰巨、责任重大。护士要协助医生对重病患者实施抢救,搞好伤、病、疫情观察,配合各种手术,做好基础护理和专科护理。突发公共卫生事件发生后,应快速、准确查找危害因素,疾控部门在接到突发公共卫生事件报告并确认必须启动应急程序后,应立即派出应急队伍赶赴现场,开展调查处理。到达现场后,要对事件的基本情况进一步核实,深入调查了解,找出事件的某些共同特征。启动快速检测通道,对所采样品进行快速检测,力求迅速查明事件原因,为制定控制策略提供可靠的科学依据。

(三)护理人员的责任

1. 伦理责任

(1)医疗卫生机构应当服从突发事件应急处理指挥部的统一指挥,相互配合、协作,集中力量开展相关的科学研究工作。

(2)医疗卫生机构应当对因突发事件致病的人员提供医疗救护和现场救援,对就诊患者必须接诊治疗,并书写详细、完整的病历记录;对需要转送的患者,应当按照规定将患者及其病历记录的复印件转送至接诊或者指定的医疗机构。

(3)医疗卫生机构应当采取卫生防护措施,防止交叉感染和污染。医疗卫生机构应当对传染病患者密切接触者采取医学观察措施,传染病患者密切接触者应当予以配合。医疗机构收治传染病患者、疑似传染病患者,应当依法报告所在地的疾病预防控制机构。接到报告的疾病预防控制机构应当立即对可能受到危害的人员进行调查,根据需要采取必要的控制措施。

(4)传染病暴发、流行时,护理人员应当组织力量,团结协作,群心群治,协助做好疫情信息的收集和报告、人员的分散隔离、公共卫生措施的落实工作,向居民、村民宣传传染病防治的相关知识。

2. 法律责任 国务院制定的《突发公共卫生事件应急条例》第五十条规定:医疗卫生机构有下列行为之一的,由卫生行政主管部门责令改正、通报批评、给予警告;情节严重的,吊销《医疗机构执业许可证》;对主要负责人、负有责任的主管人员和其他直接责任人员依法给予降级或者撤职的纪律处分;造成传染病传播、流行或者对社会公共健康造成其他严重危害后果,构成犯罪的,依法追究刑事责任:①未依照本条例的规定履行报告职责,隐瞒、缓报或者谎报的;②未依照本条例的规定及时采取控制措施的;③未依照本条例的规定履行突发事件监测职责的;④拒绝接诊患者的;⑤拒不服从突发事件应急处理指挥部调度的。

二、突发公共卫生事件应急伦理规范

1. 奉献精神 突发公共卫生事件发生后,护理人员即使在自己安全受到威胁、个体遭受磨难的情况下,也不能忘记自己肩负的救死扶伤的神圣使命,要始终把患者和人民群众的生命安危和伤痛折磨放在首位。只要伤情、疫情出现,就必须将生死置之度外,奋不顾身地紧急救护,在疫情暴发时,也不能有丝毫的退缩不前。在任何情况下,都要敢于担风险,敢于负责任,富有自我牺牲的献身精神。在抗击SARS的斗争中,广大医护人员、科研人员挺身而出,不辱使命,表现出崇高的道德情操和无私的奉献精神,有的甚至不惜献出了自己宝贵的生命。

知识链接

"叶欣是一本书,每一页都燃烧着生命的激情"

叶欣1956年出生于广东徐闻一个医学世家。1974年被招进广东省中医院卫训队。1976年毕业时她的护理能力测试成绩名列前茅留院工作。1983年被提升为省中医院急诊科护士长,是该院护士长中最年轻的。

叶欣在急诊科一干就是20年。在担任护士长期间,她始终把培养护理人才作为一项重要的工作来抓。她常利用午休给护士们上业务课,让刚进急诊科的姑娘们在她身上练习扎针。叶欣是一个性格恬淡的人,不求闻达,只讲奉献。作为领导,她的宽容、平和、正直、忍让、内秀和公正,无不深深折服着她的同事和朋友。科里的小护士说:叶护士长简直就是阳光和微笑的化身,那么透明,又是那么明媚。加班、顶班,对她可谓司空见惯,尤其是节假日,她会主动给自己排上班。叶欣去世后,她爱人动容地说:"我和叶欣结婚22年了,只有结婚那年我们一起在家过了春节,其余她全是在医院度过的。"

2. 科学精神 应对突发公共卫生事件要充分发挥科学技术的作用,不遗余力地加强对检测手段、防治药物、防护设备以及疫苗、病原体的研究;同时要坚持实事求是,以科学的态度对待疫情、确定病源、采取预防措施,制定各种突发公共卫生事件的应急预案,建立健全突发公共卫生事件的预警系统,加强疾病预防控制和卫生监督监测机构的建设,提高检测和科学预测能力,强化公共卫生突发事件的预测预报能力。护理人员要在广大群众中进行防治疾病科学知识的宣传,使广大群众都能以科学的态度对待疾病,以科学的方法提高自我保护能力。

3. 民族精神 越是困难的时候,越是要大力弘扬民族精神,越是要大力增强中华民族的民族凝聚力。处理突发公共卫生事件要大力弘扬万众一心、众志成城,团结互助、和衷共济,迎难而上、敢于胜利的民族精神。如在抗SARS斗争中,各级党政领导高度重视;广大医务工作者站在抗击SARS的最前线,救死扶伤,英勇奋斗,无私奉献;社会各界以各种方式支援抗击SARS的斗争;全国各地相互支持,协同作战,一方有难,八方支援。所有这些都是民族精神的充分体现。

4. 人文精神 突发公共卫生事件护理本身就是一项崇高的人道主义事业和实践活动。护士必须将人道主义思想和要求作为自己从事本职工作的起码道德准则。突发公共卫生事件的应对处理强调救死扶伤,强调珍惜人的生命价值,丰富和发展了中华民族"以民为本"、"为人民服务"的思想。抗击SARS斗争中,始终强调维护人民群众的身体健康和生命安全是广大人民群众的根本利益,不仅关注城市人口,更关注广大农民的身体健康和生命安全。"人民是主人"的观念得到真正的贯彻,人文精神得到进一步发扬。

5. 敬业精神 在突发公共卫生事件的应对处理中,护理工作是在残酷、危险和艰苦的环境里进行的,工作条件和生活条件异常艰苦。在抢救现场的每个护士要勇于克服困难,充分发挥自己的专业技能和聪明才智,最大限度地挽救和护理患者。任何背离医护人员的崇高职责,贪生怕死,害怕自己受感染,遗弃伤病员或人为延误救治行为都是不道德的。临危不惧,沉着应对;实事求是,尊重科学;无私奉献,顽强拼搏;万众一心,敢于胜利,这种用鲜血和生命铸就的抗击 SARS 精神,是新时期护理人员敬业精神的充分体现。

第六节 生命伦理

生命是美丽的,对人来说,美丽不可能与人体的正常发育和人体的健康分开。

——车尔尼雪夫斯基

知识链接

生命伦理学涵义

生命伦理学于 20 世纪 50~60 年代起源于美国,最有名的研究机构是华盛顿的乔治敦大学肯尼迪伦理学研究所和 1969 年在美国纽约建立的研究社会、伦理与生命科学的研究所——海斯汀中心。生命伦理学一词首次由美国的波特使用,指通向未来的桥梁。现在多数人把生命伦理学理解为研究涉及生命(包括人、植物、动物等)的伦理、法律和政策等问题的学科。

一、生命伦理学的基本理论和原则

(一)生命伦理学的基本理论

作为一门学科,生命伦理学有三个普遍性的核心问题:我应该做一个什么样的人,怎样才能过上道德的生活并做出道德上好的决定? 当我的行为可能影响其他人的状态和健康时,我的责任和义务是什么? 作为社会的一员,我应该为社会的公共利益做些什么? 第一个问题与美德论和义务论有关,强调人的品行和一个有修养的人应具备的价值观和目标;第二个问题承认一个人的行为会对他人产生影响,并努力理解我们人与人之间的关系——我们应为他人做什么,我们从他人那儿有权期望得到什么;第三个问题把我们的社会关系更深入一步,看到人们之间的相互依存关系,后两个问题可以说与效果论有关。

(二)生命伦理学的基本原则

1. 自主性原则 自主性原则即保证患者自己做主,理性地选择诊治决策的伦理原则。实质是对患者自主权利的尊重和维护。

2. 不伤害原则 不伤害原则的真正意义在于强调培养为患者高度负责,保护患者健康和生命的护理伦理理念和作风,在实践中努力避免患者受到不应有的伤害。

3. 尊重原则 尊重原则指医患双方交往时应真诚地尊重对方的人格,并强调医务人员尊重患者及家属的独立而平等的人格和尊严。

4. 公正原则 公正原则是现代医学服务高度社会化的集中反映,其价值在于合理协调日趋复杂的医患关系,合理解决日趋尖锐的健康利益分配的基本矛盾。

案例分析

盗窃、侮辱尸体罪

1998 年 10 月 13 日晚北京 R 医院眼科 G 大夫为第二天的手术做准备,发现储存的角膜已坏死,于是到太平间从一女尸取出眼球,换上义眼。第二天使一唐山烧碱烫伤的患者、后又使一北京老大娘恢复了视力。在火葬场,家属在给死者美容时发现其眼睛受损,报案索赔 50 万元,并控以《刑法》第 302 条"盗窃、侮辱尸体罪"。

二、性与生殖伦理

（一）生殖权利与生育控制

1. 生殖权利含义　生殖权利是人的自然权利,是人类的生存和延续所不可缺少的权利,是人权的基本组成部分。

2. 生殖权利的内容

（1）男女平等的权利。

（2）人身自由、安全和自主的权利。

（3）结婚与组织家庭的权利。

（4）获得有关信息、咨询和教育的权利。

（5）获得生育健康和医疗保健服务的权利。

（6）分享科学进步效益的权利。

在历史上,由于人类的平均寿命很短,人口稀少,生产力水平低下,人们崇尚生育。如希波克拉底就把节育和绝育称为"堕落及害人的行为"。并明确表示:"尤不为妇人施堕胎术"。在我国封建社会,尽管民族众多,习俗各异,但生育观则是大同小异的,早生、多生、重男轻女,成为人们普遍的生育意愿和生育行为,把生育看成是祖辈行善积德的直接反映,形成儿孙满堂、多子多福、"不孝有三,无后为大"的封建道德生育观。即使到了现在仍然还有"生育是性的一部分,不能干涉","人应该有生育之权","计划生育侵犯自由"的说法,从而形成生儿育女完全是个人之事的生育观念。

其实,任何个人的生育都不仅是个人问题,而且是一个社会问题。因为孩子要吃穿、上学、求医、就业必须依靠社会。当然,我们也不否认个人的生殖权利,而且这种权利在规定的范围内会得到法律的保护。但人口增长太快,会引起环境恶化、资源枯竭,社会不得不考虑这种灾难性的后果。所以,我们既要保护生殖权利,又要适当限制人口的合理数量,而限制人口增多的可行办法是生育控制。

（二）生育控制

1. 生育控制在我国被称为"计划生育",1980 年开始制定并逐步健全和完善生育控制的相关政策。1982 年制定的《中华人民共和国宪法》第 25 条规定:"国家推行计划生育,使人口增长同经济和社会发展计划相适应"。第 49 条规定:"夫妻双方有实行计划生育的义务"。特别是 2002 年 9 月 1 日起施行的《中华人民共和国人口与计划生育法》,是我国人口与计划生育领域的首部法律,标志着我国的计划生育工作已进入法制化管理阶段。

我国现行的计划生育政策是:鼓励公民"晚婚晚育"、"少生优生",提倡"一对夫妻生育一个子女"。国家干部和职工、城镇居民除有特殊情况经过批准可以生育第二个孩子外,一对夫妇只生育一个孩子。农村也提倡一对夫妇只生育一个孩子,某些群众确有困难,经过批准可以间隔几年以后生育第二个孩子。为提高少数民族地区的经济文化水平和民族素质,在少数民族中也要实行计划生育,具体要求和做法由各自治区或所在省决定。

根据人口形势和人口与经济社会的发展情况,党的十八届三中全会通过的《中共中央关于全面深化改革若干重大问题的决定》调整了生育政策,明确"坚持计划生育的基本国策,启动实施一方是独生子女的夫妇可生育两个孩子的政策,逐步调整完善生育政策,促进人口长期均衡发展"。

2. 生育控制的手段及道德要求

（1）避孕：是指运用一定的技术或方法防止或阻止妇女怀孕的一系列措施。避孕是人类计划生育和人口控制的关键环节，已经被越来越多的人所接受，但同时也产生了相应的伦理问题。因此，医务人员在避孕技术指导中应遵循这样的道德要求：坚持自觉自愿的原则，做好宣传教育；坚持一视同仁的原则，做好技术指导；坚持医学标准原则，严格掌握适应证和禁忌证；坚持计划生育政策，从严把握终止避孕的技术服务。

（2）人工流产：是指由孕妇本人或他人以人工手段有意施行的堕胎以终止妊娠。通常使用药物流产或手术流产两种方法。医务人员在实施人工流产技术服务时要遵循的道德要求是：切实执行国家计划生育政策，医务人员要掌握人工流产者的真实目的，坚持自愿原则；维护受术者的切身利益，术前要仔细检查，做出正确诊断；正确对待非婚妊娠者，她们同样享有平等的医疗权利；严禁滥用人工流产术，施行手术必须在医院进行。

（3）绝育：就是通过手术等方式剥夺人的生育能力。一般采用对男性输精管或女性输卵管切断、结扎、电凝、环夹或用药等手段阻止精子与卵子结合，以达到长久或永久避孕的目的。

绝育手术一般是不可逆的，医务人员在施行绝育手术技术服务时应遵循这样的道德原则：坚持知情同意的原则；坚持因人制宜的原则；提高技术水平，保护受术者利益原则。

三、人类辅助生殖技术的伦理

人类的自然生殖是由性交而使男子的精子在女子输卵管内与卵子受精形成受精卵，该受精卵分裂成胚胎，胚胎在女子子宫内着床、发育、成熟而分娩的一个连续过程。当上述自然过程中的某一步骤或全部步骤发生了障碍，都会发生女子不孕症或男子的不育症。中国动物学会生殖生物学分会的王一飞教授说，虽然我国还没有对不孕不育的总体情况进行大规模的流行病学调查，但是一部分区域的调查数据显示，已婚人群中不孕不育的患者比例达到了7%~10%，不孕不育的现象呈上升趋势。人类辅助生殖技术的兴起和发展，为不孕症夫妇带来了福音。然而，这项新技术的发展也带来了不少社会伦理问题，需要人们认真研究和解决。

人类辅助生殖技术（assisted reproductive technology，ART）是指运用医学技术和方法对配子、合子、胚胎进行人工操作，以达到受孕目的的技术。

（一）人类辅助生殖的方式

1. 人工授精（artificial insemination，AI） 人工授精是指用人工方法将男性的精子注入女性的体内，以达到受孕目的的生殖技术。

人工授精可分为两种：同源人工授精（精子源于丈夫本人）和异源人工授精（精子来自捐精者），主要解决男性不育问题。

人工授精的伦理问题主要产生于异源人工授精，因为同源人工授精完全合乎人们传统的性道德观念，而异源人工授精，因其精子来源于与丈夫毫不相干的人，较易引起人们的异议。

2. 体外受精（胚胎移植）（in vitro fertilization and embryo transfer，IVF-ET） 体外受精俗称"试管婴儿"。这是20世纪70年代发展起来的一项难度较大的新生殖技术。

体外受精（胚胎移植）是指分别取出精子和卵子，在试管中使卵子受精，培育成胚胎，再将胚胎植入子宫。主要解决女性不孕问题。

体外受精（胚胎移植）有4种组合状况：丈夫的精子和妻子的卵子结合；丈夫的精子和第

三者的卵子结合;妻子的卵子和第三者的精子结合;第三者的精子和第三者的卵子结合。之后又出现两种植入方式:将胚胎植入妻子子宫;将胚胎植入代孕母亲的子宫。

(二) 人类辅助生殖技术引发的伦理问题

1. 是否破坏了婚姻和家庭和睦　传统观念认为,妇女的贞操和生儿育女是维持婚姻和家庭美满、幸福不可缺少的。异源性人类辅助生殖技术不但与贞操观念相冲突,而且切断了婚姻与生儿育女的必然联系。因此,有人认为,异源性人类辅助生殖技术是对忠贞爱情的亵渎,甚至与通奸相提并论,从而破坏了婚姻和家庭的和睦。但是,也有人认为,异源性人类辅助生殖技术既维护了夫妻彼此爱情的忠贞和夫妻生活的专一性,又满足了他们想生孩子的正常要求,因而是巩固爱情、婚姻和家庭和睦的催化剂。

2. 谁应该是孩子的父母　异源性人类辅助生殖技术生育的孩子可有多个父母,包括遗传父母(提供精子和卵子的父母)、养育父母(孩子出生后负责养育的父母)、完全父母(既是遗传父母,又是养育父母)、孕育母亲(提供子宫的母亲)。至于一个孩子的父母有多少,就要看是用什么方式的异源性人类辅助生殖技术。但是,在多个父母共存的情况下,谁应该成为孩子的真正父母呢?传统观念强调亲子间的遗传关系,那么孩子的真正父母应该是遗传父母,但是这样会破坏异源性人类辅助生殖技术的夫妻与子女之间的相互关系,不利于家庭稳定和生殖技术的开展。现在,多数国家和学者(包括我国在内)主张遵循抚养-教育的原则,并以法律形式确认养育父母为真正的父母,因为养育比遗传物质更为重要,同时这也有利于家庭稳定和辅助生殖技术的开展。为此,主张对孩子保守遗传父母的秘密,但也有少数国家和学者主张孩子有了解遗传父母的权利,如英国允许了解不提供姓名的供精者的某些情况,瑞典、澳大利亚等国允许孩子成人后查阅遗传父母的情况,这样就潜藏着孩子和养育父母关系破裂的危险。

3. 代孕母亲是否合乎道德　20 世纪 70 年代末,在国外开始有代孕母亲。现在,美国有代孕母亲中心,并出版代孕母亲通讯和组织代孕母亲协会。我国卫生部发布《人类辅助生殖技术管理办法》以前,也有少数医院开展了代孕技术。代孕母亲是否合乎道德,这是一个有争议的问题,如美国就有赞同和批评两种意见:赞同者认为,代人怀孕是一个"有美好社会目的之事",应该受到欢迎,因而不赞同用法律禁止代人怀孕;批评者认为,代人怀孕不是灵丹妙药,是一个有疑问的实验,是"商业性行为",大多数去做代孕母亲的妇女,其动机不是高尚的。现在,大多数国家反对代孕母亲,更禁止商业性代孕母亲,如:法国禁止代孕母亲,英国还禁止代孕母亲的广告,德国发现了代孕母亲要罚款,1986 年欧洲会议的"生命科学发展专家委员会"提出禁止使用代孕母亲,中国内地从 2001 年 8 月 1 日起也禁止实施任何形式的代孕技术,中国香港允许代孕但不允许商业化。尽管如此,代孕母亲在有些国家实际存在,有时还会发生代孕母亲的法律案件。

4. 精液、卵子和胚胎是否可以商品化　目前,精液、卵子甚至胚胎的买卖不足为奇,在美国、墨西哥等国家均有出售。对此,人们有不同的看法,特别是精液能否商品化有两种意见:反对者认为,提供精液是一种人道行为,应该是无偿的;精液的商品化可能使精子库为追求盈利而忽视精液的质量,供精者也可能为金钱隐瞒自己的遗传缺陷或传染病,从而影响用辅助生殖技术出生后代的身体素质;精液的商品化也可能使供精者多次供精,从而造成同一供精者的精液为数位妇女使用,那么这些妇女所生的后代是同父异母的兄弟姐妹,这些孩子长大后有可能近亲婚配;精液的商品化也会产生连锁效应,促使其他人体组织或器官的商品化等。支持者认为,精液商品化可以解决目前的精液不足;精液的商品化虽然可能会引起精液质量的下降或多次供精,但可以采取措施加以控制和避免;精液和血液一样可以再生,收集适当的精液是非侵害性的,它与取人体活组织器官的侵害不同,因此精液可以商品化而活体组织和器官不能商品化,等等。就总的趋势来讲,反对精液、卵子和胚胎商品化的人居多,因此有些国家倾向立法或已立法禁止其商品化,如:加拿大规定有管制的进口或出口配子或胚胎,英国政府规定"对捐精者只能支付与医疗有关的费用",澳大利亚政府规定"禁止出售精液、卵与胚胎"。我国大陆禁止精液、卵子和胚胎的商品化,但给捐精者一些误工、交通和医疗补助也是合乎情理的。

5. 非婚姻妇女能否进行人工授精　未婚、同性恋、离婚的女子及寡妇是否可以依其请求而实施供体人工授精,对此各国的伦理观和法律不太一致。多数国家和学者主张限制或禁止非婚姻妇女实施供体人工授精,因为这对后代的健康和成长不利。如:挪威只允许给已婚妇女实施,瑞典只允许给已婚或处于永久同居关系的妇女实施,法国禁止给单身妇女实施等。少数国家和学者认为,妇女既有选择结婚或不结婚或同性恋家庭的自由,也有选择自由生育的权利,故而主张允许或不干涉使用供体人工授精。如英国允许给单身妇女实施;美国虽然没有明文规定,但对同性恋能否实施,则有两种不同的意见:一种意见认为,同性恋本身是一种不道德的行为,当然不可能实施;另一种意见认为,只要她们愿意负起养育子女的责任,医生应该答应为其实施人工授精的请求。我国大陆规定,医务人员不得对单身妇女实施辅助生殖技术。

 知识链接

同性恋生子

A 和 B 是一对女同性恋者。可用 A 的干细胞培育出卵,用 B 的干细胞培育出精子,在试管受精后将胚胎植入 B 或 A 子宫内,生出孩子,其一半基因是 A 的,另一半是 B 的。

6. 体外受精与胚胎移植后剩余的胚胎是否可用作科学研究　体外受精与胚胎移植后剩余的胚胎具有科研价值,可以用它们作为实验材料,如在体外试验抗不育剂的有效性,通过体外试验来评价有毒物质和致畸因素对胚胎的作用,研究产生唐氏综合征的发病机制,提取胚胎干细胞进行研究和应用等。但是否可行,由于人们对人生命标准的认识、观点不同,就出现了差异。对此,从有些国家的立法可以看出,如法国、德国不允许用胚胎进行研究,英国允许用 14 天前的胚胎进行研究,有些国家规定在严格的控制下可以进行胚胎研究。即使同意研究的国家也规定:要征得其夫妇同意,夫妻一方死亡后生存的一方享有控制权,夫妻双亡后除非有事先捐赠的意思,否则国家有关部门或辅助生殖机构在规定的时限内予以销毁,禁止其商品化等。我国大陆规定,剩余胚胎由胚胎所有者决定如何处理,因此利用体外授精和胚胎移植后剩余的胚胎进行科学研究应该取得胚胎所有者的同意,并且要严格控制。

(三)人类辅助生殖技术的伦理原则

1. 知情同意的原则　医务人员对要求实施辅助生殖技术且符合适应证的夫妇,须让他们了解实施该技术的程序、成功的可能性和风险以及接受随访等事宜,并签署知情同意书。

2. 维护供受双方和后代利益的原则　捐赠精子、卵子、胚胎者对出生的后代没有任何权利,也不承担任何义务。受方夫妇作为孩子的父母,承担孩子的抚养和教育的义务。通过辅助生殖出生的孩子享有同正常出生的孩子一样的权利和义务。

3. 互盲和保密的原则　捐赠者与受方夫妇及出生的后代须保持互盲,参与操作的医务人员与捐赠者也须保持互盲;医疗机构与医务人员对捐赠者和受者的有关信息保密。

4. 严防商品化的原则 医务人员对要求实施辅助生殖的夫妇,要严格掌握,不能受经济利益驱动而用于有可能自然生殖的夫妇。供精、供卵、供胚胎应以捐赠助人为目的,禁止买卖。

四、死亡伦理

(一)临终关怀和安乐死

1. 临终关怀

(1)临终关怀的含义:指对临终患者及其家属提供医疗、护理、心理和社会等方面的全面照顾,使临终患者的生命质量得到提高的一种特殊服务。

(2)临终关怀的主要特点:临终关怀以患者为中心,针对住院患者各自的特点,以控制症状、姑息对症和支持疗法为主,采取生活护理、临终护理和心理、精神上的安慰。临终关怀的目的不以延长临终者的时间为重,而是在生理、心理、社会等方面对临终患者进行综合、全方位的"关怀",使临终患者临终时能够无痛苦,安宁、舒适、坦然、满怀尊严地辞别亲友,走完人生的最后旅程。

由此可见,临终关怀对临终患者实行的是一种人道主义服务,其目的不是盲目地投入大量医药去挽救回天无望的患者,而是让临终患者了解死亡,进而接受死亡的事实,同时也给予家属以精神支持。

(3)临终关怀的伦理意义:首先,临终关怀显示了人道主义精神。人道主义精神在生命问题上的体现,不仅表现在解除患者肉体上的痛苦,而且还体现在注重患者精神上的危机以及临终阶段上的关怀。其次,临终关怀顺应社会发展的需要。临终关怀是现代社会最具人性化的一种处置死亡的最佳方式。它不仅顺应了医学模式转变的发展趋势,而且还适应了人口老龄化的趋向。临终关怀的发展,同样也符合我国的国情。我国现代生活模式的重要特点是上有四老,中有双亲和下有一小,即"四二一"的家庭模式越来越多,临终患者单靠家庭照顾困难很多,无论在人手上、精力上和经济上都难以承受;而临终关怀则能妥善地为其解决就医难、照顾难、救治措施选择难等一系列问题。因此临终关怀完全符合社会发展需要,也是我国医疗卫生事业在新的历史条件下"尊老敬老"优良传统的体现。最后,临终关怀是一种更易被人们接受的临终处置方法。和安乐死相比,两者的对象都是临终患者,但在处置上有所不同。临终关怀是贯彻生命末端全程的全方位服务,它偏重活的尊严,既延长临终患者生命的量,也提高生命的质,同时兼顾其家属的照顾,又和患者家属联手共同给患者以全面的照顾。始终维护着患者临终期的生命价值与尊严。因此临终关怀在现实中可以被绝大多数人所接受,也更容易得到伦理与法律的认可。

(4)临终关怀对医务人员的道德要求:当临终患者濒死时,不但要求医务人员做好药物上的治疗,更需要做好心理上的护理。这给医护人员提出了更高的道德要求:为患者创造舒适的治疗环境,保持房间清洁美观;努力控制疼痛,尽量减轻患者躯体上的痛苦;重视心理抚慰,尽量解除患者精神上的痛苦。

2. 安乐死

(1)安乐死的含义:安乐死源于希腊文,本意是指无痛苦、幸福、快乐地死亡。这类似于中国人的寿终正寝,无疾而终的"优死"之意。

现代意义上的安乐死被定义为:"对患有不治之症的患者,在危重濒死的状态下,由于精神和躯体处于极度痛苦之中,在患者和家属的强烈要求下,经过医生和有关部门的认可,用人为的方法使患者在无痛苦状态下度过死亡阶段而终结生命的全过程"。

(2)安乐死的历史发展及立法:死亡方式从来就是争议不休的话题。在安乐死问题上,真正有组织地进行倡导并展开活动起始于20世纪30年代,英国率先成立了自愿安乐死协会,英国的上议院也曾为安乐死提出建议,最终被否决,但倡导安乐死的观念很快感染了欧洲各国。随后美国于1938年,澳大利亚和南非于1944年也相继成立了类似的协会。到目前为止,丹麦、瑞士、瑞典、比利时、意大利、法国、西班牙和荷兰等国家都成立了安乐死协会。荷兰还于2001年正式颁布了《安乐死法》,成为世界上第一部安乐死法。

我国对安乐死的研究始于20世纪70年代末。1982年邱仁宗教授在一次会议上正式提出应该研究安乐死的问题,随后报纸杂志相继发表了一些探讨关于安乐死的文章,而且邱教授于1987年出版了专著《生命伦理学》一书,对安乐死的概念、对象和方法进行了详细的介绍,引起了学术界的广泛重视。1988年,在上海召开了关于安乐死的社会、伦理和法律学术研讨会,就安乐死问题展开了讨论,中央电视台对其进行了报道,从而将安乐死的研究推向一个新的高潮。

(3)安乐死的伦理争议:1986年,陕西汉中发生了安乐死的诉讼案,历时5年才告判决,此案从案发到一审判决,可谓一石激起千层浪,社会各界反映强烈,议论纷纷,审理此案的意义已远远超出案件本身。我国医学界、法学界、哲学界、伦理学界及社会各界以此为契机,掀起了关于安乐死问题的大讨论。

赞成安乐死实施的人,从患者自主原则、生命价值原则和社会公益原则出发,提出如下伦理依据:

第一,安乐死对患者而言,是人道主义的表现。实施安乐死的对象仅限于不治之症、濒死的患者。这种患者受不治之症的折磨,无论精神上还是躯体上都处于极度痛苦之中,任何的治疗措施除能维持和延续其生命外,丝毫不能解除其痛苦,实际上延长其生命就等于是延长他的痛苦。对这种患者来说,安乐死既是他的强烈要求,符合他的自身利益,也是人道主义的表现。

第二,安乐死对家属而言,可以解除他们的心理和经济负担。为了患者无法挽救的生命,亲属出于亲情承担着精神和经济上的双重负担,所以,合法地实施安乐死,可以使亲属减轻因患者无望的病痛而引起的心理痛苦和经济负担。

第三,安乐死对于社会而言,符合社会公益原则。如果运用现代医疗技术让毫无生命价值的植物人长期活下去,把有限的卫生资源用在无可挽救、濒死的绝症患者身上,实际上违背了社会公益的原则,损害了国家、社会和他人的利益。

反对安乐死实施的人,从传统的生命神圣论、患者利益原则和义务论出发,提出如下伦理依据:

第一,违背医学人道主义精神。生命是神圣的,受法律的保护,只要患者一息尚存,就应尽力救治,否则就是不人道。

第二,践踏了人权。人的生命是任何人都无权任意处置的,人死不能复生,实施安乐死就等于剥夺了患者的生命权。

第三,阻碍医学科学的发展。从医学角度讲,没有永远都治不了的疾病。今天的不治之症,可能成为明天的可治之症,实施安乐死削弱了医学对不治之症的攻克,有碍于医学的进一步发展。

第四,不符合法律要求。只有法律部门才有结束人生命的权利,其他任何部门和个人都没有这个权利。

总之,安乐死事关人的生命,而人的生命只有一次,生命失去了就再也无法挽回,涉及如此生死大事必须慎之又慎。

(二)死亡标准

1. 死亡标准概述

(1)传统的医学死亡标准:以心肺和循环功能的丧失为标准,即呼吸、心跳、血液循环完全停止。

从古至今,人们在生活实践中都沿袭着这一死亡标准。但这个传统的标准却要面对当代医学科学的挑战。因为临床上不时出现心跳、呼吸停止数小时的死者复苏的事例;另外在现代医学技术的发展中又有濒死的患者因人工心肺机的使用存活的例证。在这样的情形下,促使人们不得不去思考和探讨新的死亡标准。

(2)新的死亡标准:1968年,美国哈佛大学医学院特设委员会提出了"脑死亡"的概念,并制定了相应的诊断标准:①对外部刺激和身体的内部需求毫无知觉和完全没有反应;②自主运动和自主呼吸消失;③反射尤其是诱导反射消失;④脑电波平直或等电位。凡符合以上4个标准,并在24小时内反复检查多次结果一致者,就可宣告死亡。

脑死亡标准的提出,反映了医学科学的发展和对生命本身认识的深入,它不仅意味着对死亡的认识和把握更加科学化,而且还突破了纯生物医学的界定,接近于对死亡的本质理解。

然而,新的死亡标准要取代数千年传统的死亡标准,让人们广泛接受还需要一个过程。因为它的实施要依靠先进的仪器设备、丰富的医学知识和临床实践经验,在死亡鉴定上具有相当的难度,短时间内不易推广实行。所以,在1983年,美国医学会、律师协会、生物医学与行为研究伦理委员会等组织提出建议:在死亡临床诊断上,允许实行"心死"和"脑死"的双重死亡标准。

2. 死亡标准的伦理意义　我国自20世纪80年代以来,也开始探讨脑死亡的概念和标准问题。由于国内各地医疗水平、医疗设施与条件的差异,尽管有越来越多的人认识到脑死亡标准的进步意义,但至今还没有把脑死亡作为新的死亡标准。

一些专家倡导脑死亡标准,认为脑死亡立法的伦理意义在于:①可以放弃无效的抢救,让患者死得有尊严;②可以适时地终止无效的医疗救治,减少无意义的医疗资源消耗;③有助于推进器官移植医学的发展,使成千上万器官终末期的患者能获得再生的机会。

五、器官移植的伦理

(一)器官移植

器官移植是指将健康的器官移植到另一个人体内的手术,以取代受者体内已损伤的、病态的或者丧失功能的相应器官。广义的器官移植不仅包括肾、心、肝、胰、肺等实质脏器的移植及其联合移植,还包括了骨髓、角膜、胰腺等组织和细胞的移植。

(二)器官移植发展状况

器官移植的设想古已有之。古希腊诗人荷马在《伊利亚特》中就描述过狮头羊身蛇尾的嵌合体,后来这种嵌合体成为古希腊建筑物的装饰。我国古代也有医生给两个人做心肺交换手术的神话故事。直到20世纪以来,随着医学科学的发展,才使神话变成现实。

器官移植从 20 世纪 50 年代初期开始,至今已经成为临床上挽救危重患者生命的有效手术。进入 80 年代,器官移植开始了新的飞跃。在肾移植方面,从 1954 年,美国医生墨莱第一次在同卵双生子之间进行了肾移植手术并获得成功之后,全世界在肾移植方面以每年 4 万多例的速度增长,成活率达 86.6%,最长的存活期已达到 29 年以上。在肝脏移植方面,从 1963 年美国 T. Staral 做了第一例常位肝移植手术至今,肝移植手术总数已达 3 万多例,5 年存活率达 70%,生存最长的已超过 22 年。

我国器官移植起步较晚,但从 20 世纪 80 年代以来发展较快,先后开展了心、肝、肺、肾、角膜等多种器官移植手术,其水平已经居世界先进行列。中国的第一例心脏移植在上海瑞金医院于 1978 年实施,但患者术后只活了 109 天,死于排异反应引起的肺部感染。14 年后,也就是 1992 年,才有 3 个单位同时获得心脏移植手术成功。按照手术时间顺序分别是北京安贞医院、哈尔滨医科大学附属第二医院和牡丹江心血管病医院。北京安贞医院和牡丹江心血管病医院的两例手术患者存活时间分别为 8 个月和 1 年。1992 年 4 月 26 日,当时的哈尔滨医科大学附属第二医院夏求明教授主刀,为杨玉民成功实施了同种异体原位心脏移植手术,供体心脏来自一名 23 岁的脑死亡患者。手术进行了 4 个小时,全院动用上百名医护人员,仅手术缝合就达 1000 余针。术后杨玉民出现过两次急性排异反应,但是都被准备充分的医生们成功化解。2008 年 4 月 26 日,这位普通农民迎来了自己 16 岁的"生日",缔造了一项生命奇迹——中国乃至亚洲心脏移植最长的存活纪录。为他主刀的夏求明教授获得了中国医师协会颁发的"金刀奖"终身成就奖。

(三)器官移植应遵循的伦理原则

目前,我国还没有对于器官移植的统一原则,但医务人员在进行器官移植时必须履行以下道德责任:

1. 坚持患者健康第一原则 医务人员必须把恢复患者的健康作为器官移植的首要动机。

2. 坚持知情同意原则 对捐献者或亲属要告知实情,做到知情同意。

3. 坚持医学标准,审慎选择受体。

4. 保护活体供者的健康利益,慎重选择活体供者。

5. 对器官的分配坚持医学标准和社会标准,做到公正、公平地分配,使器官达到最佳利用。

(四)器官移植的伦理分析

 案例分析

应该移植给谁?

某医院有 2 位患者需要进行肝移植,一位是 Z,男,45 岁,因多年饮酒导致严重肝硬化;另一位是 L,男,25 岁,待业青年,在一次购物时因抓歹徒而致肝脏破裂,生命危在旦夕。现有一肝脏可供移植,两位患者组织配型都符合,但 Z 能交出手术费,而 L 不能。肝脏应该移植给谁才是公正的?

1. 来自供体方面的伦理分析

(1)活体供体:活体供体一个最基本的伦理学原则是不能危及供体生命,对其未来生活不致造成大的影响。活体供体器官,只能是成对的健康的器官或是代偿能力极强的部分器官。活体供体可分为:①亲属活体供体:指有直接血缘关系的亲属活体供体,这种移植组织配合好,手术后排斥反应少,存活率高。因为亲属供体移植效果好,对供者的伤害很小,因此世界各国普遍采用。②非亲属供体:指没有血缘关系的活体供体。可分为:情感性供者如夫妻;利他动机供者即"赠予";有偿捐献供者,即只给一定形式回报,以弥补其住院治疗费及其他损失,报酬也不一定是金钱。对于后一种移植目前争议较多,在伦理学上不能被普遍接受。③器官市场:这种供体是纯商业性的,供者的唯一目的是金钱,主要存在于印度、中东等地。此种器官来源方式受到伦理上的坚决反对。世界许多国家立法予以禁止,但在一些地区和国家仍然存在。

(2)尸体供体:尸体器官占已实施移植器官总数的2/3~3/4,构成目前移植器官的主体。尸体供体虽然不存在损害健康的问题,但同样存在复杂的伦理问题。尸体器官采集首要的是公众思想观念和文化习俗;愿意死后捐献遗体或器官的人和同意捐献亲人遗体的人很少。其次是关于脑死亡标准的问题尚未解决好,使医生无法确定摘取器官的最早时间,影响移植的成活率。

收集尸体器官的道德途径目前主要有两种:一是自愿捐献,包括自愿和知情同意两项原则。生前本人同意捐献或死后亲属同意捐献均可;若本人生前自愿捐献者,死后其亲属不能取消。二是法定捐献,也称推定同意,有两种形式:一种是国家给予医师的全权来摘取尸体上有用的组织或器官,不考虑死者及其亲属的意愿。另一种是当不存在来自死者或家庭成员的反对时,就可以进行器官收集。关于有偿捐献,在西方国家尝试通过一些财政手段鼓励器官捐献,如给家属减免部分治疗及住院费用等,这种做法存有较多争议,主要指可能破坏利他主义价值观,损害人类尊严,给器官移植带来消极影响。

 知识链接

遗体捐献

遗体捐献,是指自然人生前自愿表示在死亡后,由其执行人将遗体的全部或者部分捐献给医学科学事业的行为,以及生前未表示是否捐献意愿的自然人死亡后,由其家属将遗体的全部或部分捐献给医学科学事业的行为。

(3)异种器官:在人类器官不能满足移植需求的情况下,人们很容易想到利用其他动物的器官,如猴子、狒狒、猩猩、转基因猪等。对于异种器官移植,救治患者的动机是不容怀疑的,但是不可否认,在一项技术尚不成熟的情况下,医师还有救人以外的动机,比如研究的动机等。在技术不成熟的情况下,医师的动机应受到严格审查。此外,由于异种器官移植,会使一个动物失去生命,动物保护组织也对下面的问题提出疑问:当牺牲一个动物却没有把握救活一个人时,这种手术是否应该进行。

(4)人造器官:人造器官是在器官供体紧缺的情况下增加器官供应的另一个思路。人造器官分为两类:一类是具有人体器官功能的功能机械装置(人工心脏、肾脏、肘关节等),另一类是通过人体细胞培植的人造器官。人工心脏带来的伦理问题有:首先是对死亡如何界定;其次是费用昂贵,效果却不尽如人意;再次是患者的知情同意如何贯彻;最后是人工心脏是否优先于利用其他器官来源的发展项目? 人造肉体器官的伦理问题是:这种办法有可能将动物的疾病带给人类,而人类的免疫系统可能并不熟悉该疾病,由此可能给人类本身带来灾难性的后果;另外,为了人类的利益,人为地改变物种的基因,培养出似人非人、似猪非猪的这些怪物,是否具有伦理的正当性,它将对我们的世界和人类本身带来什么样的负面影响?

2. 对受体方面的伦理分析 移植器官"供不应求"带来的另一个问题是:一旦我们得到一个可供移植的器官,那么,谁先获得这个器官呢?伦理学家认为,一般应从供者的意愿、医学标准、社会标准、随机性标准进行综合判断。

(1)供者的意愿:这应该是首要标准。就是首先尊重供者把自己的器官捐给谁的意愿,遵从供者意愿选择受者,在伦理上是可以得到证明的。公民可以将自己的某个器官捐赠给自己愿意给的人。现实中,有父母子女之间、夫妻之间、兄弟姐妹之间的器官捐献。对尸体器官,首先要看死者生前有无捐赠的意思表示,如果有,应尊重其生前意愿;如果没有,则应尊重其直系亲属的捐赠意愿。

(2)医学标准:医学标准是一种生命质量标准,包括适应证、禁忌证,免疫的相容性,移植的迫切性,术后生活质量、身体条件及心理社会调整能力等。

(3)社会标准:社会标准主要根据受者社会价值的大小来确定获得器官的资格,如受者对人类的贡献。但也有人主张在此情形下,基于生命的等价和人权的平等,抽签是唯一公平和正义的标准。

(4)随机性标准:是根据一种随机的先后顺序来加以选择。这样会排除一些人为标准和其他标准。

第七节 护理道德的教育、修养与评价

在患难时忠于义务,是伟大的。

——德谟克利特

一、护理道德的教育与修养

(一)护理道德教育的方法

1. 护理道德教育与思想政治教育相结合 护理道德教育与日常的思想政治教育、党团建设,既有共同点,又有不同点。其共同点表现为:两者都是为了培养具有共产主义理想情操和全心全意为人民服务的新人。其不同点为:护理道德教育具有职业特征。实践证明,将两者的教育紧密结合,才会取得护理道德教育的良好效果。护理道德教育要以思想政治教育为指导,思想政治教育也不能离开道德教育,护理道德教育又有利于党团的思想建设。两者相辅相成,互相促进。对护士学生进行道德教育,除了安排护理伦理学课程外,还要结合业务教育,即寓德育于智育教学之中。在护理业务的教育中融入和渗透护理道德教育,这样的教育形式和方法既具有科学性又显得生动,学生学起来自然有兴趣,易于接受。

2. 护理道德教育与提高护理质量相结合 实践证明,护理质量的提高除护理人员的技术水平和设备条件外,更重要的是护理人员道德素质的提高。护理人员道德素质的提高是提高护理质量的前提和基础,要坚持在护理道德教育中不失时机地以榜样的力量去说服、感染和号召护理人员学习古今中外护理道德高尚的人物。"榜样的力量是无穷无尽的"。在实施道德教育中要以榜样的力量去激发护士的仿效性,提高护理质量。

3. 护理道德教育与护理实践、护理专业教育及提高护理质量相结合 学校专业教育和思想教育是分不开的。在护理实践的全过程、各个方面,用一些发生在护理人员身边的或自身的"活教材"进行护理道德教育,使受教育者感到亲切、生动、自然,从而留下深刻的印象,容易达到心悦诚服的效果。如结合基础护理、责任制护理、会诊、查房进行护理质量的检查及对护理中出现的差错、事故的讨论等,对护理人员进行技术质量方面的检查,找出问题而不能单纯地就技术论技术,就质量论质量,头痛医头,脚痛医脚,而要揭示出引发差错、事故的护理道德因素。运用唯物辩证法的原理揭示科学与护理道德的内在联系,使护理专业课成为德育和智育相统一,科学性和实践性相统一,寓德育于智育之中的生动课堂。这是护理道德教育的重要途径之一。

4. 护理道德教育中,个人表率与集体影响的方法   护理道德教育,不仅要求教育者的理论讲授要科学、正确,而且要身体力行,言传身教。这是道德教育成败的关键。"己不正,焉能正人"的道理就在于此,所以教育者要先受教育,要为人师表。护理道德教育要发挥集体的力量。集体是个人成长的沃土,在一个团结、互助、勤学向上的集体环境中人人都是受教育者,同时又以良好的道德影响着他人。在这样的集体中,人们必然受到良好道德的感染和熏陶。反之,集体风气不正就会侵蚀人们的思想。所以人们在注意个人表率的同时亦应注意集体影响的作用。

总之,无论采取什么方法进行道德教育,都应体现出以理服人、以情动人、以形感人、以境育人的教育原则。若坚持循循善诱、合情入理地以理导人的教育原则必然会发挥情感的巨大感召力。人非草木,孰能无情,只要创造出与高尚风尚相适应的环境、情景,并以强烈的感召力去教育和影响他们,就会使道德教育取得可喜的成果。

(二)护理道德修养

护理道德修养主要是护理人员通过自我教育、学习护理伦理学知识,把护理道德的基本原则和规范转化为个人内在品质的过程。护理道德修养和教育是一个问题的两个方面,是事物发展过程中的内外因关系,处理好这个问题对于加强道德修养十分重要。

1. 护理道德境界   是护理人员在道德修养过程中的造诣高低或道德修养能力以及修养已达到的程度。护理道德境界通常分为自私自利、先私后公、先公后私、大公无私四种类型。

(1)自私自利的道德境界:这是低层次的护理道德境界,它把个人利益放在首位,他们的一切行为都以对自己是否有益为转移,护理职业成了他们谋取个人利益的手段,把护理技术作为满足某种私利的资本。在护理行为上往往表现为对患者态度冷漠、不耐烦,或问而不答,使患者望而生畏,不安心本职工作,利用工作之便向患者索贿或受贿,工作拈轻怕重,推诿责任,甚至造成差错事故等。有这种境界的人虽然是个别的,但这种行为既损害了人民的健康利益,又使护理人员的形象受到影响,影响十分恶劣。

(2)先私后公的道德境界:处在这种道德境界的护理人员,一般具有朴素的人道观念,尚能考虑到患者与集体利益。但他们往往把个人利益看得较重,处处计较个人得失,表现出服务态度不稳定,责任心和服务质量时好时坏,当集体利益和个人利益发生矛盾时,常常要求集体利益服从个人利益,斤斤计较。如不对其进行护理道德教育,可能有的人就会抵御不住金钱的诱惑,做出一些不道德的行为。

(3)先公后私的道德境界:这是一种有利于社会发展的医德境界,它的根本特点就是关心他人比关心自己为重,关心社会整体比关心个人利益为重。能够正确处理个人、集体和国家的利益关系。处在这层护理道德境界的同志,只要坚持努力进取,锻炼自己的道德意志,提高进行护理道德修养的自觉性,可以达到最高层次的护理道德境界。具有这种护理道德境界的人,在我国护理队伍中占大多数。

(4)无私奉献的道德境界:这一护理道德境界代表了护理道德修养的发展方向。处在这一境界的护理人员,具有全心全意为患者服务和为护理事业献身的人生观,对工作极端负责,对患者极度热忱,处处以患者利益为重,甚至为了患者的利益毫不犹豫地做出自我牺牲。他们的高尚道德行为具有高度的自觉性、坚定性和一贯性。因此,无论在什么情况下,都始终如一地实践护理道德准则和规范,已达到了"慎独"境界。

2. 护理道德修养的方法

(1)"内省"的方法:内省是我国古代哲学家提出的一种修养方法。所谓"内省"就是在自己内心深处以护理伦理的基本原则和规范为标准,严格要求自己,对照自己,不断地进行内心的反思。这种方法有利于人们及时发现差错和不足,及时改正。"内省"仍是现代人们道德修养的重要方法。

(2)追求"慎独"境界:"慎独"是一种道德修养的方法,又是一种崇高的道德境界,是加强道德修养的重要环节。"慎独"是指一个人在独立工作、无人监督时,仍然能够一丝不苟地工作,忠于职守。"护理慎独"是指护理人员与患者单独接触、在无人监督情况下仍能按道德规则行事,当发生差错或失误时,能够不隐瞒事实,及时如实反映,以保证患者健康为前提而不计较个人利益得失。要达到"慎独"境界,首先,要提高认识,自觉地进行修养。其次,培养"慎独"精神必须打消一切侥幸、省事的念头,特别是当工作不顺利和平淡时更要以"慎独"的精神来约束自己。再次,培养"慎独"精神,要从小事做起,于细微处见精神,在任何情况下都认真做好每件事。

二、护理道德评价

(一)护理道德评价的含义

护理道德评价是指在护理实践中,人们及护理人员自身对护理行为道德价值的评判和认识。正确地进行道德评价不仅有益于护理人员良好人际关系和道德品质的形成,而且可以使护理人员提高道德水平,使道德境界得到升华,更好地为患者服务。

护理道德评价包括两方面:一是指同行或社会对护理人员行为的评价;二是护理人员的自我评价。

(二)护理道德评价的标准

标准即是衡量事物的尺度、准则。善与恶是对人的行为进行评价的最一般的概念。护理道德评价标准是在进行道德评价过程中,必须依据一定的道德尺度、准则去评价护理人员的道德行为。

具体地讲,目前国内护理道德评价的标准是:①护理行为是否有利于人体身心疾病的治疗和康复,这是护理实践的主要标准;②护理行为是否有利于促进护理科学的发展;③护理行为是否有利于人类生存环境的保护与改善,是否有利于人类的健康和社会的发展。

掌握以上三条标准,进行道德评价时要将评价的这三条标准、原则综合起来,从整体上去掌握评价的标准。而要做到这一点,还必须掌握道德评价中的几个辩证关系,弄清道德评价的内在依据。掌握道德评价的标准还应参照国外护理行为的有利原则、自主原则、公正原则和互助原则等来弥补我国道德评价标准的不足,使之日臻完善。

(三)护理道德评价的依据

在评价护理人员的道德行为时,究竟是看行为的动机还是看行为的效果;是看行为的目的还是看行为的手段,这就是进行道德评价的依据。

1. 坚持动机与效果的辩证统一 在日常护理实践中,一般是良好的动机会收到好的效果,不良的动机则会产生不良的后果,但有时也会产生某些特殊情况。

1)护理人员良好的动机常产生好的效果,不好的动机产生不良效果,应把动机与效果统一起来,进行全面考察。

2)护理人员的行为受某种因素的影响,不良的动机却产生了良好的结果。如为个人出名采用某种冒险的护理技术,其结果有时也可治愈患者的顽症。要对动机和效果进行实事求是地分析,以做出正确的评价。

2. 坚持目的和手段的辩证统一　在社会主义条件下,护理人员以良好的服务,换来众多患者的健康。但是在日常的护理工作中往往是由于没有选择(最佳)手段以致影响了目的的实现。所以有正确的目的还必须要重视并认真选择手段,以保证目的的实现,取得理想的护理效果。为此,选择手段时应坚持以下三个原则:①选择的护理手段应该是经过实践检验,证明是有效的;②选择的手段应是最佳的;③选择手段时应考虑到社会后果。

总之,道德评价虽有正确的准则、依据,但在实际运用这些准则和依据时,常会有许多困难以及实际问题,只要我们从日常护理实践开始抓起,经过教育,护理人员一定会成为有理想、有道德、行为高尚的人。

（四）护理道德评价的方式

社会舆论、传统习俗和内心信念是道德评价的三种主要方式。前两种方式来自社会的评价,属于客观评价;后一种方式则是自我评价,属于主观评价。在进行道德评价时必须把社会评价和自我评价有机地结合起来,以更好地发挥道德评价的作用。

1. 社会舆论　社会舆论是社会上多数人的言论。它是国家宣传机构和社会群体依据一定的思维观念、道德准则或传统习俗,对某些人的行为和社会组织活动施加精神影响的道德评价手段。它可以形成一种无形的精神力量,以调整人们的行为。社会舆论是道德评价的主要方式。它对于陶冶护理人员道德情操有着重要的意义。护理人员表现出的道德品质,首先从社会舆论上反映出来;高尚的道德受社会舆论的赞扬,反之,必然受到社会舆论的谴责。社会舆论有两种形式:一种是社会传统习惯和认识,是自发形成的对某一问题的看法;另一种是有领导、有目的、自觉形成的。如国家宣传机构、医院等利用各种宣传工具通过表现肯定或谴责否定一些护理行为和做法,从而造成一种巨大的精神力量。这就是人们常说的舆论力量,也是社会压力。在大多数情况下社会舆论都是和道德评价相联系的。社会舆论在道德评价中,对护理人员的行为起调整和指导作用。

在道德评价中要善于利用社会舆论的积极作用,督促护理人员自觉检点自己的行为,对符合社会舆论的,应感到精神上的满足,反之,应时刻感到有一种强大的压力在包围自己,甚至好像有千万只眼睛盯着自己,感到羞愧、无地自容,甚至是无法抗拒和反抗。护理人员应逐步学会以社会舆论作为道德评价的尺子,随时诚恳地纠正自己的不道德行为,努力促成高尚道德风尚的形成。

2. 传统习俗　传统习俗是人们在长期的社会生活中逐步形成、沿袭下来、习以为常的行为倾向、行为规范和道德风尚。传统习俗有着源远流长、不易改变的特点,往往同民族情绪、社会心理交织在一起。传统习俗在护理道德评价中的作用并不都是积极的。在任何社会都存在新的和旧的传统习俗,旧的落后的传统习俗是形成新道德风尚的阻力。在道德评价中,必须依据道德评价的标准来决定对传统习俗的态度。对传统习俗必须本着"移风易俗"的精神,支持和遵循进步的传统习俗,批判和改进落后的传统习俗,促进新的符合护理道德的风俗习惯的形成。

3. 内心信念 所谓"内心信念"主要指一个人通过实践和学习形成一种道德信念。护理人员的内心信念是护理人员发自内心地对道德义务的真诚信仰和强烈的责任感,它是建立在对人生、事业、社会深刻认识的基础上而产生的一种精神力量。

内心信念是护理道德评价的一种重要方式,是通过职业良心来发挥作用的。在道德评价中表现出它所具有的深刻性和稳定性的特点,实际上就是人们做任何事都要有良心。

总之,社会舆论、传统习俗、内心信念三种道德评价方式各有不同的特点。社会舆论是现实的力量,具有广泛性;传统习俗是历史的深刻印记,具有持久性;内心信念是自我内在的力量,具有深刻性。这三种评价方式互相渗透、互相补充。只有在护理改革的新形势下综合运用各种形式才能使护理道德评价发挥更好的作用。

【护士心语】

"与患者相互信任、相互配合,消除医患关系紧张的现状,是所有医务工作者的心愿。请大家相信我们,我们会做得更好。救死扶伤,职责所在!"

——何遥

(胡爱明)

❓ 复习思考题

1. 一位患甲状腺功能亢进症的患者在某医院住院治疗,早晨护理人员发药时患者去洗手间未回,护理人员将药放在床头柜上便照看其他患者吃药。患者从洗手间回来后没有见到自己的药,当看到护理人员要走时忙说:"还没给我药呢!"护理人员有些不耐烦地说:"那不是么,给你放那了,你好好看看吧。"说完转身离开病房。你认为护理人员的言行是否对患者造成伤害?护理工作中如何避免伤害患者?

2. 某医院儿科收治一名高热患儿,经医生初诊"发烧待查,不排除脑炎"。急诊值班护士凭多年经验,对患儿仔细观察,发现其精神越来越差,末梢循环不好,伴有谵语,但患儿颈部不强直。于是,护士又详细询问家长,怀疑是中毒性菌痢。经肛门指诊大便化验,证实为菌痢,值班护士便及时报告给医生。经医护密切配合抢救,患儿得救。

请对护士的行为做伦理分析,它符合哪些护理道德?

第二章 了解人际理论 建立良好护患关系

学习要点

1. 护患语言沟通;非语言沟通的主要形式;技巧和护理实践中的沟通艺术。
2. 人际关系的涵义和基本理论;护理工作中的人际关系和护患人际冲突处理。
3. 具有一定的护患沟通能力和良好的沟通态度。

第一节 人际关系概述

天时不如地利,地利不如人和。

——孟子

人一辈子要扮演多种角色:为人子女,为人父母,为人夫妻,为人下属,与人为友,与人为敌。不管你是否愿意,由此衍生而来的各种关系把你困在网中央。

一、人际关系的含义

人际关系是指社会实践活动中,通过相互认识、情感互动和交往行为所形成和发展起来的人与人之间的相互关系。人际关系的本质就是人与人之间的心理关系,由认知、情感、行为三种心理成分构成。

认知是构成人际关系的基础,它主要涉及认识活动有关的心理过程;情感是人际关系的主要调节因素,是人们彼此之间在思想感情上的距离;行为是人际关系的沟通手段,是表现个体个性的外显行为的总和。以上三个相互联系的成分构成了人际关系的内涵。

二、人际关系的作用

(一) 对群体的作用

1. 营造和谐氛围 良好的人际关系有利于人们建立和谐、融洽的工作氛围,能够使人们在工作中互相尊重、互相关照、互相体贴、互相帮助,充满友情和温暖。反之,在相互矛盾、猜忌、摩擦、冲突的人际关系中,人们相互之间疏远和敌对,会感到不安、情绪紧张。

2. 提高工作效率 良好的人际关系能增强群体凝聚力和向心力,提高工作效率。在工作中建立良好的人际关系,不仅可以与其他人协调一致,而且还可以获得他人的支持和帮助,从而极大地减轻工作压力,同时,还有利于形成融洽的群体气氛,增进群体的团结合作,发挥出群体的整体效能。

(二) 对个人的作用

1. 提高综合能力 良好的人际关系有助于提高人的认知、规范、评价等综合能力。这些能力直接影响到个人是否能正确看待世界、分析事物的本质和处理问题的方式。然而这些能力的成长离不开人际关系的磨炼,它必须在人际关系中才能逐步形成、提高。

2. 增进身心健康 人际关系与身心健康有着密切关系。一个人如果在工作中或家庭中人际关系持续紧张,则可能导致神经衰弱、高血压等身心疾病。改善人际关系对身心疾病的防治有很大作用。当你与他人建立友好关系后,你会发现自己处处受欢迎,自我感觉良好;在最凄凉的日子里,由于朋友的到来,你会觉得柳暗花明。这就是人际关系对身心健康所产生的巨大而积极的影响。

3. 促进行为改变 人际关系对促进人的行为改变有很大作用。人们在交往中,彼此行为相互作用,相互模仿。人际关系良好时一方的行为将对另一方起很大的暗示作用。

三、人际关系的影响因素

(一)距离的远近

人与人之间在地理位置上越接近,越容易形成亲密关系。现代人的交往中,空间距离越小,则双方越容易接近,越容易相互吸引。虽然地理位置并不是人际关系好坏的唯一决定因素,但远亲不如近邻,空间位置接近的优势是存在的。然而,交往中距离的远近不单指空间上,还包括时间上、职业上和背景上的距离远近。

(二)交往的频率

交往的频率由相互接触次数的多少决定。交往是人际关系的基础,交往的频率越高,越容易形成密切关系,频繁的交往才能形成共同的语言、兴趣和经验。在人际交往中,交往的频率对人际关系的作用并不是唯一的,交往的内容也起重要作用,有时甚至交往的内容要比交往的频率有更重要的意义。

(三)态度的相似

人与人之间若对某些事物有相似的态度,有共同理想、信念和价值观,就容易形成共鸣,形成密切的关系。俗话说:"英雄所见略同"。如果追究其原因,就会看到这往往是由于他们对某些事物有相似的看法、相似的态度造成的。因此,态度的相似是建立人际关系的一个重要因素。

(四)需要的互补

相互满足是形成人际关系的前提条件。如果没有需要和满足要求的期望,那么空间距离再小,交往的频率再高,都可能导致"鸡犬相闻,老死不相往来"。而一旦有了需要和满足需要的期望,即使空间距离大,也可能"天涯若比邻",也就是说,交往双方一方的需要和期望正好与对方的特长构成互补关系时,双方就会产生吸引力,形成亲密关系。由此可见,需要的互补性也是形成人际良好关系的一个重要因素。

(五)个性特征

每个人的个性在很大程度上影响交往的态度、频率和方式。我们应当找出自己身上存在的有碍人际交往的个性品质并改正。另外,我们要努力增加自己身上的闪光点,积极培养自己良好的个性品质。

 知识链接

> **人格特质**
>
> 最受欢迎的八项人格特质:真诚、诚实、正直、理解、忠诚、善良、信任、开朗。
>
> 最不受欢迎的八项人格特质:古怪、撒谎、欺骗、卑鄙、残忍、自私、冷酷、贪婪。

（六）网络的影响

当今,"网络社会"直接影响了人类的交往。网络赋予人的社会交往及其关系、结构以新的内涵,从时间和空间上根本改变了传统的社会交往和人际沟通的方式,形成了许多独特的观念、准则。网络提供了人际交往的特殊空间,正是这种特殊性,决定了网络人际交往不同于现实社会交往。网络人际关系具有开放性与多元性、自主性与随意性、间接性与广泛性、非现实性与匿名性、平等性、失范性、人际情感的疏远、信任危机等特点。把握这些新特点,有助于人们正确、健康地扩大交往空间,建立新的人际关系。同时,计算机网络的发展,也带来了许多政治、法律、伦理、道德等方面的社会问题,直接影响了人类的交往,迫使人类重新审视自己身处的这个时代和社会。

第二节　人际关系基础理论

与人交往一次,往往比多年闭门劳作更能启发心智。思想必定是在与人交往中产生,而在孤独中进行加工和表达。

——列夫·托尔斯泰

一、人际交往理论

人际交往就是日常生活中人与人之间的往来。它包括两方面的含义:从宏观上讲,人际交往是人与人之间的信息沟通和物质交换。从微观上讲,人际交往是指人与人之间相互联系、相互影响的人际互动。

（一）人际交往的需求、动机

1. 人际交往的需求　美国心理学家马斯洛指出,如果一个人被别人抛弃或拒绝于团体之外,他便会产生孤独感,精神就会受到压抑,严重者还会产生无助、绝望的情绪,甚至走上自杀的道路。而他的学生舒茨则在《人际行为三维理论》一书中提出,每个人对他人的需求内容和方式各不相同,人们对人际交往的需求分为三类,即宽容的需求、控制的需求、情感的需求。

（1）宽容的需求:具有这种需求的人,希望与别人交往时建立和维护比较和谐的关系。其行为特点为随和、参与、融洽。如果缺乏这种需求,就会在人际交往中表现出退缩、孤立、排斥。

（2）控制的需求:具有这种需求的人,希望在权力上与别人建立和维持良好的人际关系。其行为特点为使用权力、权威来影响和支配、控制他人。一旦这种控制需求得不到满足,就会表现出抗拒权力、忽视秩序的行为。而缺乏这种需求的个人则表现为顺从、受人支配、追随别人。

（3）情感的需求:具有这种需求的人,希望在情感方面与他人建立并维持较好的人际关系。其行为特点为亲密、热爱、友好。而缺乏这种需求的个人则表现为冷淡、厌恶、憎恨。

2. 人际交往的动机　由于个人的需求不同,人际交往动机也呈多样化。

（1）亲和动机:是指个体希望与他人或群体接触交往,并渴望相互关爱的内在需要。亲和交往的动机是促成良好人际关系的催化剂。临床工作中,护理人员应充分利用患者和有关同行的亲和交往动机,通过友善交流,大家相互尊重、相互支持,从而顺利完成护理工作。

（2）成就动机:是指通过施展自己才干,全心做好某件重要工作或有意义的事的心理倾向。是推动个人向外界展示才华的一种内在动力。成就动机会促使人们积极地寻求对实现目标有帮助的合作者进行交往。

（3）包容动机:是指对人际交往中所存在的个性、处世等方面的差异能够豁达容忍的心理。是解除交往矛盾、使人际交往顺利开展的必备心态。护士应注意培养自己的包容心理，方能与不同性格气质的患者建立良好的护患关系。

（二）人际交往的原则

"五谷杂粮养万种人"，说明了人际关系的错综复杂。但处理人际关系并非无章可循，只要真正把握人际交往中的一些原则，就能建立起融洽的人际关系。人际交往的原则有：

1. 平等原则 平等待人是建立良好人际关系的基石。人际交往中每个人都希望被他人喜欢、接纳，都有自尊需求，同时也有防止自我价值遭到否定的自我保护倾向。古训"己所不欲，勿施于人"，说明人与人之间应相互尊重和支持。

2. 诚信原则 诚即待人以诚，信即信守诺言。诚信是中国传统文化中最崇尚的道德信条，也是中华民族得以发展的基础。在人际交往中，诚信既是为人的根本，又是人格的标志。古人常告诫我们，交友要择诚、择信而交，这是因为与重信义的人相处，你才有可能在困难之时获得帮助，成功之时分享快乐。

3. 容忍原则 容即要宽容别人，忍即遇事要冷静。容忍是一种气度，这种气度来源于宽容。容忍是一种祥和自然、与人为善的心境。容忍不仅能显示自己宽阔的胸襟，而且还能使自己远离不必要的困扰，甚至躲开一些灾难。在人际交往中，当自己利益与他人（或集体、社会）的利益发生矛盾时，要克己奉公；当因不同的观点与他人发生冲突时，要有"宰相肚里能撑船"的气度，换位思考，真正了解他人的感受、想法，理解、体谅他人。当然容忍是有度的，容忍之度在于道义、伦理、法律之规是否能容；忍亦有可忍与不可忍之分，权势之争者可忍，祸国殃民者不可忍。

知识链接

吃亏是福

春秋战国时期，荀子的弟子陈嚣与纪伯为邻，一天夜里，纪伯偷偷将分隔两家院子的竹篱笆向陈家移了一点，以便让自己的院子宽一点，恰好被陈嚣看到了。纪伯走后，陈嚣将篱笆又往自己这边移了一丈，使纪伯的院子更宽敞了。纪伯发现后，很是愧疚，将篱笆往自己这边移了一丈。陈嚣的主动吃亏，让纪伯感到内疚。这便是郑板桥说过的"吃亏是福"这句话的意义所在。

4. 赞美原则 马克·吐温说过："仅靠一个赞扬我就能很好地活两个月。"可见，赞美的功效是惊人的。每个人都有优点，人际交往中，适时地赞美别人不但能使自己获得别人的喜爱和尊敬，也可能对别人产生奇妙的影响。人们为了追求活着，为了价值活着，而旁人的赞美证明了我们存在的价值。因为赞美，我们才发现自己被关注着、被尊重着、被喜欢着。赞美是人生的润滑剂或兴奋剂，它鼓励我们欢笑着面对人生。

（三）人际交往的应用策略

1. 调整好人际交往中的"期望值" 所谓"期望值"是指人们希望自己所想或所做的事情，达到成功的一个比值。人们在社会交往中，都希望自己所想或所做的事情获得成功，但客观事实又往往不遂人愿。那么，如何调整好自己的"期望值"呢？一是对自己有个正确的评价；二是对自己所想或所做的事以及与之相关的方方面面也须全面、客观地分析；三是事前要有成功与不成功的两种思想准备；四是在交友过程中适时地调整自己的行动，采取相应的变通措施。

2. 把握好交往的对象多少和周期长短

（1）避免交往对象太杂或太少：有些年轻人不论对方的年龄、性别、文化、行业、兴趣、志向,均可作为他们网络的交往对象。另有一些人的交往对象又实在少得可怜,除了亲戚、老乡、老同学或好朋友以外,对陌生对象都持冷淡、排斥的态度。他们交往的范围过窄,择友的标准过高。

(2)避免交往时间过多或过少:交往过度的人,不但交往对象太多,交往时间太长,而且他们的交往期望值也太低。他们与人交往只停留在表面上,总摸不到朋友之道的真谛,收不到交往的实际效果。交往不足的人则交往对象太少,交往活动太少,他们与别人接触的机会太少,交往的时间也太短,他们不主动参与交往,交往的意向极为被动,处于被控制和被支配的地位。因此他们与别人的关系是疏远的。

二、人际认知理论

人际认知是个体对他人的心理状态、动机和意向做出的理性分析与判断的过程。人与人之间正是通过相互认知而实现情感互动的。

(一)人际认知的内容

1. 自我认知　包括自我观察、自我体验、自我感知、自我评价等。常言道:"人贵有自知之明",这充分强调了人际交往中,每个人只有客观地认识自己,对自己做出准确的评价,才能确定自己在交往中的恰当位置。

2. 他人认知　是指对交往对象的正确认识。为使自己在人际交往中能做出正确的判断,必须正确对他人认知。对他人认知包括五个方面:一是认知他人的面部表情、姿态动作和语言语调等直接获得交往信息;二是认知他人的心境、激情和应激等心理行为;三是认知他人的学习、工作、组织、交往、思维、应变等能力;四是认知他人的需要、动机、兴趣、理想、信念、世界观等个人倾向;五是认知他人的气质、性格、智力等个性特征。

3. 人际环境认知　是指认知自己与他人的关系以及他人之间的关系,以此判断自我和他人在共同生活群体中的整合性、选择性。这是人际认知的关键,是进一步发展人际关系、深入交往的基础。

(二)人际认知效应

心理学把人际认知方面具有一定规律性的相互作用称为人际认知效应。人们掌握了人际认知效应客观规律,可以在人际交往中更科学、更深刻地相互认知,避免认知偏差,妥善地处理人际关系。

1. 首因效应　又称第一印象效应或最初印象效应。首因效应是指两个本不相识的陌生人第一次交往时,对他人外在表现观察后,进行判断所形成的最初印象。第一印象获得的信息对后来获得的信息有定向作用,这往往是双方今后是否继续交往的重要依据。尽管第一印象存在偏颇,但人们在最初接触陌生人时,总会给予最多的注意,所以第一印象往往鲜明、强烈、深刻。第一印象一旦形成便具有比较牢固的持久性和稳定性,实际上起到了先入为主的作用。因此,在人际交往中,努力给对方留下一个良好的第一印象十分重要。

但是,在首因效应中,情感因素常常起着十分重要的作用,因首次交往难以知晓对方情况,故存在很大的欺骗性,俗话说:海水不可斗量,人不可貌相。因此,仅靠第一印象去推测对方是某类性格的人而忽视对方的真实表现,结果是一叶障目。

2. 近因效应　又称新因效应。近因即最后的印象。人们在日常生活中常常会出现喜新厌旧的现象。在人际交往时人们也常常会比较重视新的信息,而相对忽略旧的信息。这种在人际认知中,因最近或最后获得的信息而对总体印象产生了最大影响的效应,便是近因效应。近因效应不如首因效应普遍,主要产生于熟人之间,影响着已经发展的交往。由近因效应而形成的人际认知,有时甚至能成为压倒一切的认知因素,左右着人们对一个人的总体评价。

首因效应与近因效应不是对立的,而是一个问题的两个方面。在人际交往中,第一印象固然重要,但最后印象也不能忽视。既要注意给对方留下良好的第一印象,也要注意给对方留下良好的平时印象和最后印象。护理工作要让患者实现心身全面康复,必须对近因效应和首因效应的作用有正确评估,方能对患者心理做出全面准确的判断。

3. 光环效应 又称晕轮效应。是指认知者依据对象的某种特征,从而推断对象总体特征的现象。就像月亮形成的晕轮、太阳形成的光环一样,向四周弥漫、扩散。这是在印象形成过程中的一种夸大的感觉和看法,是一种极为盲目的心理倾向,一旦形成光环效应,所有的不足都会被光环遮盖而变得视而不见。如"情人眼里出西施"就是一种光环效应。面对护理学科迅速发展,护理人员如果一味被权威的光环效应所笼罩,就会使我们与真理失之交臂,无痛注射法的整体护理思维就不会应运而生。

4. 社会刻板效应 又称成见或定型,是指人们对于某类人或事物已经形成的固定看法和印象。"刻板"是其根本特点,社会刻板现象不是一种个体现象,而是一种群体现象,它反映的是群体的共识。

一般来说,生活在同一地域或同一社会文化背景中的人,总会表现出许多心理与行为方面的相似性。同样职业、年龄的人,在思想、观念、态度和行为等方面也较为接近。这些相似特点,被概括地反映到人们的认知中,并被固定化,便形成了社会刻板效应。

社会刻板效应尽管其根据有虚假因素,但"物以类聚,人以群分"。各类事物或人群总有自己的共性,说明社会刻板效应有一定的合理性。护理人员在工作中既要承认社会刻板效应的合理性,又应重视它的局限性。只有坚持实事求是的态度,才能自觉地把社会刻板效应变成正确知人、识事、辨物的手段和工具。

5. 暗示效应 是指借助语言、手势、表情或其他暗号对人的心理产生影响,使人接受某些态度、意见或信念。如医学领域中,对一些患有心身疾病的患者采用暗示疗法可取得极好的治疗效果。有经验的护理人员在诊疗护理实践中,运用患者对医务人员的信任、权威心理的影响,引导患者确立康复信心,这是有效应用语言自动实现效应和暗示效应的结果。

6. 先礼效应 是指人际交往中,向对方提出批评意见或某种要求时,先用礼貌的语言行为让对方容易接受,然后达到自己的目的。这是一种让对方建立人际认知的过程,因为先礼体现善意和诚恳,对方可以通过这种先礼过程,感受到友善的意愿。当对方有了这种认知后,就能比较乐意接受意见、批评或要求了。

7. 免疫效应 当一个人已经认同某种观点时,则会对相反的观点产生一定的抵抗力,即具有了一定的免疫力,这就是免疫效应。

(三) 人际认知效应的应用策略

1. 避免以貌取人 人际交往中的首因效应固然重要,但不一定完全准确,需要在长期的交往中不断深入观察,才能及时修正因为首因效应而产生的人际认知偏差。

2. 注意一贯表现 要准确和客观地评价一个人,就必须重视他较为稳定的长期表现。每个人在特定的环境下,出于某种原因或动机,可能会有与平时大相径庭的行为和态度出现,我们不能因此而对一个人轻易下结论,产生不应有的人际认知偏差。

3. 了解个性差异 防止因"成见"而产生的以偏概全的认知偏差。尽管每个人会有其固有特征,但人与人之间仍存在个性差异。如果忽视这种个性差异,势必造成认知偏差,给人际交往带来麻烦。

4. 动态观察表现　既要重视一个人过去的表现,又要重视他目前的表现;既要注重他的一贯表现,又要注意他近期的变化和进步;既要看到他的优点,又不能忽略他的缺点。

人是复杂的动物,其思想、心理状态随时随地处于变化之中。因此,在人际交往中产生认知偏差是不奇怪的。了解人际认知效应后,可帮助自身在人际交往中比较准确地认知交往对象,主动避免一些人际认知偏差。即使产生了人际认知偏差,也可以及早发现、及时纠正。

三、人际吸引理论

人际吸引又称人际魅力,是人与人之间在感情方面相互接纳、喜欢和亲和的现象。只有双方的相互吸引和彼此"投缘",才会建立和形成交往,以及维持良好的人际关系。

在人际吸引中,情感因素往往起着举足轻重的影响,一般心理上的距离愈近,人与人之间的吸引力就愈强。人际吸引可发生在公众场合,也可发生在两人默默的相对中。它的产生不一定需要长时间的相处,也不一定要有特殊的关系,但它却是形成良好人际关系的重要基础。

(一)人际吸引的过程

1. 注意　是指与他人交往有了人际认知后,对其产生了一定的兴趣和专注,并将其从人群中选择出来给予关注。两人在此之前彼此陌生,互不相识,甚至均未注意到对方的存在。这一过程包括对交往对象的选择、准备初步沟通等。在人际交往中,我们不可能与每个人都建立良好的人际关系,而只有那些能够激起人们兴趣的人,才会引起人们的注意,也才会成为人们注意的焦点。

2. 认同　是指与选择出来的对象深入交往,接纳其行为及表现,并给予积极和正面的评价。认同可缩短交往双方的心理距离。这一过程主要是探索与对方如何建立真实的情感。随着双方共同情感领域的发现,双方的沟通会越来越广泛,接近的欲望会越来越强,对与其有关的信息也会倍加关心,自我暴露的深度和广度也会逐渐增加。

3. 接纳　是指情感上与对方相容,常以有好感、喜欢、关心等形式来表达与对方的情感联系。这一过程双方关系出现实质性变化,人与人之间安全感得到确立,人们会相互提供真实、评价性的反馈信息,提出建议,彼此进行真诚的赞赏和批评。

4. 交往　是指人际吸引后的必然行动。这一过程交往双方尽力约束自己,并努力通过行动表示诚意,以证明自己愿意与对方相处。随着交往水平的提高,双方建立了良好的人际关系,相互间的吸引力进一步增加。双方开始将对方视为知己,愿意与对方分享信息、意见和感情。

(二)人际吸引的规律

1. 接近吸引律　是指交往的双方存在着许多接近点,这些接近点能够缩小相互之间的时空距离和心理距离,因此彼此之间容易相互吸引。

(1)时间、空间接近:一般说来,生活中经常接近的人们比较容易相互吸引。人们空间距离接近,可以经常接触,具有彼此了解的机会,在交往中可以节约时间和精力。另外,时间上的接近,如同龄、同期毕业、同时入伍、同年进厂等,也容易在感情上相互接近,产生相互吸引。

（2）观点、态度接近：在人际交往中，如果双方志趣相投、性格特点相似、态度观点一致或价值取向相同，就容易相互吸引，结成"知己"。

（3）职业、背景接近：专业、国籍、民族、经历接近的人，容易找到共同的语言以缩短相互间的距离，因而相互吸引。古诗中的"同是天涯沦落人，相逢何必曾相识"表达的就是这层意思。启示我们与他人初次交往时，应多谈双方感兴趣的话题，努力寻找双方的接近点和共鸣点，以深化关系，促进交往。

2. 互惠吸引律　是指交往双方在收益、酬偿等方面产生的吸引力。

（1）感情互慰：是指交往的双方都以自己的表情、姿态和言语动作给对方带来愉快的感情体验，从而增加相互间的吸引力。在交往中，如果一方真情实意，而另一方却怀有戒心、城府很深，则会使对方产生失信之感，形成心理隔阂。

（2）人格互尊：每个正常的人都有得到他人尊重、信任和认可的需要。因此，真诚地尊重他人是获得他人尊重的最佳方法。你越尊重、关心他人，你在他人生活中的重要性就越大，他人就会以同样的态度回报你。

（3）目标互促：人与人之间的交往如果有助于双方目标的实现，吸引力就会增强。如通过行为接触和思想交流，彼此感到受益匪浅，具有"听君一席话，胜读十年书"的感觉，那么双方的交往水平就会提高。而要达到这种水平，就要在生活和工作中努力把自己培养成为博学识广的人，这样才能使他人在交往时有所受益。

（4）困境互助：患难识知己，逆境见真情。当一个人遇到坎坷、碰到困难、遭到失败时，往往对人情世态更为敏感，更需要友谊和帮助。如果对朋友的困难冷淡麻木、小气吝啬，或者怕引起非议、麻烦，不伸出援助的手，就可能使对方产生失望或怨恨，由此中断交往。

（5）过失互谅：人非圣贤，孰能无过，原本善良的人，也可能会有伤害他人的时候。因此，对待他人的错误应该学会原谅，即使是他人做了对不起自己的事，说了伤害自己的话，也应以宽宏大度的态度谅解对方。

此外，互惠吸引力还表现在物质上的"礼尚往来"，利益上的"欲取先予"，道义上的"知恩图报"等方面。互惠吸引律启示我们，要增强自己的人际吸引力，必须在同他人交往时，尽力使自己的付出大于收益，让自己的言行给他人带来愉快的体验。

3. 互补吸引律　是指双方的个性或满足需要的途径正好成为互补关系时产生的吸引力。互相补偿的范围包括：能力特长、人格特征、需要利益、思想观点四个方面。社会心理学家西保和凯利认为：两人相处，对双方都有利益，或彼此都有友好的意愿，或彼此发现有类似的态度时，两人的交互关系就有继续维持的可能。

4. 光环吸引律　是指一个人在能力、特长、品质等某些方面表现比较突出，或社会知名度较高，让人感到他的一切品质特点都富有魅力，从而愿意与他接近。

（1）能力吸引：人们一般都喜欢聪明能干的人，而讨厌愚蠢无知的人。这是因为人们有一种追求自我完善、崇尚能力、寻求补偿的欲望。

（2）品质吸引：具有高尚品质的人，会使人产生敬重、亲切、赞赏等表情，对人有较强的吸引力。

（3）性格吸引：在人际交往中给人以热情、温暖的感觉，即在对人、事、物等方面有正确的态度，表现出喜欢、欣赏、赞同等。

（4）名望吸引：社会生活中存在这样一种交际现象，有些人具有某种专长或知名度，从而引起众人的倾慕与追求。这种因能力、特长、社会地位等方面较为突出而产生的声望使人产生崇敬心理,并进而乐于接近和建立关系。

5. 诱发吸引律 是指由自然或人为环境的某一因素而引发的吸引力。

(1)自然诱发:是指由人的外貌、气质、风度等自然因素而诱发的吸引力。外貌美产生吸引力的原因是因为爱美是人的天性,美的外貌、风度能使人感到轻松愉快,构成一种美的酬偿。气质美则是一种深层次的美,它是建立在内在基础之上的美。一个人纵然有再好的外貌,如果没有内在美,就不会有气质美。气质美在很多时候可以弥补外貌的不足,甚至可以取代外貌而在交往中占有重要地位。

(2)蓄意诱发:是指有意识地设置某些刺激因素,以引起对方的注意和兴趣,从而产生吸引力。如出席某种宴会,可以通过得体适宜的打扮、风趣幽默的故事等增强自己的吸引力。但是,蓄意设置诱发因素时应注意:一是投入要适度,诱发因素过量或不足都可能适得其反,产生不良后果;二是诱因刺激因素应适合对方的需要和兴趣,准确投射到对方能够接收的弧度范围,如果投射方向过于分散,就会影响接收效果;三是应含蓄自然,使对方没有矫作之感。

(3)情感诱发:是通过真诚的关怀、帮助、信任、容忍等因素激发对方的情感,缩小双方的心理距离,从而相互吸引。如不失时机地帮助困难者、安慰失败者、祝贺成功者,都可以使对方产生强烈的情感体验,从而使对方的心灵更亲、更近。

(三)人际吸引规律的应用策略

要做好护理工作,就必须增强人际吸引力。我们可以从以下几个方面入手:

1. 缩短与对方的距离,增加交往的频率。

2. 培养自己的良好个性品质。

3. 锻炼自己多方面的才能,克服交往的心理障碍。

4. 注重自身形象,给人以美感。

认识了人际吸引的规律,掌握了人际吸引的方法和策略,还需要在实际工作中恰当地加以运用,在实践应用中内化为自觉的行动。

第三节 护理工作中的人际关系

只有打算开诚布公的人们之间,才能建立起心灵上的交流。

——巴尔扎克

一、护士与患者的关系

护患关系是护士与患者通过特定的护理服务与接受护理服务而形成的人际关系,是护理人际关系的主体,是护理实践活动中最主要的一种专业性人际关系。

(一)护患关系模式

护患关系模式受医学模式和文化背景的影响而有不同。一般分为主动-被动型、指导-合作型和共同参与型三种。

(二)护患关系的影响因素

临床上,由于护士与患者接触机会最多、最密切,因而发生冲突的机会也最多。护患关系的影响因素主要有以下五个方面:

1. 信任危机 信任感是建立护患关系的前提和基础。要取得患者的信任决定于两方面：一是服务意识。护士在工作中端正服务意识、主动热情、细致周到地为患者服务是取得信任的有效方式。如果护士在工作中态度过于急躁，可能导致患者对护士的信任感降低，甚至产生不满和抱怨情绪。二是技术水平。护士扎实的专业知识和娴熟的操作技术是赢得患者信任的重要环节。如果护士因专业技术欠缺而出现了护理差错，则难以取得患者的信任。

2. **角色模糊** 护士或患者对于自己承担的角色行为标准认识不清或缺乏理解。在现代护理模式影响下，护士角色的内涵和外延不断扩展，使护士需担负多种角色功能。护士固守传统的护理观，认为护理工作是机械地执行医嘱，不能主动了解患者的身心及社会需要，不能积极主动地为患者提供各种帮助，这是护士角色模糊的表现。另一方面，患者不能转变观念，就会对患者角色行为不适应，不知道自己能做什么，该问的不敢问，该说的不敢说，该配合的不积极配合，这是患者角色模糊的表现。

3. **责任冲突** 护患双方对自己的角色功能认识不清，对自己应承担的责任和义务不了解而导致冲突。其冲突主要表现在两个方面：一是谁承担患者的健康问题；二是谁负责患者的健康状况。事实上，如果患者不知道不良的心理状况、生活习惯、社会因素会引起疾病，就会把疾病康复、健康问题和治疗护理的责任全部推给医生、护士，而忽视自己应承担的责任。临床上有的护士认为不需要对患者因心理和社会因素引起的健康问题负责任，因而容易导致护患双方意见出现分歧。

4. **权益影响** 每一个社会角色在社会活动中，都具有相应的权益。要求获得安全和健康服务是患者的正当权益。但由于多数患者不是专业人员，缺乏医学知识，加上疾病的折磨导致失去或部分丧失自护和自控能力，使其多数情况下不具备维护自我权益的知识和能力，不得不依靠医护人员来维护，使得护士常常处于较权威的主导地位。

5. **理解分歧** 由于护患双方的年龄、职业、生活阅历和受教育程度不同，在交往过程中容易产生理解分歧。如有的护士习惯使用专业术语或语言过于简单或表述不清或使用方言；有的患者对护士职业缺乏理解，甚至产生偏见，重医不重护，这都可能使护患双方产生理解的偏差及误解。

（三）护患关系良性发展对护士的要求

1. **保持健康的生活方式和良好的情绪** 护士应注意保持健康的生活方式，保持良好的心态，维持自身内外环境的平衡。还应自觉控制和调整自己的情绪，不把个人情感带到工作中，避免不良情绪对患者的影响。

2. **真诚对待患者，取得患者信任** 在与患者产生互动关系时，护士应以真诚的态度对待患者，了解发生在患者身上的事，站在患者的立场上考虑问题，急患者所急，痛患者所痛，使患者感觉到温暖和得到支持，从而产生信任感，愿意接受护士的帮助。

3. **尊重患者权利，调动患者积极性** 患者是一独立个体，绝大多数患者能对自己的言行负责，且有参与自己护理计划实施的能力。护士应以真诚、热情、友善的态度对待患者，尊重患者的权利，对所有的患者一视同仁。同时，护士还应鼓励患者积极参与制订护理活动，充分调动其主观能动性，帮助他们达到最佳健康状态。

4. **运用沟通技巧，了解患者需要** 一个合格的护士应该具备良好的沟通技巧。因为有效的沟通是护理工作顺利进行的基础，也是建立良好护患关系的前提。护士通过有效的沟通才能获得患者真实、准确的信息，才能了解患者身心各方面的需要，才能针对性较强地为患者提供帮助，才能更好地满足患者需要。

5. **不断充实自己，提高护理水准** 护士除加强护理专业知识和技能的学习之外，还应不断学习美学、心理学、管理学、教育学、人际沟通学等学科知识,利用一切可以学习的机会来更新自己的知识结构,以提高护理专业水准。

二、护士与患者家属的关系

护理实践表明,护士在提高护理效果和促进患者康复中起着非常重要的作用,因而护士与其家属的沟通也受到相应的重视。特别是遇到婴幼儿、危重、昏迷、高龄、聋哑、精神病等特殊患者时,护士与患者家属保持积极有效的沟通显得尤为重要。

(一)患者家属的角色特征

家人患病,势必给家庭造成不同程度的影响。特别是家庭主要成员患病,影响更为明显。为了照顾和支持患者,家庭成员原先所承担的角色功能不得不相应调整。作为患者家属,其角色特征主要是:

1. 患者原有家庭角色功能的替代者 每个人在家庭中的角色是相对固定的,其角色功能也是相对固定的。一旦患病,其角色功能必须由其他家庭成员替代,否则,患者无法安心养病。因此,家属妥善分担患者原有角色功能,对于消除患者的心理压力,使其安心治病是十分重要的。

2. 患者生活的照顾者 人生病后,生活自理能力会受到不同程度的影响,往往需要有人照顾。而家属是患者生活的最佳照顾者,家属比陪护工或保姆更了解患者的生活习惯,且血浓于水的亲情关系也使患者感到心安理得。

3. 患者心理的安慰者 患者受疾病折磨,易产生焦虑、悲伤、恐惧等心理,需要有人排忧解难。此时,家属是其情绪稳定的重要人物。亲人的关爱,对患者是极大的安慰。不少患者的心理症结,只有家属才能解开,有时护士也无法取代。

4. 患者病痛的共同承受者 患者的病痛,无不牵动着每一位患者家属,尤其是那些危重病症患者和不治之症患者的家属。一般情况下,对于心理承受能力较差的不治之症患者,护士常采取"越过式沟通"方式,将患者的病情和预后告诉其家属。因此,患者家属既要承受精神上的打击,又要强烈压抑自己悲痛的心情,在患者面前强装笑容。

5. 患者护理计划制订与落实的参与者 家属是患者病情的知情者,尤其是那些缺乏自我表达能力的患者,没有其家属提供病情资料,护士很难做出正确的护理诊断。患者护理计划的制订、护理措施的落实都需要家属的参与。家属的心情既受患者的影响,同时也影响着患者。因此,护士应把家属当作帮助患者恢复健康的助手看待,要善于调动家属的积极力量,共同为患者提供高质量的护理服务。

(二)护士与患者家属关系的影响因素

1. 角色缺乏理解 护士年轻气盛,不能体会到家中有人患病时家属的心情和难处,未能做到换位思考,急人所急。而亲人突发重病,其家属往往难以接受,会感到不知所措,他们往往将亲人生的希望完全寄托在医护人员身上,希望医生药到病除、妙手回春,要求护士有求必应,随叫随到。但由于临床护士严重不足,护理工作繁忙,且因医疗水平的限制等,护士不可能为患者解决所有问题。很多患者家属由于不了解护理工作的特点,不理解护士工作的难处,对护士工作稍不如意,就会埋怨、指责甚至殴打护士。由于护士与患者家属之间缺乏相互理解,容易产生矛盾或冲突,导致双方关系紧张。

2. 角色职责不清 患者家属是护士的助手,家属和护士应共同为患者的健康负责。但有些家属对自己的角色认识不清,认为患者住院,交纳了住院费用,医院就应该承担患者的治疗、护理、生活照顾，而把自己摆在监督者和旁观者的位置，不主动承担对患者的照顾责任。当然，患者的护理需要家属积极参与，并不意味着患者的护理都由家属来完成。毕竟家属大多不是专业人员，缺乏护理知识，难以保证护理质量。护理工作的基本职责是为患者提供优质护理服务。但是有些护士对此认识不清，把本应由自己完成的工作交给患者家属做，如果家属引发护理差错或事故，则把责任推向家属，这是引起护士与患者家属矛盾冲突的主要原因。

3. 角色期望冲突 护士被人们誉为"白衣天使"，这是人们对护士职业美好形象的期望。许多患者及其家属也以此来勾画理想中护士的形象，并用理想化的标准来衡量现实中的每位护士。当发现某位护士的行为与他们的期望不符时，就会对护士产生不满情绪，甚至少数家属还采取过激言行，导致护士与患者家属之间发生矛盾冲突。

（三）护士在与患者家属建立良好关系中的作用

在护士与患者家属建立良好的关系中，护士起着主导作用。具体体现在：

1. 热情接待，主动介绍 患者生病住院，家属来院探望或照顾。有的家属对医院环境不熟悉，对医院的制度不了解，对患者的病情及其他相关信息不了解。护士应理解家属的心情，热情接待，主动介绍医院环境、医护人员水平、陪护探视制度、患者的病情、治疗措施及预后，让他们对医院情况及患者的病情心中有数，产生安全感和信任感，以减轻他们的焦虑、紧张不安情绪。

案例分析

情感同步

黄老师 6 个月的孩子患了重症肺炎，医生说要住进重症监护室，看着孩子急促的呼吸，她没了主意，忐忑不安地交了住院费，匆匆忙忙地来到了住院部 ICU 病房的门口按了门铃。护士小章走到黄老师跟前，摸摸孩子的头并亲切地问："是住院吗？"黄教师说："是的，孩子病得好重。"小章说："别着急，快进来吧，把孩子交给我，我们已接到急诊室的通知，准备了氧气，马上给她吸氧。您坐这里稍等一下，医生马上就会过来。"孩子低声呻吟着，黄老师不情愿地将孩子交给了小章，小章见状接过孩子边说："宝宝好可爱，有五六个月了吧，宝宝真乖，阿姨抱抱。"小章轻轻地接过宝宝，娴熟地给患儿吸氧，并哄个不停，宝宝也不哭不闹了，黄老师顿时觉得放心了。

2. 听取询问，耐心解答 患者及其家属大多为非医护专业人员，他们对医学知识的缺乏和对患者健康的担心，使得他们可能多次、反复地询问有关问题，如患者病情会不会恶化？用哪些药物治疗？用的药是否有副作用？哪些食物不能吃……护士应根据自己的专业知识、经验，耐心地向家属解答。通过友好交往，既可增加患者家属对护士的信任感，又可让家属做好患者的心理护理工作，以促进护患关系的协调融洽。

3. 评估家庭，解决困难 护士通过与患者家属的沟通，了解患者生病后家庭情况，评估其存在的问题。针对该家庭面临的困难，与家属共同商讨解决问题的办法，并提供必要的帮助，这对于护士与患者家属建立良好的关系是十分必要的。

4. 通报病情，有效指导 许多家属迫切想知道亲人患病的详细信息，这是人之常情。尤其是当亲人病情恶化或病危时，患者家属常因担忧而表现出急躁、不冷静，容易与人发生争执和纠纷，此时护士更应冷静对待，随时向患者家属通报病情，化解矛盾。

一般来说，患者家属都有参与护理亲人的积极性，希望自己能更好地照顾患者，护士应认真有效地指导。尤其是出院后,患者的院外护理主要是由其家属来完成。当患者出院时,护士应与患者家属直接沟通,指导他们更好地帮助患者继续休养。

三、护理工作中的其他关系

(一)护士与医生的关系

医疗和护理工作是临床工作的核心,在医务人员的相互关系中,护士与医生的关系最为密切。建立良好的医护关系是完成医疗护理活动、减轻患者病痛、促进患者早日康复的重要保证。

1. 医护关系的影响因素　医生和护士是两个各有特点的独立专业。在护士与医生的交往沟通中,有时会受到一些特殊因素的影响而产生矛盾冲突,从而影响医护关系。

(1)角色压力过重:护士的角色压力主要来自其角色负担过重和角色冲突,如超负荷护理与护士承受力的矛盾,患者的需要与医院护理管理需要的矛盾。目前,许多医院的医护比例严重失调甚至倒置,岗位设置不合理,忙闲不均等,都会造成某些护士心理失衡和角色压力过重而影响与医生的关系。另外,随着社会的不断进步和医疗体制改革,患者的法律意识及自我保护意识也在不断增强,这也使护士感觉到了更大的压力。工作繁忙的护士常常变得情绪不稳定、易怒、急躁和紧张不安,容易发脾气、不冷静,甚至于为一些小事与人发生争执和矛盾,导致医护之间关系紧张。

(2)角色缺乏理解:某些医生对护理专业的实际作用和潜在贡献缺乏相互理解和尊重,特别是目前开展的整体护理需要医院各个部门、各类人员共同参与,但实际上有些医生并不了解整体护理,甚至对一些护理活动提出质疑,影响了护士与医生之间的正常沟通。在医院的日常工作中,医护之间有时也会出现相互埋怨或指责。例如医生埋怨护士未按时为患者治疗或治疗不到位或观察病情不细致;而护士则埋怨医生无计划地开医嘱或物品只用不管,用后不整理,随意乱丢等。这些现象虽有其客观原因,但主要原因是医护双方缺乏沟通而造成误解。

(3)角色权利争议:医护人员按照分工,各自在自己的职责范围内享有着自己的自主权。但在某些情况下,他们常常会觉得自己的自主权受到侵犯,因而引发医护之间的矛盾冲突。比如当护士对医嘱有不同看法时,便可能产生自主权争议。医生认为下医嘱是医生的事,医生会对此负责,无须护士干预;而护士则认为自己有权对不妥当的医嘱提出意见,这也是护士的职责,医生不该拒绝。另外,当护士和医生对同一患者的病情观点不一致时,或有经验的护士对缺乏经验的年轻医生处理患者的方法有异议时,都可能产生自主权争议。由自主权争议而引发矛盾冲突时,特别需要双方心平气和地沟通来解决问题,否则将影响医护关系的正常发展。

2. 护士在促进医护关系中的作用　护士与医生是临床工作中的两支主力军,处理好医护关系是保证医疗工作的高效率运转及提高服务水平的重要保障。建立良好的医护关系,护士可以在许多方面发挥积极主动的作用。

(1)主动宣传,争取支持:护士应主动宣传护理的专业特征,以得到其他医务人员的了解和协助。除医院有组织的宣传外,护士在日常工作中,也应随时与其他医务人员进行沟通,争取医生的理解和支持。

(2)加强沟通,精诚合作:医生和护士的工作不仅各有特点,而且也各有难处,医护之间的有效沟通和团结协作是医疗护理工作顺利进行的基础。

（3）相互理解，主动配合：在为患者提供健康服务的过程中，医生和护士是良好的合作伙伴，是平等合作的关系。因此，彼此要理解专业特点，彼此体谅工作的辛劳，主动配合工作，改善双方关系。作为护士应主动了解医疗专业特点，尊重医生，尊重他们的专业自主权，尊重医疗方案的技术权威，并主动配合。如护士对医生的用药治疗等应有所理解，以便在必要时向患者进行健康教育，或解答患者提出的有关治疗问题。

（4）互尊互学，取长补短：医护之间的沟通要以患者为中心开展，要相互尊重，取长补短。护士既要遵医嘱完成治疗和护理工作，又不能盲目依赖医生。在工作中，医生和护士对于治疗和护理的一些具体做法，常常会有不同的看法和意见。解决这种意见分歧和争议的最高准则必须是对患者负责，绝对不能为了争自主权、争面子而不顾患者的安危。

由于受专业的限制，医疗和护理知识的范围、重点和深度是不同的。作为护士，不仅要掌握本专业的理论知识和技能，还应虚心向医生求教，从更深的理论角度把握疾病的诊疗过程。护士与患者接触频繁，对病情了解较多，在诊断和治疗方面，应加强与医生的交流，帮助医生获取更多信息。

（二）护士与护士的关系

1. 护士与护士长之间的关系

（1）护士与护士长的交往心理及矛盾

1）交往心理：护士与护士长交往时，希望护士长业务技术过硬，能指导和帮助下属，能以身作则，一视同仁，具有较强的管理能力；护士长则希望护士能很好地贯彻自己的工作意图，妥善安排好自己的家庭、生活和学习，顺利完成各项护理工作。

2）交往矛盾：相互之间缺乏理解，有些护士不体谅护士长工作的难处，以自我为中心，服从意识差；少数护士长对工作能力强的护士偏爱，而对工作能力差的护士一味批评指责，或不尊重年龄较大的护士，或只抓工作不关心护士的需要；工作时间分配不合理、班次分配不公平等，均可造成护士与护士长之间的人际冲突。

（2）护士与护士长之间的沟通技巧

1）护士长：护士长既是护理管理工作的组织者和指挥者，又是护际关系的协调者，是护际关系沟通的核心和关键。护士长应该做到以下几点：①以身作则，严于律己，率先垂范，处事公平，平等待人，多给护士关爱和帮助。②以"情感式"管理替代"专制命令式"管理，了解每个护士，知人善用，以情感人，以理服人，而不以权压人，通过自己的品德、知识、才能和情感等非权力因素感染每一位护士。③运用激励机制，善于赞扬护士，要肯定其成绩，而不是专门挑刺。即使发现工作中的问题，也应注意批评的技巧，尽量避免当众训斥，以免产生敌对情绪。④通过联谊会、家庭聚会、游玩等非正式场合，努力营造一种和谐、团结的气氛，建立一支富有凝聚力的集体，使每位护士产生温暖感，从而增强集体荣誉感和责任心。

2）护士：护士与护士长之间良好的关系，应该是双方之间的相互理解、相互支持、相互关心。护士应该做到：①要理解护士长的工作难处，尊重领导，服从管理，支持护士长的工作，明确自己的工作目标是帮助患者恢复健康，而不是为某一个人工作；②正确处理好工作与家庭之间的关系，严于律己，将患者利益摆在首位。科室遇有紧急任务或人员安排有困难，应自告奋勇承担重任，为护士长排忧解难。

2. 护士与护士之间的关系

（1）护士与护士的交往心理及矛盾

1）易产生矛盾的交往心理

①竞争:护士之间在完成本职工作前提下比业务、比技术,争强好胜,互不示弱。

②嫉妒:少数护士嫉妒他人取得的成绩,利用一切机会冷嘲热讽,打击他人。

2)交往矛盾

①新老护士之间的矛盾:新护士初入社会,涉世不深,业务不熟,少数新护士不热爱护理专业,没有敬业精神,工作敷衍了事,嫌老护士观念落后,做事过于死板,爱管闲事,爱唠叨,这可能会引起老龄护士的不满;而老龄护士往往以自己工作经验丰富、工龄长、资格老、职称高而自居,排斥新护士。

②青年护士之间的矛盾:青年护士一般都是同龄人,有的还是同学。她们之间的交往矛盾多表现在工作上的互不协作或互不服气,互相嫉妒排斥。如有的工作能力强,瞧不起工作能力差的,而工作能力较差的,又嫉妒工作能力较强的;加上年轻人一般个性都较强,而且现在医院很多年轻护士都是独生子女,缺乏宽容与忍让的品格,因此,常为一些小事发生争执,影响彼此间的人际交往。结果在工作中彼此不帮忙,交接班不认真,险情隐患不提示,治疗护理不交代,有的甚至不直接讲话,而用纸条交班或由第三人转达,因此影响整个病区护理工作的开展,甚至造成一些不该发生的差错事故,严重影响护理质量。

(2)护士与护士间的沟通技巧

1)护士与护士间的沟通应以相互理解、相互支持、团结协作、和睦共处为基本前提。护士之间要互帮互助、互尊互学,形成比、学、赶、帮的良好氛围。

2)年长的护士要对年轻护士耐心传、帮、带,帮助年轻护士在专业上尽快成长;年轻护士要多讲奉献、比成绩,而不是讲享受,比得到的好处,要虚心向年长的护士求教。

3)对于身体状况欠佳者,应给予理解、同情和帮助。

4)正确对待和处理工作中的疏忽、差错、事故,要敢于承担责任,切不可嫁祸于人。

5)避免议论某护士,揭人之短,吹嘘自己,贬低他人,诽谤他人。

四、护患冲突分析与处理

护患冲突主要是指护士与患者之间在目标、观念、行为期望或控制、地位、情感愿望不一致时存在的互不相容、互相排斥的紧张状态。它是护患矛盾的一种表现形式,常常表现为双方的需要、欲望、态度、利益、要求等不相容引起的对立或争斗。

(一)护患冲突原因分析

1. 因沟通不良而产生冲突　即由护患双方缺乏有效而正确的沟通而引起的冲突。患者尤其是急症、重症、老年患者住院之后,由于生活不能自理,各方面需要他人照料,当亲属不在时更渴望护理人员的精心护理。但在当前床护比例不达标,护士相对不足,护理工作十分繁重的情况下,要对所有患者做到精心护理确有实际困难。另外,患者的需求是多方面的,既有医疗护理方面的需求,又有饮食生活上的需求,还有休息环境、娱乐等方面的具体要求,作为护士应尽力满足。但鉴于目前医院的物质条件、设备和医疗技术水平,又很难满足患者的一切需求。在这种情况下,护士应充分说明情况,耐心向患者解释,争取患者的谅解,不能单纯埋怨患者挑剔、啰唆,甚至与患者争吵,这样做不利于妥善解决护患冲突。

2. 因目标实现而产生冲突　高质量的护理可以促进患者病情的转归,但是在某些情况下,由于病情的严重等不可抗拒的因素,虽然护士精心护理,患者的实际疗效却不一定显著,甚至病情恶化。此时有的患者会错怪、迁怒于护士,使护士感到委屈,以致发生冲突。此时护士要理解患者的心情,宽容患者的责备,帮助患者分析疗效不理想的原因,并对护理过程中的不到之处,予以改进。

3. 因个性差异而产生冲突 护士或患者受不同的背景、经历而形成独特的个性特点与价值观,使护患关系表现出疏离隔膜、缺乏信任等。

(二)护患冲突的处理策略

1. 冲突管理者的策略 对于护士长、护理部主任等冲突管理者,处理冲突的关键在于"缓解"。缓解冲突的策略很多,可视情况选择。一是回避、冷处理:这种方法适用于双方情绪过于激动,或采取行动所带来的后果将超过直接解决获得的利益时,回避是一种理智的策略。二是强制:当护理人员遇到重大情况,需紧急处理控制局势而不需顾及他人意见时,可采用这一策略。三是迁就忍让:当冲突的沟通不重要或要树立宽容的形象时,可采用这一策略。四是折中:在时间要求过紧时可作为一个权宜之计。五是合作:这是一种在没有时间压力,双方却希望互利,问题重要而不易妥协时,可采用的一种理想的冲突解决策略。

2. 冲突当事人的策略 发生护患冲突的原因是多方面的,除了因为患者及家属对护士不够尊重,提出过分要求,不积极支持、配合护理工作之外,其中一个重要的原因是作为冲突当事人之一的护士的不良心理情绪所致。主要表现在:一是冷漠心理:缺少责任心和同情心,对患者的痛苦漠然处之。二是焦虑心理:由于工作压力大,产生急躁、抑郁等心理,有些人还存在明显的不公平感。三是消极心理:抗挫折能力弱,特别是过去发生护患纠纷后,有些人不能正确对待,消极心态明显,影响了护患关系的处理。

针对上述情况,特提出以下相关的对策:

(1)增强护士角色意识:护士应该了解患者的需要,尽量满足其需求,尊重其人格,维护其权益,取得其信任。另外,患者由于生理功能异常,可能出现心理障碍,表现出不配合护理,甚至百般挑剔的言行。因此,护士要保持冷静的头脑,有耐心而富有同情心,不能简单、粗暴、急躁地处理问题,更不能将个人烦恼向患者发泄,否则将会引起患者的愤怒、抑郁、不信任、不配合等不良反应,影响治疗效果,延缓患者康复。

(2)培养情绪自控能力:培养积极的情绪和情感,增强护士控制和调节情绪的能力。在工作中,护士应注重自己的情绪控制,增强适应社会的能力,养成豁达开朗的性格,努力营造一种团结协调的人际关系。下面介绍几种具体的方法:一是自我认识:针对自己的性格特点,找出不足之处及薄弱环节,不断反思总结,吸取经验教训,从而完善自己。二是自我控制:自我控制是建立在认识能力的基础上,对机体的某些反应进行改善,用心理过程影响生理过程,从而达到松弛入静的效果。三是学会运用情感能力:有了这种能力,不仅可以把注意力从自己的消极情绪转移到其他方面,把情绪化为一种力量,而且还可以有认识他人情绪、转变他人情绪的能力。四是情感宣泄:把自己的不满、愤怒、忧愁,坦率地讲给别人听,亦可采用跑步、打球等体育活动及唱歌等文娱活动,使情感得到释放。

(3)讲究护患沟通艺术:沟通艺术是增进护患关系的金钥匙。一是塑造良好的第一印象,这是沟通的基础。患者刚入院时,由于疾病的影响及环境改变,会产生明显的心理恐惧和不安。在这种情况下,护理人员对患者要态度和蔼,以诚相待,并注意自己仪表整洁,保持旺盛的精力,给人以亲人般的感觉。二是了解患者,理解患者。培养良好的职业道德,要以患者为中心,视患者为亲人,对工作负责;要学会从患者面部表情、动作姿势等非语言行为,来判断患者的需要,特别是对一些情绪化的患者要宽容,及时主动地为其提供服务。三是讲究与患者的沟通技巧。把语言沟通技巧纳入护理人员的基本功培训,根据患者在院的不同时期,注意采用亲切、婉转的语言技巧,做好解释、宣传教育、安慰工作。同时,要增强与患者及其家属沟通的主动性,进一步融洽护患关系。

第四节　护理工作中的语言沟通

　　巧妙的语言拉近人的距离;鼓励的语言让自己和他人都更有自信;关爱的语言则使人间充满阳光。

——卡耐基

　　语言与沟通,犹如鱼与水的关系,沟通凭借语言而存在。列宁说:"语言是人类最重要的交际工具。"我们可以用语言来进行心与心的交流,让双方可随时掌握对方的情绪变化,让沟通进行得更加融洽和深入。护士的服务对象是患者,护士的语言沟通较其他职业更为重要。护士应用良好的语言与患者沟通,表示关爱,这是赢得患者及家属信任和尊重的重要手段。加强护患之间的语言沟通,对提高护理工作质量非常重要。

一、语言沟通的基本知识

(一)语言沟通的概念和作用

　　1. 概念　语言沟通是指沟通者出于某种需要,运用有声语言或书面语言传递信息、表情达意的社会活动。语言沟通效果受个人意识的影响,并受文化、社会、经济及教育程度的影响。语言沟通作为人际沟通的一种主要类型,始终在人际沟通过程中发挥不可替代的重要作用。

　　2. 作用　通过语言沟通,可以更直接、更迅速、更广泛地获取信息(如病史资料等),传递信息,交换信息;通过语言沟通,人们可以相互表达各自的情感,缓解内心紧张、焦虑的情绪,释放压力,得到他人的共鸣和同情,从而获得精神上的安慰;通过语言沟通,可使沟通双方交换信息、观点、意见和建议,增进双方的了解,协调人际关系。

 知识链接

语言沟通"六有"

　　言之有礼:交谈中讲究礼节。　　言之有序:交谈中条理清晰。
　　言之有益:交谈中给人启迪。　　言之有物:交谈中紧扣主题。
　　言之有理:交谈中符合道理。　　言之有度:交谈中掌握分寸。

(二)护患语言沟通的特点

　　1. 护患语言沟通不同于一般社交场合的沟通,它是以患者为中心,属于情感关怀和治疗康复以及提高生活质量上的交流。沟通的目的在于帮助患者提高对自身疾病的了解、认识,有助于医疗护理工作的顺利进行。

　　2. 患者(或家属)是心理相对弱势的特殊群体,他们对医护人员的语言特别敏感,即使是一句不经意的话,或是一个无意识的表情,都能对患者的心理产生影响。因此护理用语应通俗易懂,富有情感性、道德性、亲切性、规范性。

　　3. 在护患语言沟通中,信息发出者(护理人员)由于技术的"垄断性",在诊疗活动中常处于主导地位。

　　4. 不同的医疗实践语境对护患语言沟通会产生影响。如门诊接待患者、病房为患者服务、手术前后的护患语言沟通表达方式各不相同。

（三）护患语言沟通的基本要求

1. 规范性 语言清晰、词义正确、言词达意、通俗易懂。

2. 保密性 对病情应视患者具体情况，或直言相告，或委婉含蓄。对患者的隐私等，应特别予以保密。

3. 情感性 同情、真诚、尊重，忌用刺激性语言，不能指责、训斥患者。

4. 分寸性 谈话时护士的心理表露适度，不过分夸大和亲昵，要自然、诚恳、大方、稳重。

 知识链接

语言服务规范

"同志"相称，"请"字当先，"谢谢配合"不离口边；

操作失误，不忘道歉，微笑服务，处处体现。

二、护士语言沟通的主要形式

护患语言沟通是指护患使用语言、文字或符号信息发送给接受者的行为。人类的语言从一开始就是有声音的，在社会发展到一定阶段才出现了文字。语言沟通有两种形式，即有声语言——口头语言沟通和无声语言（文字）——书面语言沟通。

（一）护患口头语言沟通

1. 定义 口头语言即通常所说的口语，是通过空气传递声波刺激人的耳膜，表达思想感情的一种沟通形式。也就是人与人之间通过对话来交流信息，沟通思想。包括交谈、演讲、汇报、电话、讨论等。

护患口头语言沟通即护士与患者通过有声语言进行沟通，以言谈和倾听为主要形式的沟通方式。如日常问候、入院宣传教育、操作前解释、操作中指导、操作后嘱咐等。

2. 类型

（1）社交性交谈：为了解决一些个人社交或家庭问题而进行的语言交流。此口头语言沟通的内容一般不带有护理专业目的性，所以不涉及健康、疾病等问题。偶尔涉及也多是表达关心、问候及祝愿。如询问患者有没有吃饭等。

（2）专业性交谈：护士为解决健康问题，达到促进健康、减轻痛苦、预防疾病而展开的交谈。临床上常见以下几种：

1）互通信息性交谈：以获取或提供医疗护理信息为主要目的的交谈。交谈的内容包括搜集信息和提供信息两方面。

2）指导性交谈：护士向患者指出问题发生的原因、实质，并且针对患者存在的问题，提出相应的解决方案，让患者按照提出的方法去做。内容包括患者的用药、出院后的注意事项、新生儿家庭护理及患者的自我护理等。

3）治疗性交谈：以患者的治疗与康复为中心的交谈。内容包括鼓励患者积极参与治疗护理过程，帮助患者了解并意识到自身存在的身心健康问题，并能主动克服身心障碍，从而达到减轻痛苦、促进康复的目的。

3. 常用语言

（1）安慰性语言：安慰性语言的运用能使患者不安或烦躁的情绪稳定下来。医护人员对患者在病痛之中的安慰,其温暖是沁人肺腑的,所以护士应当学会对不同的患者讲不同的安慰语言。如对牵挂丈夫、孩子的患者,可安慰她:"要安心养病,他们会照料好自己的。有不少孩子,当大人不在的时候更懂事。"对事业心很强的患者,可对他们说:"留得青山在,不怕没柴烧。"对于病程较长的患者,可对他们说:"既来之,则安之,吃好、睡好、心宽,病会慢慢好起来的。"对于较长时间无人来看望的患者,一方面通知家属亲友来看望,一方面对患者说:"你住进医院,亲人们放心了。他们工作很忙,过两天会来看您的。"

 案例分析

安慰性语言与训斥性语言比较

一位即将分娩的产妇,由于恐惧,加上宫缩阵痛,不停地呻吟,心情坏到极点,痛不欲生。一位护士对此熟视无睹地走来走去,还不时地训斥道:"叫什么叫!还生不生了?生孩子还怕疼啊?"这时一位年纪大的护士径直走来,轻轻地抚摸着这位待产妇隆起的肚子,同情地说:"再忍一忍,过了这一关,做了妈妈就好了。"过后这位产妇对朋友说:"当时我多么需要一句安慰的话啊,哪怕是一个同情的目光。可是护士的训斥,使我烦透了这些同样是女人、同样要生孩子的'白大褂',而那位年纪大的护士所说的话和她那同情的眼神却让我感动万分,让我记一辈子。"

(2)鼓励性语言:医护人员对患者的鼓励,实际上是对患者的心理支持,能调动患者的积极性和战胜疾病的信心,这种语言对神志清醒的危急患者和患顽固性疾病的患者尤为重要。所以,护士应当学会针对不同的患者说不同的鼓励性语言。例如,一名24岁的男青年在工作中不幸因公负伤,导致右下肢截肢,当他从昏迷中苏醒过来时,发现自己肢体缺失,极为悲痛,屡次欲寻自杀。护士为此不仅加强监护,而且一再耐心劝慰,对他说:"你身体强健,生命力强,只要积极配合治疗,加强功能锻炼,将来再装上合适的假肢,同样可以像正常人一样工作和学习,对生活不会有太大的影响。"热情的鼓励,使这名青年增强了生活的勇气,结果装上假肢,恢复良好。后来他经常来看望那位护士,感谢护士的一番话给了他生活的勇气,救了他一条命。

(3)劝说性语言:护理工作中有时会碰到对患者实施救护措施而患者不愿配合的情况,这时候需要护理人员运用劝说性语言进行说服,以取得配合。例如,有位35岁的女性患者患子宫肌瘤,因担心切除子宫后会影响夫妻性生活而坚决拒绝手术,护士为患者找来相关书籍,并结合相同病例进行劝说,详细介绍手术的原理和预后,患者欣然接受手术。

(4)暗示性语言:有时语言还具有很特别的暗示作用。例如,看到患者精神比较好,就暗示说:"看来你气色越来越好,这说明治疗很有效果。"遇到怀疑服药效果的患者,护士可以这样说:"其他和您一样情况的患者用了这种药效果都很好,您吃了会有效的。"这样就会起到积极的暗示作用。

(5)指令性语言:在护理工作中有时需要患者必须严格遵照执行的动作和规定才能保证治疗、护理顺利进行,这时护士指令性的语言也是必需的。比如,做精细的处置时指令患者"不要动";患者必须空腹抽血或检查时,指令患者不得进食;静脉点滴时指令患者"不得随便调快滴速";对肾脏病和心脏病患者告诉他们:"一定要低盐饮食"等。护士在表达这种语言时,要显示出相当的权威性来。但是必须注意,指令性语言用于护患沟通时要注意语气、语调,忌用指示、命令或居高临下的口气,以免患者产生抵触情绪。

护患口头语言沟通时不但要注意上述几种方式,还要因人因病采用不同的谈话技巧。

急性子的人喜欢说话开门见山,慢性子的人喜欢说话慢条斯理;思维型的人喜欢语言合乎逻辑,艺术型的人喜欢语言富有风趣;老年人喜欢语言唠叨重复,青年人喜欢语言活泼一些,儿童则喜欢语言滑稽一些;对患急性病或很痛苦的患者,语言要少、要深沉,给予深切的同情;对长期卧床的患者,语言要带鼓舞性;对抑郁型或躁狂型患者,语言则以顺从为宜。

（二）护患书面语言沟通

1. 定义　在护理工作中,护患之间通过文字、图画、表格等形式达成的沟通即为护患书面语言沟通,如黑板报、健康教育小册子、给患者的留言条等。

2. 类型　书面材料的形式是多种多样的,包括报纸、文章、杂志、书籍、信件、报告、标语、电子邮件、传真、电视、电脑屏幕上的文字说明、通知及标识等。在护患沟通中常见的书面语言沟通方式有:

（1）黑板报和宣传栏:主题应突出鲜明,内容具体生动,注意贴近患者的实际生活,避免空洞说教、纸上谈兵。文章应该短小精悍,语言通俗易懂,适合一般文化层次的读者阅读,不能使用专业性太强的医学术语和生僻用语,此外还应该做到报头醒目、版面活泼,为群众喜闻乐见。

（2）"健康教育计划"及记录:内容要切合实际,能根据患者的病情及治疗护理的需要及时、适时地进行相关内容的宣传教育,健康宣传教育的措施、实施效果评价也需及时记录。

（3）简易规章:规章制度具有管理功能,需格式规范、主题单一、语气得体、词句稳妥、引用正确、表达周密、简洁平实。如"净化病房空气,需要您的大力支持——请勿吸烟。""茶叶、杂物有去处,这里不是它们的家——请勿倒杂物入水池。""小草对您笑一笑,请您把路绕一绕。""水是生命之源——请珍惜每一滴水。"

（4）科普印刷品:使用印刷品,向患者提供必要的医学知识,可以弥补一些做得遗漏的地方,也方便患者随时阅读。如在产科,为未来的父母提供有关产前、产后的保健、母乳喂养、科学育儿知识的小册子;在普通外科病房,向患者提供手术的过程、术后训练、康复等知识的小册子。其他如腰椎间盘突出症的预防和康复、颈肩腿痛的医疗体操等。这类小册子应该深入浅出、通俗易懂。

（5）患者意见征询表:现在医院都提倡人性化服务,患者比以前更有机会选择让自己满意的医院。是不是让患者称心如意由患者自己说了算。患者意见征询表是一种很好的护患沟通手段,获取患者对医院服务的反馈意见,可以很及时地改进工作,创造老百姓满意的医院。

三、护患语言沟通技巧

（一）护患口头语言沟通技巧

1. 护士的口语艺术

（1）发音正确、清晰、优美:即吐字清楚、语气得当、节奏自然、声音清脆、悦耳动听,可让患者听真切、听明白。口语中常见的毛病有声音痉挛颤抖、含糊不清、音量过高、生硬呆板等。所有这些,均会影响患者对沟通内容的理解,让患者产生不愉快的情绪。

（2）词句流利、准确、易懂:护士借助口语发出的信息,要让患者立即能理解。尽量使用通俗易懂的常用词语和一些较流行的口头语,使语言更有活力和生机。当然,我们在交流时不能任意增减音节,拖泥带水,结结巴巴,这样会损害护士口语的健康美,破坏语言的完整性。

（3）语调贴切、自然、动情:语调是口语表达的重要手段,它能很好地辅助语言表情达意。

语言若没有轻重缓急,就难以传情。同样一句话,由于语调轻重、高低长短、急缓的不同变化,在不同语境里,可以表达出不同的思想感情。

综上所述,护患口头语言沟通时,护士应注意不同的场合、不同的沟通对象,选择适当的口语形式进行交流,才能收到良好的效果,体现出护士的口语艺术。

2. 护士口语训练　口语的表达是文明高雅还是野蛮粗俗,是个人整体素质的反映,一个人的一番话,可以使人大致了解他。说话时尊重他人,文雅、委婉、含蓄、声音优美,并能恰当地使用敬语和谦词,则会受到他人的欢迎和喜欢。护士的语言对患者的吸引力是很大的,通过护患沟通,建立良好、和谐的护患关系,这正是护士语言美的魅力。

(1)口语表达技巧的训练

1)语音训练:"声乃气之源",发音的基础之一是呼吸。响亮、动听的声音与科学的呼吸是分不开的。语音训练是以朗读为基础,包括发音训练、共鸣训练、吐字训练、读句训练等,着重解决发音准确、清晰、洪亮等问题,并要注意消除土音、乡音,使用普通话。

2)语调训练:语调是口语表达的重要手段,具有明显的表意功能。包括停顿训练、重音训练、升降训练、语气训练等,着重解决口语中轻重缓急、抑扬顿挫等问题。

3)语境训练:语境训练是以一定的语言环境为背景,以当众讲话为主要方式,以充当各种不同角色的自我介绍、讲述、发言、交谈、致辞等为训练方式,着重解决临场讲话时中心不突出、言语不得当等问题,提高临场应变能力。

4)表述训练:表述训练以讲述、复述、评述为基本训练内容,达到口语表达清晰、准确、完整,以及符合语法规范的目的。

5)心理训练:心理训练是对表达者心理素质的训练。包括自信心的培养,怯场心理的克服,临场的情绪控制。提高表达者观察判断能力和现场适应能力,充分发挥自己的口语才能。

(2)口语训练方法简介

1)吐字归音:是我国传统的说唱艺术特有的训练口语的方法。护士可借此种方法来训练口语。具体方法:①吐字时应咬住字头。一个音节的开端部分称为字头。如:抛字的拼音为 pāo,其音节的开端应为"p",发音时应咬住"p"音,这样可训练口腔肌肉的力量。②过韵时要发响字腹。是指发音时应抓住主要元音,字音应发得响亮、清脆,具有一定力度。字音的过渡不可太慢,口腔打开完全,且内部应有较强的开合能力。否则,口腔很松懈,说话会显得含混不清。③归音应收全字尾。是指要控制字尾,将尾音收全。这需要学会控制气息,进行腹式呼吸训练。练习腹式呼吸的具体方法:深吸气,腹部放松,使横膈下降,屏住气息,快速默数至 100,然后慢慢将气息释放出来。这样反复练习,既可达到收全字尾的目的,且能在讲话时放松,不感觉费力。

2)声调:指字音的高低、升降、长短、快慢,在吐字归音训练中又称"四声"。这与汉语拼音中所讲的四声既有联系又有区别。如:妈 mā 为一声,称为"阴平";麻 má 为二声,称为"阳平";马 mǎ 为三声,称为"上声";骂 mà 为四声,称为"去声"。另外吗 ma 为轻声。此为声调变化的一般规律。若有特殊变化,则语意发生变化。

3)重读与停顿:①重读:在讲话时,为表达思想感情的需要,被强调的词或字常发重读音,目的是为了增强语义,以求表达准确清楚。如:"我不会唱歌"这样一句话,若重读"我"字,表明的语意是"他会";若重读"不会"两字,则是试图说明自己真的不会的意思;若重读"唱"字,反映出来的语意可能是我会写歌,但不会唱歌;若重读"歌"字,则是强调自己不会唱歌,但可能会唱戏、跳舞等其他表演形式。②停顿:指讲话时或叙述某件事情的过程中,不要急于讲完,而应注意在适当的地方停顿,以使听者跟上讲话人所述内容,达到真正理解的目的。但停顿时间不宜过长,停顿不能随意,要恰如其分。否则,易使听者产生误会。

3. 护患口头语言沟通技巧 在护患交往中,口语是最基本、使用频率最高的沟通方式,护患之间的口语沟通如果不使用规范的语言,语意表达不明确,就难免出现沟通障碍。与患者进行有效沟通,要注意运用以下技巧:

(1)倾听:在口语沟通中占的比例较大,且倾听伴随着口语沟通的整个过程。

1)距离:一般认为 1～2m 为好,太远或太近,双方都会感到未曾受注意。

2)姿势:一般应用一种放松、舒适的姿势坐着,并稍向对方倾斜。

3)举止:应大方、沉着、稳重。

4)语言行为:一般情况下,不宜随便打断他人的说话,即使其话题需要中断,也应注意方式,讲究技巧。

(2)提问:在护患口语沟通中,提问是一种重要方式。除了达到核对的目的外,还可使沟通向纵深发展。提问时需遵循以下几个原则:

1)温暖性原则:提问也可以是询问,不应是冰冷的、突如其来的。如在护患沟通中询问:"还有哪里不舒服?""你感觉怎么样?"会让患者感到温暖;相反,"你很痛吗? 那是没有办法的"。这种态度,患者的感觉就不好。

2)敞口式原则:即提问是敞开的,可由他人根据实际情况自由回答。如诱导式提问,就很难听到真实情况。因为对方可能会迎合你的心意而不说真情。

3)中心性原则:提问应围绕主要环节和主导线索进行。不宜张口就问、不加选择。如对一位胃病的患者,护士应围绕着饮食量的多少及食后疼痛感觉的情况进行询问。

(3)核实:核实是指交谈者在倾听过程中,为了证明自己的理解是否准确所采用的技巧。通过核实,患者可以知道护理人员正在认真倾听自己的讲述,并理解其内容。具体方法是将对方所说的话用简单总结的方式重述一遍或进行意义上的解释以及就对方陈述中的一些模糊、不完整的评议进行澄清,以加强信息的准确性。

(4)申辩:必要的申辩可使他人明白自己的态度和观点,但要注意方式、方法和态度,否则会使他人觉得你"固执"。在护患沟通中更要注意。有时,不适当地与患者争辩,会进一步激化患者的情绪,使其短时间难以冷静下来。所以,对患者即便应该说明、解释、申辩的问题,也要视患者的情绪而选择时机。

(5)阐释:护患语言沟通时,阐明自己的观点是必要的。如护士进行护理操作时,应不断向患者阐释该项操作的目的、注意事项,患者也应及时地向护士说明自己的感受。其实,这种阐释是一种开诚布公,是一种直截了当的沟通过程。

(6)劝告:劝告患者的方式要谨慎,否则患者可能会感到有伤自尊。劝告似乎影响患者自己去思考问题,得出个人可以接受的解决方法。有可能的话,尽量提供患者所需信息,让他们自己去选择,以增进对方的自信心,这或许是个好办法。但是,这显然与患者的文化程度和个性修养有关。必要时可行指导性的劝告。

(7)否定:否定常带有不同意、不可取的含义,因而如何表达往往是颇有讲究的。如果某位患者的行为干扰到其他患者,你说:"不要这么做",不如说"对不起,王大娘,我不得不把这扇窗户关上,不然其他的人会受凉"。直接把她的行为对其他人所产生的效应提出来,使她把自己的行为与他人的反应联系起来,不但可使护士与患者之间的对抗减少,也可使其他患者感到护士是自己的保护人,处处关心自己。

知识链接

护理服务忌语

1. 还没到时间呢,都给我出去!　　　2. 打针还能不疼? 谁叫你生病!

3. 上面都写着呢,自己看去!　　　　4. 这儿在交班呢,外面等着去!

5. 忍着点,叫就不疼啦?　　　　　　6. 挂着牌子呢,自己看去,不认识字啊?

7. 把裤子脱了! 听到没有?　　　　　8. 在这儿签个字,快点!

9. 这事别问我,找大夫去!　　　　　10. 我下班了,找别人问去!

11. 谁跟你说的,找谁去!　　　　　　12. 你这病也就这样,回家想吃点什么就吃点什么吧。

13. 别大惊小怪的,死不了。　　　　　14. 嫌这儿不好,到别的医院去,又没人请你来。

(二)护患书面语言沟通技巧

1. 护患书面语言沟通的基本要求

(1)科学性:不能凭空想象、猜测,以科学求实的态度对待写作,不搞主观臆断,先入为主,不以个人的意向进行取舍。凭空书写是违背科学和缺乏职业道德的行为。

(2)真实性:要求护理人员在记录时要做到一丝不苟,必须经过自己实地分析后才做记录,有时一些表面现象并不能真实地反映患者的情况。

(3)规范性:常言道"不以规矩,无以成方圆。"在长期的护理实践中,护理书面语言已有了较为固定的格式,因此具有约定俗成的规范性。当然规范化并不是要求墨守成规,一成不变,护理书面语言也会在实践中随着护理学科的发展而有所变化。

(4)简洁性:护理文件不是事事详记、面面俱到,一般情况下要善于选择,详略得当,以较少的文字表达更多的内容。医学术语特别是术语的缩略词言简意赅,既可使篇幅缩小,又符合护理书面语言的写作规范。

(5)实用性:护理书面语言中的各种文件,如护理病历、健康教育、黑板报等都有相应明确的读者对象,都是为了解决预防、治疗疾病、护理患者和增进人类健康中的实际问题。

2. 护患书面语言沟通的要领

(1)多用患者清楚、熟悉的词语,使用通俗医学语体。

(2)句子简短不拖拉,言简意赅。

(3)尽量站在患者的角度来陈述。

(4)内容要引人入胜,喜闻乐见。

(5)多用口语风格。

(6)写之前先了解信息,内容应该是读者最需要的。

3. 提高书面语言沟通能力的途径

(1)勤于阅读:阅读是获取知识技能、提高素质的一种重要手段,也是增强书面语言沟通能力的有效途径。阅读是表述的基础。"劳于读书,逸于作文"是明智的选择。一位合格的护士一定要养成阅读的习惯,围绕护理学科博览群书,既要读业务书籍、专业期刊,也应涉猎美学、社会学、心理学等人文学科,不断完善自己的知识结构,切实提高护理书面语言沟通的能力。

(2)勤于积累:积累是多方面的,无论是名言警句,还是精辟的观点,或者是典型事例、数据都可作为积累的对象。"摘录可备忘,广贮能积宝"。积累要讲究方法,最好是围绕一个方面或一个问题,坚持不懈地进行广泛而连续的资料搜集。在积累了丰富的资料后,还应加以分析综合,分类归纳整理,以达到融会贯通。

(3)勤于写作:写作是一种特殊的创造活动,是艰苦的脑力劳动,护士只有在干中学、学中干,通过自己的亲身实践才能提高写作能力。勤于写作,一是要抓住一切练笔的机会,无论是写读书笔记、实验报告、文献卡片,还是写护理病案、护嘱、护理记录、病情交班报告,都应认真对待、严格要求。二是要敢于写。许多初学者爱面子,怕写不好,遭人嘲笑,不敢动笔,必须打消这种顾虑。三是要多改。经验证明,好文章是改出来的。修改的含义不仅是字句的润色,更重要的是要看内容是否正确、完善,资料、数据是否确切、可靠,结构安排是否严密、恰当。必要时,还应听取同行意见,请有关专家审核。

第五节 护理工作中的非语言沟通

有许多隐藏在心中的秘密都是通过眼睛泄露出来的,而不是通过嘴巴。

——爱默生

人与人之间交往,除了借助语言进行信息沟通外,还存在着大量的非语言性沟通形式。在某种情况下,许多不能用语言来形容和表达的思想感情,可以凭借非语言形式得以表达。在临床护理工作中,非语言行为也是护士与患者进行沟通的重要方式。

一、非语言沟通的基本知识

(一)非语言沟通的概念和起源

1. 概念 非语言沟通是指不使用语言、文字或符号的沟通,而是以人的仪表、服饰、表情、动作、姿态等非语言信息作为沟通媒介进行的信息传递。人际沟通中约有65%是非语言沟通形式。

2. 起源 早在两千多年前,哲学家卢克修说过:"人类首先是借用手势或姿势,然后才用音节分明的言语来表达自己的思想感情。"20世纪30~40年代,查理·卓别林出色的无声表演和1970年叶斯·法斯特《人体语言》一书的出版,更引起了人们对非语言沟通的重视和研究。

俗话说:"言不尽意"。这说明非语言沟通起源于语言沟通或语言的局限。人们除了运用语言沟通外,还可以运用非语言沟通去感悟、体验、直观自身及周围的世界。此外,非语言还伴随着复杂的心理因素,从而显示着其存在的必要性。如:"剪不断,理还乱,别有一番滋味在心头"就属于不便明说的范例。

(二)护患非语言沟通的基本要求

1. 通俗、准确 眼神、表情、姿态等的含义和感情色彩,有些是人们约定俗成的,有些则是特定情境规定的,所以它的使用有一定的时空范围。同样一个体态动作在不同的民族、不同的国度、不同的时代,有着不同的含义。如同样是点头摇头,我国是摇头表示否定,点头表示肯定;而有的地区民族就恰恰相反。所以,准确地运用非语言,就必须根据内容表达的需要,既要通俗,又要注意时代特征和社会习惯。

2. 协调、自然 非语言表达应该适时的与口语表达配合协调。如果互相错位,用得太早或太迟,将会滑稽可笑。如与患者交流时,护士口语温和、礼貌但不注意站姿或坐姿,东倒西歪、面部紧绷、表情单一、常看钟表或矫揉造作等同样会引起对方反感及不信任。因此,只有协调各种动作姿势,并与其他非语言动作如眼神,面部表情紧密配合,使各种表现、动作协调一致,才能达到良好沟通效果。

3. 适度、端庄 非语言沟通要做到端庄、高雅,符合生活美学的要求。符合大众的审美心理,就要掌握适度。凡事"过犹不及",优美的举止总是自然适度的。超过一定的限度,就会发生质变,由美变丑。如手势动作不可过大或过小,过大显得张牙舞爪,过小又显得缩手缩脚。服饰、举止也应该适度,如蓬头乱发,衣着随便,鞋子肮脏,举止粗鲁,以一幅邋遢相出现,会使人反感。

4. 灵活、应变　护患沟通中,有时会碰到一些意想不到的事情。如自己发言失态,或是对方反应不如预料的好,或是周围环境发生了始料不及的状况等。这时我们可运用非语言摆脱困境:一是不动声色,应付尴尬;二是用表情、姿态来表示拒绝。但要做到这一点必须具有敏捷的思维,并有赖于长期有意识的学习。

二、非语言沟通的主要形式

(一)仪表服饰

护士的仪表服饰要从患者的需要出发,配合医院环境整体色调浅淡、素雅的旋律,和谐统一,以展示护士职业的内涵及美感,激发患者对美好生活的渴望之情,塑造护士职业礼仪的新形象。

(二)面部表情

面部表情是沟通中最丰富的源泉,是极具特征的非语言信息沟通。

1. 目光　目光是指用眼神来传递信息。眼睛是心灵的窗户,眼神能帮助人们沟通感情,是最传神的非语言表现,可以表达喜爱、敌意、怀疑、困惑、忧伤、恐惧等多种情绪。护士善于从与患者的目光接触中来判断其心态和病情。在护患沟通中,恰当地运用眼神,能调节护患双方的心理距离。例如,在巡视病房时,以眼神环顾每位患者,能使他们感到没被冷落,当患者向你诉说时,不左顾右盼,而凝神聆听,使患者感到被尊重。护士的目光是坦然、亲切、和蔼、有神的,既不咄咄逼人,又不怠慢敷衍。

2. 微笑　微笑是常用而又最有效的面部表情。微笑具有一种魅力,可以使强硬者变得温柔,使愤怒者无法发火。有人说微笑是一种服务,是人际交往中的润滑剂。微笑无需成本却能创造许多价值。可见,作为服务于人类健康事业的护士,微笑是多么重要!

护士的微笑往往能获得患者的好感和信任,使患者感到亲切、温暖。因此护士的微笑应自然得体、亲切祥和、和颜悦色。当护士带着真情亲切的微笑来往于病房时,会给患者带来温暖和生命的希望。

有实验证明,人的面部不同部位在表情方面的作用是不同的。例如,眼睛对表达忧伤最重要;口部对表达快乐与厌恶最重要;前额能提供惊奇的信号。护士掌握这些知识,有利于把握患者情绪的波动情况。

(三)体态语言

体态语言,也称身势语,是以身体动作表示意义的沟通形式。身势语主要包括头语、手势语和身姿语三种。它们既可以修饰语言,表达口头语言难以表达的情感,也可以表达肯定、默许、赞扬、鼓励、否定、批评等意图。

1. 头语　是一种靠头部的活动来表达信息的体态语言。包括点头、摇头、扭头、昂头、晃头等。头语往往能简洁明快地表达人们的意图和反应,对他人的行为、动作起到强化或削弱作用。头语使用时,力度和幅度应该适宜,做动作要让人看清楚。否则,不仅起不到应有的作用,反而会产生误解。

2. 手势语　是体态语言的主要形式,使用频率最高,形式变化最多,因而表现力、吸引力和感染力也最强,最能表达其丰富多彩的思想感情。

从手势表达思想内容来看,手势语可分为情意手势、指示手势、象形手势、象征手势。情意手势用来表达感情,使抽象感情具体化、形象化。如患者极度痛苦时,护士紧握患者的手给予患者心理上的安慰和精神上的支持。指示手势用以指明人或事物及其所指位置,只适用于在谈话时视力可及的范围。如向入院患者及家属介绍病区环境时,指示与住院有关的区域等,从而增强真实感和亲切感。象形手势用以模拟人或物的形状、体积、高度等,给人以具体明确的印象,这种手势常带夸张,只求神似,不可过分机械模仿。象征手势用以表现某些抽象概念,以生动具体的手势和有声语言构成一种易理解的意境。

3. 身姿语　是人们经常使用的姿势动作,反映出一个人的修养和形象。例如,教师教学生要从小养成好习惯,站如松、坐如钟、行如风,常可伴以简洁的身姿语作为示范。身体的姿势语要随着交往的进展和谈话的内容发生变化,表现出沟通双方的关系、对交谈的兴趣以及对对方的态度。从护理专业角度来看,护士的站、坐、蹲、走的姿势,展示出护士素质和白衣天使风采。

（四）人际距离

指人与人之间的空间距离。当人们交往时处于不同的空间距离中,就会有不同的感觉,从而产生不同的反应,因为人际距离传递出了不同的信息。美国学者爱德华·霍尔(E. T. Holl)将人际沟通中的距离划分为四个层次:

1. 亲密距离　是指交流双方距离在 50cm 以内。此距离谈话经常是低声的话题,包括身体接触,让人感到对方气味、呼吸甚至体温,适合彼此关系亲密或亲属之间。在护理操作中如护理查体、口腔护理、皮肤护理等必须进入亲密距离方能完成,此时应向患者解释或说明,使之有所准备,避免产生不安或不适应。

2. 个人距离　是指交流双方距离在 0.5~1.2m 之间。这种距离使双方都感到自然和舒适,适用于熟人、朋友之间。在护理工作中,这种距离既能表示良好的护患关系,又不至于产生某种程度的亲密感,是护患沟通的理想距离。

3. 社交距离　是指交流双方距离在 1.2~4m 之间。适用于参加正式社交的活动及会议。在医疗护理中,如医护人员查房时站着与患者交流,医护人员讨论病案,交接班等。

4. 公共距离　是指交流双方距离在 4m 以上。适用于上课、演讲、做报告。在医疗护理中,护士为患者进行集体健康教育、召开工作座谈会等。

总之,人际距离反映了彼此关系疏密程度。护患沟通时应正确把握人际距离,并随着话题内容或情绪的改变,彼此间的距离也随之调整变化。

（五）时间控制

时间本身不具有语言功能,不能传递信息,但是人们对时间掌握和控制,却能用来表示一定的意思。护患沟通总是在一定的时间内进行的,因此,时间也就成为护患沟通不可分割的组成部分。

沟通的时间选择、间隔的长短、次数的多少往往透视出行为主体的品性和态度。一位学生上课迟到或早退,教师以为他学习不认真;到朋友、同事家赴宴,如果迟到,会使主人感到不高兴,包含着不礼貌的信息。在护理工作中,如什么时间给患者注射、换药,什么时间给患者进行生活护理等,要安排得井井有条,以免耽误工作或影响患者休息。

（六）人体接触

人体接触是非语言行为的一种特殊形式,包括触摸、握手、依偎、搀扶、拥抱等。

1. 接触有利于个体生长发育　母亲与婴儿的触摸不仅建立在食物上,互相接触产生的舒适感对婴儿的正常发育更具有重要意义。常在亲人怀抱中的婴幼儿,啼哭少,睡眠好,体重增加快、抵抗力强,学步、说话、智力明显提高;相反孩子长期处于"皮肤饥饿"状态,则会引起孩子食欲不振、智力迟缓以及行为异常,如咬手、啃玩具、哭闹不安等。

2. 接触可传递信息,有利于密切人际关系　在护患交往中,触摸是一种有效的沟通方式,是用来评估和诊断健康问题的重要工具。如患者诉说腹痛,护士轻轻触摸患者腹部,可以了解腹部疼痛的性质。

3. 接触是心理支持的重要手段　接触可以表达关心、理解、体贴、安慰。如产妇分娩阵痛时,护士握住产妇的手,不停地为她擦汗,抚摸她的头,这样有利于稳定产妇的情绪,减轻痛苦,使分娩顺利进行。

4. 接触表示职业的关爱　患者焦虑恐惧时,轻轻抚摸她的手或拍拍他的肩膀会给患者无言的关心和理解;在儿科病房,必要的抚摸、拥抱、轻拍可使烦躁、啼哭的婴幼儿安静下来。像这样的皮肤接触,增进了人与人之间的感情,给予服务对象心理的安慰和精神上的支持,表达了关心和同情的职业道德情感,是一种无声的安慰和精神的作用。

人体接触可以产生正反应,也可以产生负反应。不同的年龄、性别、种族及社会文化背景对触摸的态度、触摸的部位和方式有不同反应。护士在使用时应审时度势,明智而恰到好处,避免产生消极的效应。

(七) 辅助语言

辅助语言是指有声而无固定意义的声音符号系统。按照发声系统的各种要素,可以分为音质、音量、音幅、音色、语速、节奏等不同种类,包括语言行为中的咳嗽、呻吟、叹息、嬉笑声、鼓掌声等功能性发声。

语言行为者利用功能性发声,主要是为了表明某种情绪和态度。显然,唉声叹气意味着身心疲倦或处境不妙;击节鼓掌则是心情喜悦的表现;有意咳嗽是一种提示信号,或唤取对方的注意,或向对方表示警告,或表达自信与自豪的情绪。声音还是一种感情密码。发声系统表现的特点不同,反映人们的情感也就不同。一般来说,表示气愤的声音特征:声大、声高、音质粗哑,音调上下不规则,变化快,节奏不规则、发音清晰而短促。表示爱慕的声音特征:音质柔和、低音、共鸣音色、慢速、均衡而微向上升的音调,有规律、节奏的声音。

辅助语言有时也可以表达出不同的意思,借助它来传递某方面的信息。比如用轻缓平稳的语调说:"你真聪明",表达了对对方的称赞和敬意;如果语速较快,声调尖刻地说:"你真聪明",那无疑是在讥讽对方。如护士在给一患者注射时用轻缓的声调说:"请准备好,我要给您打一针。"同样一句话用不同的声调说,所产生的效果是不一样的。可以似春风拂面,使患者感到温暖、安全,也可以使患者心理上产生紧张感。

三、非语言沟通在护理工作中的应用

(一) 应用护患非语言沟通的策略

1. 辅助语言的把握　任何语音及其语调的变化都会影响护患沟通的效果。通过音调的抑扬顿挫、速度快慢、重音强调、大小音量等调节与变化,有助于护患沟通时的信息交换。

2. 表情与服饰

(1) 面部表情沟通技巧:护士的表情是其仪表、行为、举止在面部的集中体现,对患者的心理影响较大。微笑是人间最美好的语言,自然而真诚的微笑具有多方面的魅力,沟通的面部表情应该是诚恳坦率、轻松友好的,而不应该摆出一副盛气凌人的嘴脸,也不应显出自负自矜的面孔,那样就会从心理上把听话人拒之于千里之外。此外,表情还应该是落落大方、自然得体、由衷而发的,而不应该是矫揉造作、生硬僵滞的,必须控制一些不利于良好沟通的面部表情。

护士职业微笑时应做到笑容与内心情感统一,笑容与言行举止统一;笑容体现形象,展示修养;微笑时掌握分寸、不温不火,自然好看。切忌脸上挂着微笑,却言行粗鲁;切忌举止优雅,却面无笑意;切忌笑得做作、失真。

(2)目光沟通技巧

1)目光专注:"五秒钟"恰恰好,五秒钟是大多数人与人交谈、眼神交错时,最感适度的眼神暂停时数。

2)看准位置:一般来说,目光大体在对方嘴、头顶和脸颊部的两侧活动,表情轻松自然,可给对方一种很恰当、很有礼貌地看着他面部的感觉。

3)虚实结合:在人数较多的场合,目光要虚实结合,可以采用好像在看什么地方、看什么观众,但实际上什么也没看。

3. 姿势与举止

(1)正确的姿态和动作:姿态和动作能反映个体对他人的态度或自身的放松程度。如微微欠身表示谦恭有礼,身体后仰表示若无其事,侧转身体表示厌恶回避,手足无措表示恐惧、焦虑。

(2)手也会说话,传达多种信息:在所有体态语中只有手势语表达的意义更明确。为了加强与一些正在接受治疗、不便说话的患者沟通,医院的医护人员可以自编简单易学的规定手势语言。例如某医院护理部根据做气管插管、胃镜、纤维镜检查的患者要求,结合临床实践,设计出常用的手势语,并编成顺口溜供患者使用:"口渴拇指伸成圆,身痒五指可抓挠,伤口疼痛举起拳,恶心呕吐摇摇拳,拇指朝下解大便,竖起食指解小便,有事用手拍床边,有痰食指指向喉,摇手表示不舒服,满意舒服拇指伸。"

4. 适当的触摸 愈是年龄小的儿童,愈需要家人安全性的触摸、轻抚,不同的方式、不同的触摸可能代表不同的信息。查房时,护士对某些患者可采用触摸方式进行非语言沟通。如对新入院疼痛患者,可站在患者一旁,握住其双手,从心理上缓解其疼痛感;对于患儿可抚摸其额头,使患儿产生亲切感,减轻恐惧心理;对于老年人,可与其拉拉家常,摸摸脉搏,量量血压,拉拉被子,使患者感到护士对他的重视、关心、体贴,消除顾虑和不安,增强治疗的信心和勇气。

5. 合理的空间和时间 在医院,护士要重视给患者提供合理的空间范围,最大限度地保证其个人空间的私人性。但对老人、儿童、朋友可适当缩短空间距离。对医护人员来说,在不同的情况下,要保持对空间距离的敏感性,重视空间距离在沟通的有效性和舒适感中所起的作用,通过距离的选择应用,以表现对患者的尊重、关切和爱护。此外,护患沟通的时间长短也要注意适度,以双方不感到疲劳为宜或双方交流时间控制在1小时以内。

6. 知识的掌握 娴熟的技术,沉着、稳重的举止,可消除患者心理疑虑,给患者以安全、信任感。护士能够在危、急、重症患者面前表现出勇敢、坚毅、镇定、当机立断等非语言行为,无疑能使患者的情绪由恐惧、焦虑到平静、稳定,从而达到护患之间的默契与配合。例如:在抢救1名烧伤面积达95%的患者时,护士从容、镇定,各种操作有条不紊,动作准确,迅速建立静脉通道,穿刺一针见血,妥当固定好穿刺肢体,护士娴熟的技术能取得患者的信任,增加患者治疗的信心。

7. 沉默的使用 沉默既可以表达接受、关注和同情,也可以表达委婉的否认和拒绝。在运用中如何选择时机、场合及怎样运用是比较重要的。如当患者受到情绪打击或哭泣时,护士可和对方说:"如果您不想说话,可以不说。我希望能坐在这里陪您一会,好吗?"这时护士以沉默的态度表示关心,会起到"此时无声胜有声"的作用。沉默片刻还可以给护患双方有思考和调适的机会。

（二）护患非语言沟通的禁忌

1.几种不正确的目光投射方式

（1）斜视:对对方表示轻蔑、反感,没有丝毫兴趣,就像通常人们所说的不正眼看人。假如对对方厌恶至极,则眼皮都不抬一下。护士忌用这种眼光。

（2）盯视:目不转睛地注视某人或某处表示出神、挑衅,不宜多用。

（3）他视:指与交往者交谈,眼睛看着别的地方,注意力不集中给人不友好、不尊重他人的印象。

（4）虚视:即眼裂变小,瞳孔缩小,眼神不集中,表示失意、胆怯、疑虑等。护理人员用这种眼神,患者就会认为护士无能,产生不安全感。

2.几种不雅的笑

（1）冷笑:是含有无可奈何、不以为然、讽刺、愤怒、不满等意味的笑。这种笑,非常容易使人产生敌意。

（2）狞笑:指面容凶恶的笑。多表示惊恐、愤怒、恐吓。

（3）窃笑:指偷偷地笑。

（4）怪笑:指阴阳怪气的笑。

（5）媚笑:指有意拉近与对方的距离,虽然是发自内心,但是具有一定的功利性,在一般关系的异性之间,这样的笑就会给人轻浮的印象。

（6）假笑:指虚情假意的笑。给人以不真实、不坦诚之感,是交往的大忌。

（7）怯笑:指羞涩或胆怯的笑。笑时因不好意思会用手遮住嘴,不敢正视对方的眼睛,面色红润。此笑给人一种不自信的感觉。

（8）奸笑:指奸诈的笑。大有"笑里藏刀"之意,是不受欢迎的笑。

3.手势语的运用禁忌

（1）不注意场合:在正式庄严的场合或气氛和谐的时候,在他人面前搓泥灰、抠鼻子、掏耳朵、剪指甲、抓痒痒、剔牙齿等不卫生的手势动作都不可取。面对交往者使用手势语时,如果掌心向下挥动手臂,勾动食指或弯曲拇指招呼他人,都可能会给别人留下不礼貌、不稳重、没有教养的印象。面对尊者尤应注意。

（2）不注意频率和幅度:在大庭广众前,手势不宜过繁、过大,如指手画脚、动手动脚。否则,易给人留下缺乏涵养、不够文雅的印象。使用过少、幅度偏小,起不到交际作用,也会让人觉得不自信、拘谨、小气。

（3）不讲究分寸:使用手势应当注意分寸,即把握使用的度,不宜滥用和误用,以免产生不必要的副作用。当患者因害怕某种治疗而打退堂鼓时,有些护士会伸出小拇指示意患者胆小,用食指指着患者的鼻子责备其做错了某事等,这是不尊重患者,令人反感的手势语。

（三）护患非语言沟通的训练

1.目光与眼神

（1）公事凝视:适用于洽谈业务。如护士与患者的交谈及工作时、同事间的交谈等。这种凝视就是用眼睛看着对方脸的三角部分,这个三角以双眼线为底线,上顶角到前额。这种凝视给人郑重严肃的感觉,适用于工作交往。

（2）社交凝视:是人们在社交场所使用的凝视行为。这种凝视是用眼睛看着对方脸的下三角部位,这个三角是以两眼为上线,嘴为下顶角,也就是双眼和嘴之间,当你看着对方脸上这个部位时,会营造出一种社交气氛。这种凝视主要用于茶话会、舞会及各种类型的友谊聚会。

(3)侧扫视:是用来表示兴趣、喜欢、轻视或敌意态度的凝视行为。这种侧扫视伴着微笑和略翘起的眉毛,就是一种表示兴趣的信号。如果伴着眉毛下垂,嘴角下撇,就成了一种表示猜疑轻视或敌视批评的信号。

2. 微笑与表情

(1)练习眼中含笑法:如果一个人在嘴角上翘时,眼睛仍是冷冰冰的,就会给人虚假的感觉。眼中含笑的训练方法是:取厚纸一张,遮住眼睛下边部位,对着镜子心里想着那些最让人高兴的事情,使笑肌抬升收缩鼓起双颊,嘴角两端做微笑的口型,这时你的双眼就会呈现出十分自然的表情了。然后再放松面孔,眼睛恢复原样,但目光仍脉脉含笑,这时就是眼神的笑。

(2)练习微笑基本法:主要是笑不露齿,尤其是不露出牙龈,嘴角的两端略提起,笑不出声,自觉控制发声器官,既不压抑喜悦,也不咧着嘴嘻嘻哈哈地笑。

具体练习方法:①放松面部肌肉,然后让微笑的嘴角微微向上翘起,让嘴巴成为弧形,口里念"一"字音,轻轻笑。②除了注意口型之外,还需要眉、眼、面部肌肉与口型有机配合。③调动情感,回忆有趣的事情,联想让自己高兴的过去,调动内心感受,有感而发。④可以当着同学或亲人练习,克服胆怯心理,要求自然大方,讲一些话,面部始终保持微笑,请同学或亲人点评,然后改进。⑤加强豁达乐观的性格训练,培养丰富的学识,增加内涵,练就一套自信而灿烂的"功夫",树立良好的自身形象。

第六节　护理实践中的沟通艺术

如果你是对的,就要试着温和、技巧地让对方同意你;如果你错了,就要迅速而热诚地承认。这要比为自己争辩有效和有趣得多。

——卡耐基

护理实践中的沟通是帮助患者进行身心调适,为其提供健康服务,满足其需要。护理工作的服务对象是人,包括医院中的患者、家庭及社区范围内的所有需要健康照顾的人。在对这一群体实施护理的过程中,每一个环节都需要沟通。因此,在护理实践中,护士应根据人际沟通的一般原则,有意识地运用沟通策略,围绕患者的治疗和护理问题进行沟通。

一、治疗性沟通

(一)治疗性沟通的含义

治疗性沟通是一般人际沟通在护理实践中的具体应用。治疗性沟通的双方是护士和患者,其信息发出者是护士,接受者是患者,沟通的内容属于护理范畴内与健康有关的专业性内容。

治疗性沟通具有一般性沟通的特点,但又区别于一般性沟通(表2-1)。目前对治疗性沟通概念的界定是:围绕患者的健康问题,具有服务精神、和谐、有目的、可以起到治疗作用的沟通行为。治疗性沟通具有以患者为中心,有明确的沟通目标和目的,沟通的发生是不以人的意志为转移的,沟通需要护患双方不同程度的自我暴露等特点。

表2-1　一般性沟通和治疗性沟通的区别

	一般性沟通	治疗性沟通
目的	加深了解,增进友谊	了解情况,确定问题与需求,进行健康教育
地位	双方对等	以患者为中心

续表

	一般性沟通	治疗性沟通
结果	可有可无	建立良好的护患关系,促进健康
场所	不限制	医疗机构、与健康有关的场所
内容	不限定	与健康相关的医学信息

（二）治疗性沟通的原则

1. 目的原则　护患之间的沟通是以满足患者需求、促进患者康复为目的,且有其特定的专业内容。因此,治疗性沟通应围绕沟通的目的进行。

2. 易懂原则　交谈时应根据患者的年龄、职业、文化程度、社会角色等特点,运用不同的沟通方式,使治疗性沟通的内容通俗易懂,便于患者理解和接受。

3. 和谐原则　沟通过程中应以友善的态度、礼貌的语言与患者家属建立良好的护患关系,创建和谐的沟通氛围。

4. 尊重原则　护士与患者交谈过程中,应认真倾听患者的意见和建议,考虑他们的感受,尊重他们的选择,不要把护士的主观意愿强加给患者。

（三）治疗性沟通的分类

治疗性沟通分为指导性沟通和非指导性沟通两种类型。

1. 指导性沟通　由护士解答患者提出的问题,或护士围绕患者的病情阐明观点、说明病因、解释与治疗护理有关的注意事项以及措施等。指导性沟通可以充分展示护士的专业知识,而且沟通进程较快,需要的时间也少。但由于指导性沟通时,护士处于主动地位,因此护患之间的互动性较差,不利于患者主动参与治疗护理过程。

2. 非指导性沟通　属于商讨问题式的沟通。非指导性沟通有利于患者主动参与治疗护理,有利于帮助患者主动改变不利于自身健康的行为和生活方式,帮助患者找出影响健康的有关问题。在非指导性沟通中,由于护患双方地位平等,因此具有患者参与程度高、信息获取量大的特点。但非指导性沟通需要的沟通时间较长,较难在护理工作繁忙时开展。

（四）治疗性沟通的步骤

治疗性沟通可分为以下五个阶段:

1. 准备阶段　为了使治疗性沟通达到预期效果,护士在每次沟通前必须做好充分的准备工作。

（1）资料准备:一是患者的疾病情况、采取过的处理措施及治疗效果;二是患者的个人及家庭情况;三是患者的社会背景。详细了解患者各方面的情况,有利于治疗性沟通的进行,也有利于今后治疗护理工作的开展。

（2）环境准备:一是保持环境安静,尽量减少环境中容易影响患者注意力的因素;二是为保护患者隐私提供环境上的保证。

（3）时间准备:首先,根据交谈内容、患者的病情以及治疗护理的情况选择交谈时间,最好选择护患双方都感到方便的时间。其次,应注意避开检查或治疗的时间。此外,还应根据患者的病情及身体情况安排交谈时间。

2. 开始阶段　护士与患者开始交谈时,不要过于急促,应采用礼貌优先和循序渐进的方式,给患者留下良好的第一印象。

（1）有礼貌地称呼对方:给患者一种平等、被尊重的感觉。护士可根据患者的具体情况选择不同的称呼方式,切忌直呼患者床号。

(2)主动介绍自己:护士在开始交谈时,应主动向患者介绍自己的姓名及职责,使患者确实感到护士在关心自己,在医院这个陌生环境里有了依靠和寄托。

(3)说明交谈的目的:护士在开始交谈前,应向患者说清交谈的目的和所需的时间,让患者在身体上和心理上做好准备。

(4)帮助患者采取舒适的体位:为了使交谈顺利进行,护士应在交谈前帮助患者采用尽量舒适的体位,以减少影响交谈的不利因素。

3. 引导阶段 是治疗性沟通的实质阶段。交谈中坚持以患者为中心的原则。

(1)提出问题:一是每次最好问一个问题;二是提出的问题应简单明了,让患者能够应答自如;三是问题内容应符合患者的职业、年龄、文化程度、社会地位,不要让患者无法回答;四是尽量使用患者能够听懂的语言。如:"你有何不适?""你能否说说你的病情?"等。

(2)采用不同的表达技巧:交谈时应根据患者的情况采用不同的语言沟通方式。

(3)注意非语言沟通:护患交谈时,护士应该关注患者的表情、眼神、手势、语言、语调等,观察患者是否表露出厌烦情绪或痛苦表情,是否需要休息。同时,护士还应注意自己的非语言行为,不要让患者产生不利于沟通的感觉。

(4)及时反馈:交谈的过程是双向的、互动的。护患双方在交谈时应注意彼此间的信息回应。首先,护士应注意观察患者是否听懂了自己想要说明的问题,是否赞成自己的意思;其次,护士对患者提出的问题要给予及时的答复,对不能及时答复的问题,应在尽可能短的时间内向患者做出回应,切不可拖延或遗忘,以免使患者因得不到答案而胡思乱想,增加心理负担。同时,还应注意反馈的内容要准确,方式要得当。

4. 结束阶段 顺利、愉快地结束交谈有利于建立良好的护患关系,并为今后的沟通打下坚实的基础。

(1)选择恰当的结束时机:护患交谈都有一个很自然的终止点,一般表现为较长时间的沉默,此时见好就收,不要无休止地谈下去。

(2)概括并核实重点内容:交谈结束前,护士应简明扼要地总结交谈内容,有交谈记录时,护士应对交谈内容进行核实。

(3)预约下次交谈时间:必要时约定下次交谈的时间、地点和内容。

(4)致谢:护士应该对患者的合作表示满意和感谢。

5. 记录阶段 护士应培养自己能流畅而准确的记录能力。最好在交谈间歇及时记录,以免以后记录时遗漏,应告诉患者,记录是为了做好护理计划。有些隐私的内容应注意保密。

(五)治疗性沟通的影响因素

影响治疗性沟通的因素包括护士、患者、情境等多种因素,但护士和患者是其中的两个主要因素。

1. 护士因素 护患双方能否达成有效沟通,护士起主导作用。

(1)身体状况因素:护士要具有健康的身体,精力充沛,耐受力强。如果适应不良,则使身体处于亚健康状态,在工作中出现疲倦、精神萎靡、体力不支等,势必影响治疗性沟通。

(2)心理素质因素:护士应具有健康的心理,乐观、开朗、稳定的情绪,宽容豁达的胸怀。但临床护士由于长期承受来自工作、社会及家庭的压力,易造成心理障碍,情绪不稳,易与患者发生沟通障碍。另外,部分护士自身的人格中有与护士角色不协调成分,不善于与人沟通,易造成沟通不良。

（3）专业术语因素：患者来自不同的地域、不同的行业，个性不同，文化水平及医学专业知识的了解程度也不同，如果护患沟通时，护士过多地采用专业术语与患者沟通，容易使患者在沟通内容上产生误解或不理解，影响沟通效果。

（4）表达能力因素：护士表达、解释不到位现象在临床上时有发生。治疗性沟通时，若不注意自己的语言表达方式，不考虑患者的感受，很容易造成他们的误解，甚至对有些话语断章取义。

（5）思想观念因素：有些护士的思想观念尚未转变，仍停留在功能制护理阶段，认为只要技术过硬就是合格的护士，缺乏与患者主动沟通的工作积极性。往往是患者问一句，则答一句，这样不能及时了解患者身心需要，容易失去患者信任，影响沟通效果。

2. 患者因素　治疗性沟通是否有效，除护士方面的因素外，还与患者的信仰和价值观、知识水平、道德修养、各种能力的差异有关。

（1）信仰和价值观：信仰是个体行动的意志和内驱力，价值观决定着人们对事物的态度和处事的方式方法。由于信仰自由，患者对治病的态度也呈现多样化。有宗教信仰的患者更多地愿意用宗教的传统方法，或在思想上依赖驱神、去邪。护士与患者沟通前必须考虑其信仰，做到循循善诱，以免引发冲突。

（2）知识水平：患者的知识水平影响治疗性沟通的程度和深度。知识水平高、文化素养好的患者容易沟通，容易理解护士工作的立意和出发点。反之，与知识水平有差距的患者进行沟通时，其在语言选择、语意的传递和健康宣传教育上要求更高。另外，由于所熟悉的领域不同，人们的共同语言也有所差异，沟通的范围也相应变化。所以，护士只有根据不同的患者，采用不同层次的言语内容进行沟通，才能缩短护患之间的距离。

（3）道德修养：患者来自不同的社会阶层，个性心理、道德修养方面存在着个体差异。有的患者角色适应能力差，出现主观感觉异常、敏感、疑心重等不良心理，从而敷衍护士的言行。

（4）心理状态：患者的心理状态与疾病的严重程度、治疗效果以及家庭经济的承受能力关系密切。患者病情好转或趋于稳定时，心理状态就好，对疾病的治疗和康复就充满信心，就愿意与人交谈，此时护患交谈的效果好。而当患者病情未出现好转甚至加重时，患者的心理压力就会增加，不愿意与他人交谈。

（5）听、说、看和理解的能力：由于生长发育的影响，小儿理解能力差，老人反应慢；由于生理缺陷，如唇裂、口吃所造成的发音不清楚；用药所导致的意识障碍；先天的聋哑人、盲人，其他如牙齿、口腔疾患、异味等原因，皆可能影响治疗性沟通。

二、实践中的沟通技巧

（一）特定环境中的沟通艺术

1. 急诊护士　急诊服务的对象是需要进行紧急处理的特殊群体。当危重患者被推进、抬进或扶进急诊室时，患者及家属会把生的希望全部寄托在医护人员身上。他们对护士在抢救时的表情是否镇静，动作是否敏捷，处置是否迅速都非常关注。面对这些患者及家属，护士稳定的情绪、果断的处理、紧凑而不失礼节的语言、娴熟的抢救技术都会给患者带来信念上的支持。因此在沟通时，护士要注意语言与行为的统一，不要总是提问而不采取急救措施，或只顾抢救而不与患者沟通。在面对不断呻吟或大声喊叫的患者时，不要随便呵斥或表现不满，应给予必要的安慰；在与患者或家属交谈时，应注意说话的语速和语调，以免患者产生没听清楚或态度生硬的感觉。在与不配合工作的患者家属沟通时，护士要耐心劝说；对言辞过激的患者家属,护士要冷静对待,在不影响抢救的情况下,尽可能让家属陪伴患者,以解除患者的孤独感和无助感。在正确执行保护性医疗制度的同时,还应该根据患者的个体心理差异,选择性地将患者的病情告诉患者或患者家属,以稳定患者的情绪,为患者创造有利于抢救和治疗的最佳心理状态。

2. 监护病房护士 监护病房是相对封闭的场所。为了保护患者、避免发生院内感染,一般情况下不允许患者家属随便出入监护病房,因此在监护病房工作的护士,更应掌握护患沟通技巧。

(1)大手术后的患者:病情都较重,且多处于意识模糊状态,此时护士可采用触摸的方式与患者沟通。如摸一摸患者的前额,握握患者的手,帮助患者披好被角等。

(2)特殊插管的患者:如实施气管插管、导尿管、胃管、引流管等各种特殊插管治疗的患者,由于管道刺激引起的不舒适,可出现强烈的不安与躁动,有的患者甚至自行拔管。面对这种情况,护士可采用安慰性或鼓励性的语言与患者沟通,如"您的手术很成功,导管插在身上是不舒服,但随着病情的好转,导管很快就会拔除的,您的家人每天都在外面守候着您,他们盼望您早日恢复健康,您可一定要加油啊"等,帮助患者度过身体的不适期。

(3)意识清醒后的患者:重症患者在监护病房清醒后,最想知道的是自己在哪儿?手术做得如何?自己的家人在哪里?现在是什么时间?等。这时护士应根据患者的情况,尽可能在患者提问前就将患者的疑问告知患者。如"您的手术已经做完了";"这是监护病房,您的家人在休息室等候";"我是您的责任护士×××,现在是上午×点"等,让患者在无亲人陪护时也能够产生安全感和消除孤独感。

(4)暂时丧失表达功能的患者:对于因疾病原因暂时丧失表达功能的患者,护士可以教给患者一些替代语言的常用手势,如用手轻轻拍床表示不舒服,再用手指向不舒服的部位;动大拇指表示要大便;觉得有痰指指喉咙;想喝水指指嘴唇等。对有文化的患者,可以用写字板进行沟通。

3. 手术室护士 手术是一种有创性的治疗方法。大多数患者害怕手术,特别是第一次手术的患者,多表现出焦虑、恐惧和紧张的心理。因此,手术室护士不仅要配合医生做好手术,还应关心、尊重患者,加强与患者的沟通,以减轻因手术引起的不良生理及心理反应,保证手术成功。

(1)做好术前访视:手术室护士在手术前应详细了解患者的情况,包括患者的一般情况、疾病诊断、手术部位、心理状态、对疼痛的认识和对手术成功及预后的担忧等。重点了解患者接受手术的态度,启发患者说出心理的顾虑和要求,并根据具体情况给予恰当的解释和说明。术前交谈应避免说一些易引起患者不安的词汇,如死亡、大出血、危险等,对手术过程的解释不要过于详细,以免增加患者的心理压力。

(2)做好安慰工作:患者进入手术室后的心情是复杂的,包括对陌生环境的焦虑,对手术过程的担忧,对麻醉意外的恐惧以及对手术预后的猜测等。对此,手术室的护士应主动与患者沟通,用通俗易懂的语言向患者介绍手术室的环境、手术医师和麻醉医师的情况。

(3)注意术中语言:由于手术过程中意识清醒的患者对手术器械的撞击声和医护人员的谈话非常敏感,因此医护人员在手术过程中应谨慎交谈,不要说容易引起患者误会的话,如"糟糕","血止不住了","不对,错了"等;不要在患者面前露出惊讶、可惜、无奈的表情,以免对患者造成不良提示,引起不必要的心理负担。

(4)加强术后沟通:主要注意两个方面:一是要主动告知患者手术的效果,尤其是对效果不理想的手术,护士应根据患者的知情要求和承受能力采取适当的沟通方式;二是要主动交代术后健康促进的内容,如术后翻身、咳嗽、活动、休息的注意事项,缓解术后伤口疼痛的有效方法等。此外,护士还应鼓励患者说出自己的内心体验和感受,及时解答患者提出的疑惑,对不能回答的问题,可请手术医师帮助解释,以减轻患者的担心和忧虑。

 案例分析

与一位术后患者的沟通

胃癌患者,男,48 岁。手术过程中发现癌细胞已扩散,简单切除、处理后便缝合。等患者清醒后,护士对他说:"手术过程很顺利,你不要有太重的思想负担。你要注意按时化疗、复查,适度锻炼,注意营养,这样对你的健康会有好处,祝你早日康复!"结果该患者不仅存活时间较长,而且心理状态一直不错。

4. 社区护士　社区的服务对象是社区的全体居民。面对这些不同年龄、家庭、文化及社会背景的服务对象,社区护士必须具有人际沟通技巧,才能与服务对象进行有效沟通,从而保证护理工作顺利进行。

(1)老年保健工作:老年群体是社区护理工作中重要的服务对象。社区护士在与老年人沟通中应随时注意沟通的态度、礼仪,注意寻找共同关心的问题,尊重老年人的人格、权利、宗教信仰以及生活习惯,注意保守其隐私。大多数老人喜欢说话、话语较多,社区护士在倾听时要用爱心、耐心和细心对待老人,认真倾听老人的诉说。沟通时语言要求简单、明了、切题、表达清晰,尽量不用医学术语,不说老人忌讳的字词。

(2)预防接种工作:预防接种是社区护理中一项常见的工作。预防接种的对象大多是儿童,由于他们大多惧怕"打针",预防接种工作常遭遇困难。在预防接种与小儿的沟通中,社区护士要有爱心。注意运用语言和非语言沟通技巧,应考虑儿童的年龄特征,对儿童多加鼓励,不能训斥,保持其自尊心。注射治疗时,要利用儿童注意力易被转移及喜欢表扬、鼓励等特点,用熟练、轻稳的技术操作,尽可能减轻因"打针"产生的疼痛。

(3)健康知识传播:社区健康知识的传播是以社区人群为接受健康知识的对象。通过健康知识传播,使其树立健康意识,关心自己、家庭及社区的健康问题,自觉改变非健康行为、生活方式和社会影响,从而提高生活质量。

社区健康知识的传播应注意三大沟通技巧:

1)做好各项准备工作:一是健康知识传播前整体构思,拟定实施方案;二是了解参会人员的基本情况,做到心中有数;三是选择针对性较强或目前流行的某种疾病防治知识作为传播内容,使接受教育者获得更大的受益;四是备好教具及辅导材料,以增强教学的直观性与趣味性,提高患者的学习兴趣。

2)热情和蔼,以诚相待:在社区进行健康知识传播时,社区护士应持热情和蔼、以诚相待的态度,沟通时应客观、公正,不能主观、偏见;要帮助、指导,不能批评或训诫;避免不成熟的建议或承诺;认真倾听对方的叙述和提问,注意观察其情绪,交谈时语气要婉转中肯,注重双方互动过程。

3)使用通俗易懂的语言:健康知识的传播往往带有一些专业性较强的术语或内容,社区护士应注意使用通俗易懂的语言,并可适当地举例解释,对必须掌握的重点内容,通过加重语气、重复、复述和总结等方式不断加以强化。

5. 家庭访视 家庭访视的对象通常是社区的脆弱群体,如:特别贫困的家庭;健康问题多发家庭;不完整的家庭;具有遗传性危险因素或残疾者;家庭功能不完善的家庭和具有慢性疾病的患者家庭等。

(1)访视前的准备:主要有五方面:一是明确家访的目的,熟悉访视家庭成员的健康档案,制订具体的访视计划;二是确认访视家庭地址及电话号码;三是确认可以进行家庭访视的日期和时间;四是根据访视目的,准备必要的记录单、消毒物品、仪器设备和药品、护理用具等;五是临行前向社会服务中心说明此次家访的目的,并留下家访的路线、家访的出发时间及预计返回的时间。

(2)访视中的技巧:主要有七方面:一是面带微笑步入访视家庭,先有礼貌地称呼对方,使对方放松,并感到备受尊重;二是做自我介绍,解释访视目的及所需时间等;三是与服务对象及家属建立平等友好的关系,掌握现在的健康问题及上次访视后的好转情况;四是积极鼓励和引导服务对象及家属共同参与护理计划的制订和护理措施的实施;五是重要内容应录音或立即记录;六是及时回答服务对象的提问,因势利导地进行健康宣传教育;七是记录访视情况,根据访视对象健康问题的轻重缓急,预约下次访视时间。

(二)与特殊患者的沟通艺术

1. 特殊心理状态患者的沟通艺术

(1)愤怒患者:当患者发怒并指责护士时,护士首先保持沉默、冷静,视患者愤怒、生气为一种健康的适应反应,切忌采取回击或指责性行为。其次,护士应以语言或非语言的行为表示对患者的理解,并主动倾听、了解和分析患者愤怒的原因。根据情况采用适当的方式安抚患者。如用试探性的语气询问患者:"看得出你很不高兴,我能为你做些什么吗?"。此外,对患者遇到的困难及问题应做出理解性的反应,即用移情的方式对患者表示理解。如对患者说:"我能理解你现在的心情"。然后认真对待患者的意见和要求,正确引导患者,重视和满足其正当要求是较好的解决方法。

(2)哭泣患者:哭泣是一种有益的情绪宣泄。因此,当患者哭泣时,不应阻止他,而应让其宣泄。护士最好能在旁陪伴一会,坐在患者身边,或轻轻扶住患者的肩部,或握住患者的手,以示对患者的理解,除非他愿意独自呆着;适时递给患者一块毛巾和一杯温开水,轻轻安抚他:"我知道你很伤心,如果你觉得哭出来感觉会好些,你就哭出来吧";哭泣停止后,鼓励患者说出哭泣的原因,进行安慰和疏导,并尽可能地帮助患者解决实际问题。

(3)抑郁患者:抑郁患者往往反应慢、说话慢、动作慢和注意力不集中。护士与其沟通时应放慢语速,认真倾听患者的诉说,鼓励患者说出心理感受,必要时可多次重复沟通中的主要内容。对患者的反应要给予及时的回应,以鼓励患者积极参与沟通;注意在交谈时不要随意打断或催促患者。

2. 特殊病情患者的沟通艺术

(1)重症患者:重症患者身体极度虚弱,应尽量少交谈,多用非语言行为传递信息。如患者有交谈愿望时,语言尽量精短,时间宜短,不要超过 10～15 分钟。如发现病情变化或患者因体力因素拒绝交谈时,护士应及时停止交谈。对意识障碍的患者,可持续用同样的轻声细语或触摸的交流方式,刺激唤醒以满足患者的交流需要。

(2)感觉缺陷患者:沟通时要有耐心,尽量采用各种方法来弥补患者因听力、视力或语言障碍而被遗漏和忽视的内容。

1)与视力障碍患者的沟通:最好选择有声语言沟通。护士走进或离开病房时都要告知患者,及时对患者听到的声响做出解释。与尚有残余视力的患者交谈时,要面对患者,并保持较近的距离,尽可能让患者看到自己的表情。

2)与听力障碍患者的沟通:最好选择非语言方式沟通。让患者在无声世界里感觉到护士的关心和体贴。当护士进病房时,轻轻地抚摸或拍拍患者,让他知道护士的到来;交谈时,面对患者,让患者看到护士讲话时的表情与口型;适当增加肢体语言的表达来加强信息的传递;还可采用写字板、卡片等其他沟通方式。

3)与语言障碍患者的沟通:尽量使用简短句子,让患者用是或不是、点头或摇头来回答,给其充分的时间,态度要缓和,不可过急,必要时用文字交流。

(3)传染病患者:传染病患者在遭受疾病折磨的同时还要遭受他人嫌弃的心理折磨,在疾病治疗期间还要接受隔离。因此护士在与传染病患者沟通时,应注意了解患者的心理活动特点及情绪变化的原因,并给予充分的理解和同情。根据患者的不同情况,解释隔离治疗的作用,做好隔离治疗期间的健康宣传教育,及时为他们传递相关信息,消除他们的顾虑和疑惑;耐心指导他们适应隔离期间的生活,鼓励他们积极配合治疗。由于传染病患者容易敏感且疑心较重,所以护士在进行治疗护理的时候要特别注意自己的肢体语言,不要让患者产生护士嫌弃他们的感觉。

(4)肿瘤患者:肿瘤患者常因疾病的预后或治疗效果不好而表现出情绪不稳定。护士应用真诚的心去抚慰患者,用关切的目光去关心患者,用适当的沉默去理解患者。鼓励患者说出内心的感受,将负性情绪发泄出来,以缓解内心的压力。也可以将肿瘤治疗中的一些新进展、新方法和成功的病例及时地告诉患者,帮助患者重新燃起生的希望。对化疗的患者,可以通过一些暗示疗法来预防或减轻副作用,帮助患者减轻化疗中的不适感。

(5)临终患者:与临终患者的沟通主要体现在心理上的慰藉和疏导,生活上的关心和照顾。对此,护士应充分理解患者在临终前的各种情绪反应,尽可能地帮助患者减轻临终前的恐惧及痛苦,帮助患者平静、安详、有尊严地离开这个世界。护士可采用倾听、抚摸、沉默等方式与临终患者进行沟通,重视患者临终前的微小愿望,努力为其创造安静、温馨的环境。

(三)与投诉对象的沟通艺术

1. 患者投诉的主要原因

(1)服务意识不强:护士在与患者的沟通中,缺乏以患者为中心的服务意识。在相当多的投诉中,护理活动本身并无问题,主要是由于护士的职业道德修养较差,服务态度不好,表现出对患者态度冷漠、语言生硬、解释不到位,不能耐心回答患者提出的问题,甚至发生争执和顶撞现象。

(2)语言使用不当:护士在工作中语言使用不当也是造成投诉的主要原因之一。如一位年轻护士在为一病情突然加重的患者输氧时(由于过度紧张,忘记打开氧气表的总开关),发现鼻导管内无氧气输出,便脱口而出"哎呀,没有氧气了"。随后立即更换了另一瓶氧气,并及时为患者输氧。但由于患者病情较重,机体已处于重度衰竭状态,虽然经多方抢救,仍然因抢救无效死亡。事后,护患之间因为护士的那句话引发纠纷,患者家属认定患者的死亡就是因为氧气事先未准备好,输氧不及时造成的,要求医院承担赔偿责任。

(3)人文关怀不足:护患沟通时,常常会把医院的规章制度挂在嘴边,很少考虑患者的内心感受。这种只注重规定不重视人文关怀的做法极易造成对患者的心理伤害。如一位患晚期恶性肿瘤的未婚女性,她的男友特地从百里之外的家乡赶到医院探望,希望能在病房陪她一个晚上。值班护士却说:"不行,医院有规定,没有医嘱患者家属不能陪护。"并执意要其男友离开病房。为此,患者和她的男友非常气愤,对值班护士进行投诉,并对医院的管理制度提出质疑。分析事情的发生经过,站在护士的立场,严格病房管理没有错;站在患者的立场,家属的要求也并不过分,因为对于一位患有晚期恶性肿瘤的未婚女性,男友的关心与照顾是任何人都无法替代的。

(4)护理技术不精:护理工作要求护士具有熟练的操作技能。然而在临床护理工作中,许多投诉案例均由技术操作不熟练引起。如备皮时用力不均出现皮肤划伤,应用套管针时刺破血管导致皮下淤血,小儿头皮静脉穿刺失败,抢救患者给氧不迅速等。

(5)信息通道不畅:每一位患者进入医院后,迫切需要了解与自己疾病相关的信息,这是人之常情。况且,知情权是患者拥有的权利。但有的护理人员对患者的询问、打听常感到厌烦或不愿搭理。尤其是护士在工作繁忙、心境不佳时更容易出现冷漠、训斥。这无形中对患者的心理产生了伤害,同时也侵犯了他们应有的权利,因而容易导致护患纠纷,继而出现患者的不满或投诉。

2. 与投诉患者的沟通技巧

(1)用倾听包容患者:倾听是建立或保持护患关系的一项基本技能。对待投诉患者,护士应主动与其沟通,认真倾听他们的诉说。在倾听过程中,尽量不要打断患者的谈话,即使面对言辞过激的投诉语言,也不要急于解释或澄清。在处理患者投诉时,真诚的倾听和适当的包容是一种明智的选择。

(2)用爱心感动患者:关爱患者是化解矛盾的一剂良药。面对投诉患者,只有将自己真诚的爱心呈现在患者面前,用爱心去感动患者,才能抚平患者心中的不满情绪,使其逐渐从负面情绪心态中摆脱出来,重新去认识和分析事件发生的真正原因,从而达到宽容与谅解的目的。

(3)用移情理解患者:移情是护患之间获得理解的共同前提,是解决护患问题的核心。移情可使护士站在患者的立场上充分理解其心情,感受其面对的困难;移情可以促使患者更多的自我暴露,说出心中真实的想法,消除护患之间的误会。

(4)用真诚赢得患者:真诚是赢得患者信任的基本条件。面对来自患者的投诉,护士应做到真诚面对,坦然接受。如果患者的投诉属于护理方面的问题,护士应虚心接受,诚恳道歉,以取得患者的谅解。如果患者的投诉属于非护理方面的问题,也应该做好协调与解释工作。只有这样,才能赢得患者的信任和支持。

【护士心语】

良性的沟通,是祛除患者身体与心理疾病的良药,更能体现天使之美。

(徐志英)

❓ 复习思考题

1. 患者祝某,女,56岁,因急性上呼吸道感染收入呼吸内科学病区。在此之前,护士小月已接到住院处的电话通知,提前为患者准备好了病床。当患者祝某由其丈夫搀扶着走进病房时,正在整理护理文件的护士小月便微笑着站起身迎上前说:"您好,我是护士小月,您是祝某吧?我已为您准备好了病床,请您跟我到病房。"说着接过入院病历,搀扶祝某来到病床旁,帮助她躺下后并为她盖好被子。祝某微笑地看着小月,感激地说:"谢谢你!"小月微笑着摇摇头,俯下身用手轻轻抚摸了一下祝某的额头,关切地说:"您有些发热,先喝点水,我马上通知您的主治医生来给您做体格检查。"说着接过祝某丈夫带来的杯子,为她倒了一杯温开水,并向患者简单地介绍了病区的基本情况后离开了病室。

请问:小月护士在接待患者的过程中,应用了哪些非语言沟通方式?

2. 在护理工作中,如果您面对一个愤怒的患者,如何与他进行有效的沟通?

第三章　增进群体合作　构建高效工作团队

学习要点

1. 群体、社会互动概念。
2. 护理对象和护理工作范围的社会属性;解决群体冲突的策略。
3. 建设高绩效工作团队的基本原则;护理发展的社会动因。

第一节　人类的群体性概述

人是要有帮助的。荷花虽好,也要绿叶扶持。一个篱笆打三个桩,一个好汉要有三个帮。

——毛泽东

一、群体的含义

（一）群体的定义

群体是社会学研究中一个重要范畴,它是从英文 social group 翻译而来的,在英文中 group 有群体、团体、集体等意思,也有人将它翻译成社会团体或社会集团。群体(social group)是指两个或更多的个人,为了实现共同的目标,通过交往与沟通而形成的相互作用、相互依赖的集合体。

（二）群体的构成条件

1. 有一定数量的社会成员　群体成员至少有两个人,这是构成群体的主要基础。在较大的群体中,还有一定的组织结构和一定的分工协作,并且有权威人物的存在。

2. 有共同的目标与利益　群体的形成,是以若干人的共同活动目标为基础的,群体目标既是群体功能的具体体现,也是组织的灵魂。正是有了共同的目标,使群体功能大于个体之和。群体的这一特性,也是群体建立和维系的基本条件。此外,目标可能是一个,也可能是几个,但一定是群体成员一致确定的目标。

3. 有较持久的交往和稳定的社会关系　群体成员有信息、思想、感情上的交流,在心理和行为上相互影响,形成较稳定、持久的社会关系。有明确的成员关系,并形成归属感。人们之间偶然的相聚、暂时的集中,如大街上的行人、电影院的观众、车站的候车顾客,都不能构成现实的社会群体,因其之间没有保持较持久的交往,不能形成较稳定的社会关系。

4. 有明确的行为规范　为保证群体有秩序、协调地开展活动,必须有明文规定的或是约定俗成的群体规范。成员在群体的压力之下,调整自己与规范不相称的行为。

5. 有统一的群体意识　作为一定的社会群体所具有的社会群体意识,是该群体成员在长期的共同活动和彼此交往中,形成的一种关心群体存在和发展、与群体荣辱与共的思想情感。

6. 有相互协作与配合的组织保证　例如,一所大学院系的负责人和所管理的老师,为培养学生而工作,为了共同的目标,相互协作分工,相互依赖信任,这就构成一个群体。

群体并非就是人群的聚集,不同于社会的"类群",譬如北京人、老年人、女人,这些人之所以被归到一起,仅仅是因为他们有某个相同的特征,而不是因为他们有认同感或归属感。

二、群体的作用

知识链接

人为何不能无群

《荀子·王制》中说人"力不若牛,走不若马,而牛马为用,何也? 曰:人能群,彼不能群。人何以能群? 曰:分。分何以能行? 曰:义。故义以分则和,和则一,一则多力,多力则强,强则胜物……故人生不能无群,群而无分则争,争则乱,乱则离,离则弱,弱则不能胜物。"

(一)满足工具性需要

所谓工具性需要是指必须依靠群体帮助才得以达到某种具体目标的需要。在人生的每一阶段,都存在着单靠个人无法完成的工作,因此也就存在着各种各样的工具性需要,这些工具性需要必须由工具性群体来满足。许多工具性群体是绝对必要的,例如,再著名的歌星如果没有其他乐队成员的配合是不可能完成一场盛大完美演出的。这正体现了中国的一句俗语:"一个篱笆三个桩,一个好汉三个帮。"

(二)满足表意性需要

有一些群体的形成主要是为了满足表意性需要,这就是说,群体帮助其成员实现情感欲望,通常是提供情感支持和自我表达的机会。大多数朋友群体就是出于这种目的。

工具性群体和表意性群体两者并不是截然分开的,很多群体能满足这两种需要。例如,工具性群体也经常满足表意的需要。乐队的成员会产生亲密的关系,这是他们在场外的友谊基础。

三、群体的分类

群体分类的方法有很多,按照不同的标准和研究需要,区分出不同的类型。

1. 正式群体和非正式群体　其划分是以群体的社会关系是否得到在它们之上的社会组织如各级政府认可为标准的。在正式群体中,围绕组织目标,个人有明确的职责分工和权利义务,有正式的沟通渠道。在正式群体中有命令型群体,如由一名护士长和若干名护士组成的工作群体。除此之外,还有任务型群体。任务型群体是为了完成某项特殊任务而临时抽调人员组成的群体,如援非医疗队等。

非正式群体是指社会成员因某些原因,未经官方或组织规定,自愿形成的群体。它是个无形组织,内部成员有着相同的观点、密切的利益和一致的行为,有自然形成的"领导人物"。非正式群体的特点是:成员间认同行为规范,有较强的凝聚力,信息沟通迅速,有排他性和不稳定性。非正式群体形成的原因是多种多样的。如利益一致的利益型群体,志趣相投的爱好型群体,信仰相同的信仰型群体。还有通过社交、友谊和感情连接起来的情感型群体,由同乡、同学、战友组成的亲缘型群体等。

正式群体中可不断产生非正式群体,它对个体行为有着一定程度的影响。非正式群体具有积极和消极的双重作用。当非正式群体的价值取向与正式群体的目标一致时,它对完成组织目标有促进作用。另外,由于非正式群体还能满足其成员社会交往等方面的需求,所以它也是对正式群体功能的补充和调节。当非正式群体的价值取向与正式群体的目标不一致甚至有冲突时,它对完成组织目标有阻碍作用。

　　2. 血缘群体、地缘群体和业缘群体　这是以群体成员的联系纽带作为划分标准的。它们分别以血缘关系、地缘关系、业缘关系为纽带。人类最早出现的群体活动是在血缘群体特别是家庭中进行的。地缘群体是随着社会生产的发展和社会流动的出现而产生的。邻里从严格的意义上说是文明社会的地缘群体。业缘群体在现代社会的群体生活中处于主导地位。

　　3. 初级社会群体和次级社会群体　这是以群体中人际关系的亲密程度作为划分标准的。初级社会群体又叫基本群体或首属群体。所谓初级社会群体,是面对面交往形成的、具有亲密的人际关系的群体。具有规模较小、面对面交往、认同感强烈等特性。它对于人的个性和个人理想的形成起到了最初的作用。它不仅满足人物质方面的直接需要,而且能够满足人们在精神生活方面的直接需要。人们是通过与其直接接触的初级社会群体来感知社会的,初级社会群体的状况如何,直接影响人们对社会的满意度,从而决定对社会的态度。因此,人们必须高度重视初级社会群体的建设,重视初级社会群体中人际关系的调适。初级社会群体的典型是家庭。

　　次级社会群体,如学校、社团、工厂、公司等社会组织是次级群体的表现形式,是人们为了达到一定的社会目的而建立起来的,一般来说,次级群体规模比初级群体要大,成员较多,有些成员之间不一定有直接的个人接触,群体内人们的联系往往通过一些中间环节来建立。次级群体是个人步入社会所必须加入的群体,也是个人社会活动领域拓展和活动能力增强的标志。在现代社会生活中,既要重视初级社会群体的作用,又要重视社会组织的作用,还要重视它们在功能上的协调。

　　4. 成员群体和参照群体　这是以个体和群体的关系来划分的。人们一般称某个个体生活其中的群体为他的成员群体,而把影响某个个体的思想和行为的群体称为他的参照群体。对于社会个体来说,他可能把自己所在的成员群体同时当作参照群体,但也可能把他并不生活在其中的群体当作参照群体。这样,就会出现两种情况,如果他选择的参照群体是具有积极倾向的群体,自然他会获得进步;但是,如果他选择的是具有消极倾向的甚至是反动倾向的群体,他就会向坏的方面转化,产生反常和反社会的行为。美国社会学家研究犯罪问题时发现,在犯罪率较高的社区内,一些男孩子自幼就模仿犯罪团伙中大男孩子的行为,认为他们勇敢、大胆,是真正的男子汉,视他们为楷模,甚至最后堕落成犯罪团伙成员。这类犯罪团伙在该社区内成为许多小男孩心目中的参照群体。现代社会是开放性社会,人们不免要受到各种各样群体的影响。注重参照群体的研究,认识、分析人们心目中的参照群体,能更好地发挥先进群体的带头作用,及时发现和制止越轨团伙的破坏作用。

　　另外,以群体的社会功能分类,可以把群体分为生产性群体、服务性群体、精神性群体和政治性群体。

第二节　群体沟通

　　当我面对一群人,或是大众传媒媒体谈话时,我总是假想自己是和"一个人"进行推心置腹的谈话。

——巴伯

群体力量的发挥,可以是相辅相成的,如"三个臭皮匠,顶个诸葛亮"。也可以是相互抵触的,如"三个和尚没水喝"。群体不是若干个体的简单组合,而是个人之间相互作用、相互联系有条件的特殊总和。群体的运作主要是通过群体内成员间的互动而展开的。

一、社会互动

(一) 社会互动的概念

社会互动这一概念最早见于德国社会学家齐美尔(Simmel)所著的《社会学》(1908)一书中。齐美尔认为:社会学的研究对象应该是表现互动内容的互动形式,并把它作为构成社会的一种主要形式。人的社会性、人们的社会行为正是通过社会互动而形成和表现出来的。它是群体的主要媒介和动力,也是造成社会变迁的因素之一,反映了人与人之间的动态关系。

什么是社会互动? 社会互动是指社会个体或群体为达到某种目的,遵循一定的社会规范,通过某种媒介,相互间进行的心理、行为交往活动。可见,交往活动可以发生在个体与个体之间,也可以发生在个体与群体、群体与群体之间,其相互作用交流的可能是信息、情感等心理因素,也可能是行为动作。

社会互动的构成要素:

1. 行动者 社会互动是人们之间的相互交往活动,首先要有行动者,即社会互动的主客体、载体。它们可以是个人,也可以是群体。社会互动是人们之间对象化的活动,没有行动者或者只有单个、孤立的行动者都无所谓互动。

2. 行动者的相互作用 只有在行动者相互接近、接触,通过各种形式的媒介,发生了彼此依赖性的作用,才会产生社会互动现象。

3. 目标与规范 社会互动与动物互动的根本区别是行动者的目的性与对规范的遵从,社会互动是行动者为了满足自身的需要和实现自身的利益而做出的行动。要实现互动的目标,行动者必须遵守一定的规范。规范是社会互动中行为者的行为依据,也是保证社会互动正常进行的条件。

4. 社会环境 任何社会互动都是在一定的环境条件下进行的。环境对社会互动的进行有着重要影响。

(二) 社会互动的主要方式

社会互动的方式主要有合作、竞争、冲突等。

1. 合作及其基本条件 合作是指个体与个体、群体与群体为达到共同目的,自觉或不自觉地在行动上相互配合的一种互动方式。在群体中,成员可以彼此以合作的方式互动,他们可以互相帮助,互相沟通,为群体成员的共同利益而协调行动。

合作的基本条件,一是目标的一致。合作要有某种共同目标,至少是短期的共同目标,否则无法合作。即使是竞争对手之间,也有可能存在共同目标和共同利益,因此也有合作的必要和可能。二是共识和规范。合作双方对共同目标、实现目标的途径有基本一致的认识,对事情怎样做要有接近的理解,否则目标一致但道路不同也无法合作。同时,在合作的过程中遵守双方共同认可的社会规范。

2. 竞争及其基本条件 竞争是个体与个体、群体与群体为争夺一个共同目标的互动行为。有些群体,成员间以互相竞争的方式互动,他们将个人的利益放在首位,努力表现自己的超人之处。如体育运动中,运动员之间或运动队之间对于冠军的争夺;相同产品的生产厂家对于同一销售市场的争夺等。

竞争的基本条件,一是目标相同,它必须是人们对于同一目标的追求,目标不同就不会形成竞争。二是目标较为稀有或者难得,即一个人或一些人夺得了目标就意味着另一个人或另一些人失去了得到的机会。数量多,轻而易举就得到的目标,不能形成竞争。三是竞争的目的主要在于获得目标,而不在于反对其他竞争者。如运动场上的对手,运动场下还是朋友。四是竞争是有理性的,必须按照一定的社会规范进行。

3. 竞争与合作的关系　社会心理学家多伊奇(M. Deutsch)提出了一种解释竞争与合作的理论——目标手段相互依赖理论。他指出,个体行为的目标或手段与他人的行为目标与手段之间如果存在相关或依赖的关系,他们之间就会相互作用。当不同个体的目标和手段之间存在积极的、肯定性的关系时,即只有与自己有关的他人采取某种手段实现目标时,自己的目标和手段才能实现,他们之间是合作关系,如足球队球员之间的关系。当不同个体的目标或手段与他人的行为目标与手段之间存在消极或否定关系时,即只有与自己有关的他人不能达到目标或实现手段时,自己的目标和手段才能实现,他们之间是竞争关系,例如拳击一类的竞技体育比赛。

对于今天的人来说,竞争和合作构成人生和社会生存和发展的两股力量。两者是辩证统一的关系,竞争中有合作,合作中有竞争,是相互渗透、相辅相成的。竞争是有层次的,竞争层次的客观性决定了无论何种竞争都离不开合作,竞争的基础都在于合作。

没有合作的竞争,是孤单的竞争,孤单的竞争是无力量的。合作是为了更好地竞争,合作愈好,力量愈强,自然成功的可能性就愈大。有人认为,优秀的竞争者往往是理想的合作者。

4. 冲突　冲突是指两个或两个以上的社会单元,由于反应或希望的互不相容性,从而产生心理上或行为上的紧张状态。主要是由于生活背景、教育、年龄和文化等的差异,而导致对价值观、知识及沟通等方面的影响,因而增加了彼此相互合作的难度。

5. 冲突与竞争的关系　两者虽然都是人们之间为了一定的目标而互相排斥或反对,但两者之间有很大区别。

(1)冲突更为直接的目的是要打败对方,是直接以对方为攻击目标的一种行为。竞争不以对方为直接攻击目标。

(2)冲突的双方或各方,有直接、公开、面对面的接触,因此是一种直接的反对关系。而竞争的参与者不一定有直接的接触,不同地方、互不相识的争夺者也可以处在竞争状态。如,分处两地的生产厂家对于同一种商品销售市场的争夺。

(3)冲突双方所争夺的目标既有相同性,又有不同性。由于冲突各方在价值观念上有很大差别,因而,他们虽然在同一领域争夺,但要实现的目标可能各不相同,而竞争的目标是一致的。

(4)冲突在形式上比竞争更激烈,它往往破坏了规章、规则甚至法律的限制。而竞争是在一定规则下进行的。

二、解决群体冲突的策略

解决矛盾冲突有三种不同的策略

1. 赢-输策略　这种策略的特点是双方不以妥协为目标,其中一方控制和支配另一方,用自己的目标取代对方的目标而成为赢家,另一方则为输家。例如:由于国庆节休假调课,使某护校原来实验室操作练习铺床的安排被打乱,一组和二组的同学都准备晚上练铺床,从而发生了冲突。在冲突过程中,一组的组长态度十分强硬,认为今天就应该让她们练,况且是她们先到的。二组的组长与她们争执了很长时间也没有结果,最后二组的同学只好在十分不情愿的情况下离开实验室。

解决冲突运用赢-输策略十分普遍,但它并非解决冲突的最佳策略,只是暂时性解决冲突的策略。

2. 输-输策略 其特点是双方都持敌对的态度,都想成为赢家,但最终都成为输家,没有一方达到自己的目标。例如:科室里有一个去国外医院短期进修的名额,护士 A 和护士 B 都很想去,两个人通过各自的渠道,一个找了卫生局负责人,一个找了卫生厅负责人,当两位负责人都来过问此事后,医院领导为避免得罪其中任何一位领导,决定将此名额给了护士 C。

输-输策略仅仅是一种短期行为,争执的双方都没有达到目标,双方的关系受到了损害,可能导致今后发生更大的冲突。

3. 赢-赢策略 其特点是双方都完全或部分达到了自己的目标,双方都成为赢家。"1＋1＋1"大于 3 的思维鼓励我们解决问题时,既非按照我的方式,亦非按照你的方式,而是第三种远胜过个人之见的办法。例如:上述一组和二组在实验室发生冲突后,两个组的组长经过协商,决定一组的同学练习铺床,二组的同学练习穿、脱隔离衣;一段时间后再相互交换,结果两个组的同学都很满意。

赢-赢策略是解决矛盾和冲突最为理想的策略,也是最佳策略,因为争执双方的冲突得到了很好的解决,关系也没有受到损害。它是一种重视双方长期性联系的策略。

三、护理的社会属性

(一)护理对象的社会属性

护理工作服务的对象是"人",既包括患者,也包括健康的人;是生物的人,也是社会的人。因此,必须把人看成是一个整体,在对患者实施全面护理的同时,也必须关心提高人民健康水平的预防保健工作。这就需要对人有一个全面认识,以达到良好的护理效果。

1. 人的整体性 人是一个生物有机体。但又不同于动物,他是一个有意识、有思维活动、能从事创造性劳动、有丰富而复杂的内心世界、过着社会生活的人。在人的身上既有物质生理活动,又有精神心理活动,这两种活动是不可分割的,从而形成统一的整体。人所具有的整体性是整体护理的基础,是新医学模式建立的客观依据。

2. 人体与环境 如果破坏了自然界生态系统的结构和功能,或者社会环境发生急剧变化,就会危及人类健康。在这种情况下,如果机体的结构与功能、局部和整体相互协调,并与精神环境保持一致,个体就处于良好的适应状态,否则就会造成功能紊乱而引发疾病。所以,我们一定要注意人体与环境的关系,保护自然环境,创造良好社会环境,让健康人更健康长寿,让患者早日康复。

3. 人的差异性 人类的各种需要是随人类社会的产生和发展而不断变化的,旧的需要得到满足,新的需要要不断产生。在社会条件相同的情况下,人对同样刺激所做出的反应各不相同,患病后与健康时的反应和需要也不相同,同样疾病可因个体差异、不同的社会环境和心理状态表现各异。如同样面对癌症,有的人是"谈癌色变",如一位从医多年的大夫,自觉胃部不适,自己骑自行车到门诊做"拉网"检查,从对检查人员的面部表情、谈话分析中确信自己患了"胃癌",当即瘫软在检查室,不能走动,因精神绝望,加速了死亡的步伐。另一人明知自己患了癌症,但由于能够正确对待,积极配合,采取各种治疗手段,从而延缓了恶化进程。所以,为满足不同人在不同时期的需要,应根据具体情况,采取具体的护理措施。

(二)护理工作范围的社会属性

1. 健康护理 护理学不再是附属于治疗学的一部分,而是对人的全部生命过程中各个不同阶段的健康问题给予关怀和照顾。它面向社会,面向保健,履行社会职责,不仅着眼于患者,同时将健康人,特别是处于疾病边缘的人列为护理工作对象。1973年国际护士会议确定护士的基本职责为"增进健康,预防疾病,恢复健康和减轻痛苦",这给护理工作提出了更新更高的要求。

2. 疾病护理 对各种疾病的治疗护理,是护理工作的主要任务。在医院,护理工作要保证患者在住院期间得到妥善的治疗,同时满足患者在医疗、生活、心理等方面的需要。现代医学科学发展使护理技术不断更新,如监测技术就大大改变了病情观察的方法,也提高了护士的业务水平。护理工作是纷繁复杂、琐碎细致的,不仅有生活护理,还包括具有很强专业性、科学性的基础护理、专科护理、护理科学管理、护理教育、科学研究、科普宣传等六个方面。

3. 心理护理 人的需要是多方面的,在不同的年龄、时期、场合、心理状态下出现的需要也各不相同,一个合格的护士,不仅要学会生活护理和执行医嘱,而且要观察患者身心的整体变化,进行整体护理;采取各种护理措施使患者身心处于接受治疗的最佳状态,保证其早日康复,这是护理工作适应新医学模式的一个重要课题。

4. 社会护理 社会护理是对整个人类的护理,是面向全社会开展的护理。不仅在医院对患者逐步健全社会支持系统,使其与社会人际关系正常化,尽可能地保持其社会地位,还要走出医院面向社会,运用各种社会手段和方法,使人类在社会和自然环境中保持身心健康。

四、护理发展的根本动因

(一)社会制度的变化与完善

社会制度是指在一定的历史条件下,因人类某种基本社会生活的需要而形成的一种重要的社会结构或社会系统。社会制度有三层含义,一是指性质不同的社会形态,如资本主义社会、社会主义社会;二是指关于社会某一方面的机构、设施、规范等社会制度体系,如政治制度、宗教制度、教育制度、卫生制度等;三是指各种具体活动所应遵守的纪律、章程及行为规范,如财务管理制度、考勤制度等。从社会学的角度讲,社会制度是一定条件下某种社会活动和社会关系的规范体系,主要指社会制度第二个层面的含义。护理的发展不仅能够促进社会制度的进步,而且要受到社会制度的制约。社会制度对护理发展的影响与制约主要表现在以下几个方面。

1. 占统治地位的社会阶层的道德观、价值观、健康观等,决定了护理作为一种职业的社会定位和职业规范。如在中世纪的欧洲,护理活动主要诞生于教会的一些慈善机构,当时的宗教制度和宗教信仰限制了护理应有的地位和作用,患病被认为是上帝对人们不良行为和罪恶的惩罚,对患者的照料和护理也因此被看作是肮脏低下的工作,当时的医院条件很差,从事护理工作的人员主要是修女和生活贫困的下层社会妇女,她们缺乏专门的护理知识和技能,又无足够的护理设备,更谈不上护理制度和质量标准,护理进入发展的黑暗时期。而在近现代,人们对维护健康、防病治病赋予了越来越多的重视,各国在医疗护理领域的投资越来越多,护理事业也因此获得了较好的发展机会,赢得了一定的社会地位。

2. 社会卫生政策直接制约护理作为一门学科发展的数量和规模,影响着护理实践的领域、范畴和质量标准。卫生政策对护理学科的发展具有最直接的作用,如国家卫生政策所规定的医疗护理机构的地域分布,医院或社区卫生服务机构的床位-护士数量比、医生-护士数量比,对护士的权利、义务、执业规则、合法权益等的规定以及对护理管理组织体系、护理工作制度、工作标准和规范、护理质量评价标准等方面提出了具体要求,对护理学科的发展发挥着极为重要的作用。我国近年来对社区卫生保健及疾病预防、健康促进工作的重视,有力地促进了护理实践领域和护理职能的扩展,也因此为护理学科的发展提供了一个更为广阔的平台。

3. 卫生资源的分布状况与护理发展的速度和方向密切相关。卫生资源是指用于卫生服务的各类资源的总称,主要包括卫生人力、财力、物力、科技和信息资源等。国家通过对护理人力资源的数量、培养标准、使用规格等的规定,通过对护理服务机构的数量、职能的控制,通过对医疗护理服务经费的划拨或者收费标准的指导等,影响护理发展的速度和方向。

(二) 社会经济的发展

1. 经济发展为护理的发展提供了可靠的物质基础。任何科学研究都需要一定的经济基础做后盾,只有社会经济充分发展,才能为护理发展提供充足的人力资源,才能发展一定规模的护理机构,才能开拓护理科学的研究领域等。同时,医学、护理学研究所需的经费、仪器、设备也只有在通过不断提高社会经济实力的基础上才能得到解决。

2. 经济发展中对劳动力数量和质量的需求促使护理学科不断向纵深发展。经济发展最主要的支柱是活跃的社会生产力,而构成生产力的核心是合格的劳动力,社会物质生产的高度发达有赖于身心健康的有效劳动者。护理在劳动力生产和保存中的作用主要表现在两个方面:①护理在稳定劳动力数量上发挥着重要的作用,如护理工作通过防病治病、挽救生命、促进康复,使得无数的人们从疾病中恢复,重返工作岗位;通过健康教育、母婴保健、新生儿照护等,提高劳动力生产效率和质量等。②护理工作的有效开展,有利于提高劳动力的质量,从而在根本上促进劳动质量和劳动效率。

3. 经济发展过程中伴随的一些社会和生态问题扩展了护理实践的领域。随着社会经济的发展,人类的疾病谱发生了显著的改变,人们对健康的理解和医疗护理事业的需求也发生了变化。农业生产的发展,一方面使经济迅速增长,同时也使生态平衡遭到严重破坏,如环境污染等。生产领域不断扩大、生产方式、原材料、生产废物日趋复杂化,对人体的健康和疾病的发生、发展、变化也产生了越来越深的影响。经济的迅速增长,还促进了城市化的进程。人口过分集中,交通拥挤,生产和生活节奏加快,饮食习惯和生活方式的改变,引起一系列"文明病"、"公害病"及其他一些影响健康的问题。如情绪紧张导致高血压发病率提高;营养过剩造成肥胖症等。

(三) 文化变迁

文化是人类社会特有的现象,社会文化渗透到人类社会生活的各个方面,对整个社会的运行及社会生活的各个层面发生着重大影响。文化变迁通常包括文化在纵向上的传递与集成,和在横向上的融合、冲突与整合。现在社会人口在不同国家、不同地域之间的变迁更是促进了文化的传播,也促进了文化的冲突和整合。文化变迁对护理发展的影响主要表现在:

1. 文化变迁促进人们的健康观念发生了改变,尤其是主流文化对疾病的解释模式、对生活方式的选择与认同,直接或间接地影响到整个社会的健康保健意识和健康需求。

2. 文化冲突与整合中出现的巨大心理应激、行为偏执等问题,导致一定社会的疾病谱及疾病的表现形式发生相应改变。如现代社会中心因性疾病、生活方式相关性疾病的显著增加。

3. 文化变迁导致人们寻求医疗护理服务的方式发生了很大改变。在今天这个节奏加快、竞争激烈的时代,人们更加重视疾病预防和保健,更加注重医疗护理服务的便捷与高效,对心理卫生服务、健康教育、居家照顾、养老机构有着更多的需求。同时,现代社会中人口贫富差距逐渐加大,不同地域间人口的流动逐年增加,社会分层现象逐渐显现。不同阶层的人们有着不同的生活方式,对健康概念的解释不同,因而对医疗护理服务的内容和方式也有着不同的期望和需求。

(四)人口的变化

护理是一门服务于人的学科,人口数量、结构的特点与护理学科发展有着千丝万缕的联系。

1. 人口数量决定着护理事业发展的总体规模。人口数量与护理服务机构数量和规模直接相关,每单位人口数应享有的卫生资源,包括人力、物力和财力资源,通常是国家规划卫生事业发展的重要指标,如《中国护理事业发展规划纲要(2005—2010年)》指出,到2010年,在城市社区卫生服务机构中从事护理工作的护士达到每万人口3~4名,人口总数的增加或减少必然会影响到护理总体规模的发展状况。

2. 人口年龄、性别、地域分布等内部构成影响着护理学科分化和资源分配的方向。如随着我国社会老龄化时代的到来,从事老年医学与护理的人才将出现需求量不断增加的状况,这种社会对人才需求的变化必将对护理教育的学科分化、专业设置产生深远的影响,与此同时,居家照护、养老院照护、临终关怀等医疗护理工作领域也将不断扩展规模和发展新的工作方式与方法。人口地域分布上的年龄结构、文化结构、职业结构、患病种类结构等,也会影响着一定地区护理人力、物力资源的分布状况和护理工作内容与方法的特征。

(五)特殊历史事件

一些特殊历史事件在一定程度上加速了护理科学的发展,使护理学在随社会稳步发展的同时获得了一些快速的发展机遇。如1854—1856年,英、俄、土耳其等国在克里米亚交战,英军伤亡惨重。英政府选定南丁格尔,由她率领38名训练不足的"护士"奔赴战地医院,负责救护工作,使伤员的死亡率由原来的50%降至2.2%。1860年,南丁格尔开办了世界上第一所护士学校,为近代科学护理事业打下了理论和实践基础。中国人民解放军的护理工作始于土地革命战争年代。早在1928年井冈山的红军医院,就附设有看护训练班。1931年底创立的我军第一所医校——中国工农红军军医学校,在长征之前培训看护300人;抗日战争、解放战争期间,为保障部队的战斗力,护理教育趋向正规、普及,培养了大批优秀护理人才。再如,2003年在我国发生的"非典"事件,不仅让广大护理实践者积累了丰富的疾病护理知识、经验和技术,完善了医疗应急预案和制度,而且使国家卫生政策发生了相应的改变。

虽然我们常从社会政治、经济、文化、人口、特殊事件等多个层面去探讨社会变革对护理发展的动因作用,但是任何社会变革的发生都不是某个因素单独作用而完成的,而是政治、经济、文化、人口变化等多种因素综合作用的结果,只不过不同的时期或地域,可能某种因素的作用更明显一些。只有认真考察与分析多种因素的综合作用所激发的社会变革和社会需求,才能真正理解护理发展的社会动因所在。

第三节　建设高绩效的工作团队

团队行动者可以完成单个行动者永远也不敢奢望的事情。

——富兰克林·罗斯福

某国际跨国公司的中国分公司,在北京大学招聘时,对应聘者进行了一次面试:将应聘者分组,假设他们要乘船去南极,要求各小组在限定的时间内提出各自的造船方案并且做成船的模型。面试官根据应聘者对于造船方案的商讨、陈述和每个人在与本小组其他成员合作制作模型过程中的表现进行打分,以确定合适的人选。通过这种方式,公司不仅考查应聘者的创新意识、语言表达能力和动手操作能力,更重要的是了解应聘者是否具备团队精神。有的应聘者动手能力比较强,可是想法与别人不一致时,不能很好地与同伴商量合作,致使无法完成造船计划。还有的应聘者在负责陈述本组的造船方案时,不能够准确、全面地反映本组成员的意见,引发其他组员不满。这些应聘者要么不善于与人沟通,无法理解别人的意见;要么不善于领导、协调本组成员消除分歧,达成共识。

在当今社会里,企业分工越来越细,任何人都不可能独立完成所有的工作,他所能实现的仅仅是企业整体目标的一个小部分,因此,团队精神日益成为一个重要的企业文化因素,它要求企业分工合理,将每个员工放在正确的位置上,使他能够最大限度地发挥自己的才能,同时使所有员工形成一个有机的整体,为实现企业的目标而奋斗。对员工而言,它要求员工在具备扎实的专业知识、敏锐的创新意识和较强的工作技能之外,还要善于与人沟通,尊重别人,懂得以恰当的方式同他们合作,学会领导别人与被别人领导。

一、工作团队含义

工作团队是在工作群体的基础上建立起来的,它的特点是内部成员之间相互帮助,具有团队意识,能开放真诚地沟通,自由发表意见,坦诚互信,在适当的时机有策略地解决矛盾,所以能产生积极的协同作用,团队成员努力的结果使团队绩效水平大于个人绩效总和。一个正式的工作群体通过努力是可以建设成为一个高绩效工作团队的。

二、高绩效工作团队的特性

孟子曰:"天时不如地利,地利不如人和。"一个高绩效的团队就是其中"人和"的重要组成部分。但是,建立一个优秀的团队并不是一件容易的事,虽然它看似简单:就是把一拨人拢在一起,朝一个方向走,但在实际的操作中却往往因为一些关键因素没有把握好而导致不良后果。

一个工作团队的工作实力可以从"木桶理论"上得到验证。"木桶理论"的核心内容是:一只木桶盛水的多少,并不取决于木桶上最长的那块木块,而恰恰取决于最短的那块。根据这一内容,我们还可以进行两个推论:其一,只有桶壁上的所有木板都足够长,或者都达到最长木板的长度,木桶才能最大限度地多盛水。其二,只要这个木桶里有一块不够长,即使其他的木板再长也无济于事,木桶也不可能多盛水。

"木桶理论"启发我们,在一个团队里,决定这个团队战斗力强弱的不是那个能力最强、表现最好的人,而恰恰是那个能力最弱、表现最差的落后者。因为,最短的木板在对最长的木板起着限制和制约作用,决定了这个团队的战斗力,影响了这个团队的综合实力。也就是说,要想方设法让短板子达到长板子的高度或者让所有的板子维持"足够高"的相等高度,才能完全发挥团队作用。

布兰佳在其《聪明的团队》一书中认为,工作团队想要具备高效率,必须有七种特质:目标一致(purpose)、授权使之发挥潜能(empowerment)、良好的工作关系沟通(relation and communication)、弹性十足(flexibility)、最高的绩效(optimal performance)、给予肯定及赞赏(recognition and appreciation)、高昂的士气(morale)。布兰佳用这七种特质的英文头一字母拼成 perform(表现)一字,作为"高效率工作团队"的最佳注解。

"没有完美的个人,只有完美的团队。"这一观点被越来越多的人所认可。只有团队中的每一位成员紧密合作,才能获得最大的成功。

 知识链接

蚂蚁搬家及运食的故事

在自然界里,蚂蚁是随处可见的,有时一窝蚂蚁多达几万只,但每一个蚁窝只由一只蚁后(有时会多于一只)、若干工蚁、雄蚁及兵蚁共同组成,它们各司其职、分工明细:蚁后的任务是产卵、繁殖,同时受到工蚁的服侍;工蚁负责建造、觅食、运粮、育幼等;而雄蚁负责与蚁后繁殖后代,兵蚁则负责抵御外侵、保护家园,大家各尽所长、团结合作、配合默契、共赴成功。

三、建设高绩效工作团队的基本原则

1. 领导推动与全员参与相结合原则 建设高绩效团队的愿望是领导者良好意图的重要反映。领导者的意图必须要与团队所有成员的美好愿望结合起来才有群众基础,否则,这种意图就会变得不切实际,无异于空中楼阁。有效的领导者能使团队具有凝聚力,共同为组织的目标努力,同时也能积极地为组织的发展提供创新思路,充分发挥团队的协同效应。"人心齐,泰山移",只有目标一致,心往一处想,劲往一处使,团队目标的实现才能指日而待。

2. 相对稳定与适度竞争相结合原则 过分的安全感和稳定性对员工工作的积极性和创造性是一种束缚。员工如果没有压力,也就失去了动力,因此,在团队内部引入竞争机制是必要的。竞争以激励机制为主,给每一位员工施展才华的机会与空间,使他们的自身价值得到实现。但这种竞争应该是积极有序合理地竞争,避免过分和恶性的竞争,因为人人都希望有工作的稳定性。有的单位实行末位淘汰制,可能使员工人人自危,工作积极性受到打击。

3. 满足需要与引导需要相结合原则 美国社会学家霍曼斯认为,"个体的某种行为能得到相应的奖赏,他就会重复这种行为,某一种行为获得奖赏越多,重复的频率就越高。"人总是期望在达到预期的成绩后能得到适当合理的奖励。如果所有人在工作绩效的问题上有了一个最基本的共识:良好的工作绩效会赢取奖励,员工的积极性就会提高。

奖励应该是广义的概念,不但包括奖金、提升、表扬,还包括看到自己工作的成效、得到同事信任、提高个人威望、实现自我价值等。管理者在满足员工需要的同时,还要运用各种措施来引导员工的需要,使工作团队需要和个人需要保持一致,使积极向上的人生观和价值观扎根于员工的内心深处。

4. 制度化与人性化相结合原则 一份权威统计研究报告揭示了一个团队或组织问题的症结所在:问题的75%来自员工和团队或组织的结构上,25%出在技术上。这一事实告诉我们,单有科学的制度和先进的技术是远远不够的,人性化在高绩效的团队中是十分重要的因素。

四、有趣的团队游戏

(一)解手链

形式:10 人一组为最佳

场地:空地

适合对象:全体人员

活动目的:让队员体会在解决团队问题方面都有什么步骤,聆听沟通的重要性以及团队的合作精神。

操作程序:

1. 让每组圈着站成一个向心圈。

2. 要求队员:"先举起你的右手,握住对面那个人的手;再举起你的左手,握住另外一个人的手;现在你们面对一个错综复杂的问题,在不松开的情况下,想办法把这张乱网解开。"

3. 告诉大家一定会解开,但答案会有两种,一种是一个大圈,另外一种是套着的环。

4. 如果过程中实在解不开,可允许队员决定相邻两只手断开一次,但再次进行时必须马上封闭。

讨论:

1. 你开始的感觉怎样,是否感觉思路混乱?

2. 当解开一点以后,你的想法是否发生变化?

3. 最后问题解决以后,你是否感觉很开心?

(二) 人椅

形式:全体队员一起参加

场地:空地

目的:让队员体会到团队的协作及个人在团队中的重要性。

程序:

1. 全体队员围成一圈。

2. 每位学员将双手放在前面一位学员的双肩上。

3. 听从指令,每个队员缓缓地坐在身后队员的大腿上。

4. 坐下后,大家叫出响应的口号(例如:齐心协力、勇往直前)。

5. 最后以小组竞赛的形式,看看哪个小组可以坚持最长时间。

讨论:

1. 在游戏过程中,自己的精神状态是否发生变化? 身体和声音是否也相继发生变化?

2. 在发现自己出现以上变化时,是否及时加以调整?

3. 是否有依赖思想,认为自己的松懈对团队影响不大? 最后出现什么情况。

4. 要想在竞争中取得胜利,什么是最重要的?

【护士心语】

把苦、累、怨留给自己,将乐、安、康送给患者。

(李 密)

❓ 复习思考题

1. 说说你觉得最有趣的一次群体生活的体验。

2. 如何建设高绩效工作团队?

第四章　知晓文明礼仪　塑造白衣天使形象

 学习要点

1. 护理礼仪的特点和功能;护士仪容、服饰和举止礼仪。
2. 日常社交礼仪规范。

第一节　护理礼仪的特点和功能

护理人员,其实就是没有翅膀的天使,是真善美的化身。

——南丁格尔

一、护理礼仪的特点

护理礼仪属于职业礼仪的范畴,是护理人员为服务对象提供护理服务时应该遵守的行为规范,它也是一种服务礼仪。同其他类型的礼仪相比,护理礼仪具有以下两个鲜明的特点:

（一）护理礼仪具有明显的规范性

1. 是服务本身的工作性质决定的　护理人员提供的护理服务,实质上就是由一系列专业性很强的护理操作技术组成的,如注射、发药、量体温、灌肠、导尿等,其目的是为了满足患者的生理和心理需要。而护理礼仪也正是在这些操作实施过程中通过得体的举止和适当的言语得以体现的。每一项护理技术都不是护理人员随心所欲完成的,而是必须严格遵循一套完整的专业技术操作规范和要求。因此,在日常护理工作中,护理人员必须约束自己的一些不正确、非专业的行为和语言,严格遵循操作技术的原则,为服务对象提供护理服务。

2. 是服务对象的特殊性决定的　护理服务的对象,也就是护理礼仪的客体大部分是患者。和其他类型的礼仪对象不同,他们在生理、心理上都存在着不同程度的健康问题。同身心健康的人相比,一方面,他们要求护理人员提供更多、更高质量的护理服务来尽快恢复健康;另一方面,他们的生理及心理承受力较弱,失礼的语言和行为会对他们产生更为明显的不良后果,轻则加重病情,重则会使患者丧失宝贵的生命。这样的事例在临床上屡见不鲜。因此,每一位护理人员必须严格遵从专业技术服务的原则和护理礼仪规范,用高度规范的言谈举止和护理技术帮助患者减轻痛苦,使其早日恢复健康。

（二）护理礼仪具有更强的操作性

护理礼仪主要包括护理人员的仪表礼仪、仪态礼仪、服饰礼仪、言语礼仪、日常交往礼仪等内容,它详细而又具体地规范了护理人员在护理活动中的着装、发饰、站、坐、行走和下蹲时的要求,对护理人员的语言也有相应的规范。护理礼仪的原则都相当具体、切实可行,而不是纸上谈兵,华而不实。对于护理人员来讲,护理礼仪是很容易学习和掌握的,操作性很强,可以广泛地应用于日常护理活动中。

二、护理礼仪的功能

（一）帮助护理人员树立良好的工作形象

护理人员的形象是指护理人员全部内涵的整体形象,良好的护理人员形象是护理人员内在美和外在美的有机结合。南丁格尔说过:"护理人员,其实就是没有翅膀的天使,是真善美的化身。"这是护理职业本身的道德要求,同时也是社会对护理人员的角色定位。良好的护理人员形象不仅决定着医院给社会公众留下的印象,而且还极大地影响着护理人员在社会中的地位。护理礼仪,通过约束和规范护理人员的言谈举止来塑造文雅、端庄、敏捷、干练的护理人员形象,从而体现出护理人员良好的道德修养,提升护理人员的社会地位。

1. 规范护理人员的仪态　护理人员仪态是护理人员在日常学习、工作中的习惯性动作。它是护理人员思想、情感、性格的外在表现。护理礼仪通过一系列具体的标准和要求对护理人员的举止包括站立、行走、下蹲等进行严格的规范,使护理人员一举手一投足都显得文雅大方、得体适度,充分体现护理人员良好的个人修养和对他人的尊重,展示护理人员"天使"般的风采。

2. 规范护理人员的仪表和服饰　护理职业的特殊性对护理人员仪表和服饰有着特定的要求,从护理人员帽子的佩戴,护理人员服饰的穿着到发型、面部以及手的修饰,护理礼仪有着相当具体的规范。护理人员是能够使医院漂亮起来的人,只有严格遵守这些规范,才能使护理人员时刻以洁净、典雅、大方的美丽形象出现在社会公众面前。

3. 规范护理人员的语言　美好的语言可以减轻患者的痛苦,促进治疗和康复,而不恰当的刺激性语言则会导致疾病的发生或原有疾病的加重,护理礼仪要求护理人员语言文明、礼貌、规范、富于情感性和技巧性,在护理活动中有效发挥语言的治疗作用,充分散发护理人员语言形象的光芒,给人以美的享受。

（二）促进护理人员建立良好的人际关系

护理人员在医疗护理活动中需要和很多人打交道,如患者及其家属、医生、其他护理人员等,护理礼仪能够有效地规范护理人员的言谈举止,体现美丽、优雅的护理人员形象,从而赢得交往对象的好感。同时,最重要的是护理礼仪能够使护理人员真诚宽容地待人,更好地向交往对象表达自己的尊重、关心、理解和敬佩,增进彼此间的了解和信任,从而建立良好的人际关系。

1. 护患关系　护理人员在工作中接触最多的就是患者,护患关系是护理人员人际关系的核心。护理人员得体的衣着、温柔的表情、轻柔的动作、关切的话语,都体现着对患者高度的尊重。一个有着淡雅端庄的仪表、体贴关切的语言、时刻以满足患者的需要为主、以患者的健康为最大快乐的护理人员,是一定能够赢得所有患者的尊重与理解的,并且能同所有的患者建立积极、愉快的人际关系。

2. 医护关系　医护关系是相互影响、相互促进的。护理礼仪通过塑造端庄高雅、敏捷干练的护理人员形象,使护理人员主动摒弃无礼无知的言谈举止,提升自身在医生心目中的地位,从而赢得医生的尊重和理解。一个具备良好礼仪修养的护理人员,在与医生的接触中会相互尊重、相互理解、相互帮助、团结协作,建立积极和谐的人际关系,共同为患者的早日康复而努力。

（三）有助于护理人员提高服务质量

护理服务的质量在很大程度上是以服务对象的满意度来衡量的,而服务对象的满意度不仅是根据护理服务量的多少,更重要的是依据所提供护理服务的质来评定的。优质高效的护理服务应当能使服务对象获得身心的极大满足,从而能尽快恢复健康。而护理人员如果不注重仪表的修饰,忽视仪态的训练,成天板着脸,一副冷冰冰的表情,那么再熟练的护理服务也只能是患者眼中一个又一个冷冰冰的技术操作,即使你从上班到下班忙个不停,也未必会得到服务对象的赞同和认可。在注重整体护理的今天,护理人员尤其应注重护理礼仪的学习和运用,因为护理礼仪能够展现护理人员美的形象、美的语言,能够将一个个机械而冰冷的护理服务变得温暖、亲切、富有人情味,使每一位护理服务的对象不仅在生理上,而且在心理上都获得极大的满足,使每项护理服务达到最佳的效果。

第二节　护士的基本礼仪

人无礼则不生,事无礼则不成,国无礼则不宁。

——荀子

一、护士的仪表礼仪

护理人员的仪表礼仪是指护理人员在工作中对自己的仪表应进行必要的修饰与维护,以示对他人的尊重。护理人员的仪表应端庄、文雅、自然、大方,永远给人留下亲切、温和、仁爱的"白衣天使"的美丽形象。具体来说包括以下几个方面:

（一）颜面部的修饰

护理人员应保持面部清洁与自然,并注意维护面部的健康,防止出现因个人卫生不良而滋生的痘、疖等皮肤感染情况。

1. 眼部　应及时清除眼部分泌物(避开他人视线),眉毛可根据个人喜好做必要的修饰,但是一般不提倡文眉,佩戴眼镜的护理人员注意保持眼镜的清洁,另外,在工作场所或社交场所一般不要戴太阳镜或墨镜。

2. 耳部　做个人卫生时,不要忘了洗耳朵并及时除去耳部污垢。

3. 鼻部　平时注意保持鼻腔清洁,不随地擤鼻涕,也不要在他人面前做鼻腔卫生如挖鼻孔、乱抹鼻垢等动作,此外,若鼻毛过长,长出鼻孔外,则应及时修剪,但切记不要当众用手去拔扯自己的鼻毛。

4. 口部　每天定时洁牙,保持牙齿的清洁及口腔无异味。提倡饭后刷牙,每次至少3分钟,上班时间或有应酬之前,忌吃葱、蒜、韭菜等气味较重的东西,不吸烟、饮酒等。同时,护理人员上班期间应避免发出哈欠、喷嚏、吐痰、打嗝等不雅的声音。

（二）发型的修饰

对护理人员发型的修饰有以下要求:

1. 清洁干爽　头发是一个人脸面中的脸面,对任何人而言,其头发的清洁与否会直接影响到他人对自己的评价。护理人员应主动自觉地做好头发的清洗、修剪和梳理,时刻保持干爽、整洁、无异味、无异物,以维持完美的个人形象。

2. 发型得体　护理人员的发型应简洁大方。女性护理人员,可留短发显得精神干练,中长的头发以刘海不挡住眉眼,后面不超过领线为宜。若是长发,在工作期间应将其紧紧盘挽在脑后,给人以精干利落的印象,同时也减少因长发披肩而导致的污染。护理人员工作时,原则上不宜佩戴色彩艳丽的发饰、发网,固定头发的发夹应与头发的颜色相似。男性护理人员,可留平头、分头,也可稍长,但不可太长或梳成小辫。

（三）手及指甲的修饰

在临床护理工作中,绝大部分的护理操作都是通过护理人员的手来进行的。因此,护理人员手的清洁卫生对于防止交叉感染及维护护理人员形象来讲是十分重要的。首先,护理人员应养成勤洗手的好习惯,并注意手的保养,防止发生感染或冻伤。其次,护理人员不宜留长指甲,应经常修剪,保持清洁。最后,护理人员在工作期间不允许染甲或美甲,因为指甲是藏污纳垢的地方,会有病原微生物寄生而增加感染的机会。而且五颜六色的指甲会在视觉上给患者以强烈的刺激,造成其心理上的反感,在一定程度上损坏了护理人员稳重的形象。

（四）脚腿部的修饰

俗话说:"远看头,近看脚,不远不近看中腰。"护理人员在工作时大部分时间与患者是近距离接触,所以,腿脚的修饰不容忽视。

1. 在工作场合,女性护理人员上班时应穿长裤或过膝裙子,不可穿短裤或者超短裙以免过多暴露大腿。穿裙式工作服时最好配上肤色长筒袜,并注意袜口不能外露。男性护理人员上班时,着装不允许暴露腿部,即不能穿短裤。

2. 护理人员工作时应保持脚部卫生,鞋袜应勤洗勤换,避免异味。

3. 护理人员在正式场合不得赤脚穿鞋或穿拖鞋、无跟鞋等,护理人员上班时以穿工作鞋为宜。

（五）化妆修饰的礼仪

化妆,是人类美化自身的一种重要手段,其目的不是改头换面,而是在自然美的基础上强化个性独特的美,即"出于自然而高于自然"。由于工作的繁忙与劳累,加上长期"三班倒"的工作规律,会使护理人员显得面色苍白。如果护理人员在工作期间能着以适当的淡妆,清新淡雅的妆容会增加护理人员形象的"美感",使护理人员显得神采奕奕。端庄美丽的护理人员仪表能为患者带来视觉上美的享受,从而产生积极愉快的情绪,促进疾病的康复。

1. 化妆的要求

（1）避短藏拙:化妆的目的是为了使自己更加漂亮、美丽。所以,要根据个人的特点,适宜点缀,力求自然、真实,不露化妆的痕迹。

（2）得体协调:化妆与场合协调也是关键的环节。如:工作时化妆宜淡,参加晚会等活动时则可浓些。化妆的色彩与服装色调应属同一色系,如:穿粉红色的工作服应用粉红色口红,口红以自然唇色为佳,不宜选用亮丽红色甚至黑色等。

（3）淡雅自然:护理人员化妆要求以表现健康为主,切忌浓妆艳抹,既与医院的环境不协调,也与患者痛苦的心情相矛盾,整体给人的感觉应是洁净、高雅、自然、大方。

2. 化妆的注意事宜

（1）勿当着患者面化妆,尤其是在异性患者面前。

（2）勿出现残缺的化妆痕迹。

（3）勿评论他人的化妆。

（4）勿使用别人的化妆品。

二、护士的举止礼仪

（一）基本姿态礼仪

1. 手势

（1）垂放：是最基本的手势。其做法有两种：一是双手自然下垂，掌心向内，相握于腹前；二是双手伸直下垂，掌心向内，分别放于大腿两侧。它多用于站立时。

（2）背手：多见于站立、行走时，既可显示权威，又可镇定自己，其做法是双臂伸到身后，双手相握，同时昂首挺胸。

（3）鼓掌：是表示欢迎、祝贺、支持的一种手势，做法是右手掌心向下，有节奏地拍击掌心向上的左手，必要时起身站立。注意不要"鼓倒掌"。

（4）夸奖：这种手势主要用以表扬他人。做法是伸出右手，翘起拇指，指尖向上，指腹面向被称道者。但在交谈时，不应将右手拇指竖立起来反向指向其他人，因为这意味着自大或藐视；也不宜自指鼻尖，因为这有自高自大、不可一世之意。

（5）指示：这是用以引导患者或为他人指示方向的手势。做法是右手或左手抬至一定高度，五指并拢，掌心向上，以肘部为轴，朝某方向伸出手臂。

（6）握手：握手是一种常用的礼仪，实际上也是手势的一种，在日常生活中，它比其他手势更为常用，内容更丰富、细腻。但医护人员在病区工作时，由于工作性质所限，一般较少用握手这一手势。

（7）持物：即用手拿东西，其做法多种多样，既可用单手，也可用双手，但最关键的是拿东西时动作应自然，五指并拢，用力均匀，不应翘起环指与小指，显得成心作态。医护人员持物最多的是端治疗盘、持病历夹、持交班记录本等。

2. 站姿

（1）基本站立姿态：医护人员的站姿应该体现出医护人员的稳重、端庄、礼貌、挺拔、有教养，显示出其静态美，这是培养优美仪态的起点，也是发展动态美的基础。其要领是：挺、直、高、稳。①挺：站立时身体各部位要尽量舒展挺拔，做到头正、颈直、肩平、背挺；②直：站立时身体的躯干要尽量与地面保持垂直，注意收颔、挺胸、收腹、夹腿；③高：站立时身体的重心要尽量提高，即昂首提臀直腰绷腿；④稳：脚跟并拢，脚尖张开夹角呈45°，重心落在两脚之间，也可采用"T"字形站姿。男士采用平行式站姿，两脚分开，与肩宽相当。两手自然下垂或相握于腹前，男士还可将双手相握于身后。

（2）女士的站姿：长时间使用基本站姿容易消耗体力，可以采用以下几种姿势进行调整。①"V"字步站立姿态：呈基本站姿，脚跟靠拢，两脚尖平行，两脚尖的距离约10cm，其张角约为45°，呈"V"字状，双手叠放或相握放在腹前。②"丁"字步站立姿态：在"V"字步的基础上移动任意一只脚，将移动的脚后跟靠近后一只脚的脚跟，使其呈90°，双手叠放或相握放在腹前。③侧位"丁"字步站立姿态：要求身体各部位协调即可。

（3）男士的站立姿态：呈基本站姿，双脚平行，也可调整为"V"字形，双手下垂于身体两侧，也可以将两手放在背后。

3. 坐姿　人在坐下时，由于臀部着物，身体重心下降，减轻了两腿的支撑负担，并使身体其他部位的姿态发生变化，容易使人产生懈怠，而影响自己的姿态。美的坐姿应给人以端庄稳重之感，它是体态美的重要内容。医护人员的坐姿应体现出谦逊、诚恳、娴静、稳重。具体而言，有女士坐姿和男士坐姿之分。①女士坐姿：女士应上半身端直，微向前倾，两肩平正放松;下颌内收,颈挺直,胸部挺起,并使背部和大腿呈一直角;臀部不应坐满座位,大体占据椅面的1/2～2/3的位置。入座后双脚并齐,双膝靠拢,可视情况向一侧倾斜;两臂自然弯曲,掌心向下,双手交叉,叠放在大腿、椅子的扶手或桌面上,目视前方或注视交谈对象。②男士坐姿:男士应双眼平视,上身正直上挺,双肩正平,两腿可略分开,但不宜超过肩宽,小腿垂直落于地面,两手放在两腿接近膝盖的部位或扶手上。

4. 行姿　行姿属于动态美,凡是协调稳健、轻松敏捷的步态都会给人以美感。医护人员的行姿应是两眼平视,面带微笑,步履自然轻盈,抬头、挺胸、收腹。行进时目标要明确,脊背和腰部伸展放松。注意行走时移动的中心在腰部。膝部和脚踝应轻松自如,脚尖正对前方,脚跟先着地,通过后腿将身体的重心移送到前脚,促使身体前移。在进行的过程中,双肩保持平稳,避免摇晃,两手臂自然、有节奏地摆动,摆动的幅度以30°左右为最好。

5. 蹲姿　蹲姿是护士常用姿态的一种,如整理放物柜下层、为患者整理床头柜等,一般可用蹲姿。女士蹲姿的运用要优美、典雅。其基本要求是:一脚在前,一脚在后,两腿靠紧向下蹲,前脚全脚掌着地,小腿基本垂直于地面,后脚脚跟抬起,前脚掌着地,臀部要向下。男士可选用高低式蹲姿,适度分开两腿。

总之,医护人员的举止应当是庄重大方、文明规范的,应当做到站有站相,坐有坐姿,行有行态,不失受过良好教育的风范。护理人员仪表评分标准见表4-1。

（二）特殊姿态礼仪

优美的医务人员形象能给患者以美的享受,在疾病的恢复中起到重要的作用。在医护工作中常见的姿态语言有:持病历夹、端治疗盘、推治疗车、推抢救车、拾捡东西、开关门姿势。这些姿态语言是在日常姿态语言的基础上形成的。

1. 持病历夹　病历夹是把记录患者病情的病历本很好地保存并便于随时书写的夹子。每一位入院患者都要建立病程记录,以便随时查阅、讨论,所以病历夹在临床上使用率很高。正确的持病历夹的姿势是:用手掌握病历夹的边缘中部,放在前臂内侧,持物手靠近腰部,病历夹的上边缘略内收。

2. 端治疗盘　治疗盘是医护工作中最常见的使用性很强的物品。医护人员在做一些诊断治疗、护理操作时,往往需要端治疗盘前往病房或治疗室。正确的端盘姿势配以轻盈、稳健的步伐,得体的工作服,给患者带去的是一种精神安慰。患者也会从中感到一种安全,感觉像天使来到了他们身边。正确端治疗盘的姿势是:双手握于方盘两侧,掌指托物,双肘尽量靠近身体腰部,前臂与上臂呈90°,双手端盘平腰,重心保持在上臂,取放和进行都要平稳,不触及工作服。忌掌指分开。

3. 推治疗车　治疗车是护理工作中最常见的物品。治疗车三面有护栏,一面一般有两个抽屉,用于存放物品。推车的正确姿势是:护士位于没护栏的一侧,双臂均匀用力,重心集中于前臂,行进平稳。注意:腰部负重不要过多,行进中随时观察车里物品,注意周围环境,快中求稳。

4. 拾捡东西　以节力美观为原则,上身挺直、双脚前后分开,屈膝蹲位,拾捡物品。注意工作服下缘不能触地。

5. 开关门姿势　①开门:门前遇人则停步,请人先进,用手开门,双手端物品则用侧背开门。注意不能用脚踢门。②关门:出病房时,要及时把门关好,动作要轻,避免不必要的噪音打扰患者休息。

三、护士的服饰礼仪

（一）工作帽的选择与佩戴

1. 工作帽的选择　工作帽的主要作用是防止由于头部头屑造成或可能造成的污染、保护医护人员本身免受异物污染、工作人员着装统一。随着改革开放以及新的护理理念的引入,重视以科学事实为依据、重视实用及美感效应,国内众多医院广泛认为:手术室、骨髓移植室、重症监护室等无菌环境严格的情况下医务人员必须佩戴工作帽;而在一般治疗性环境下,护士进行护理操作处置时可以选择美丽的燕帽。护士帽是根据护士工作的内容所设计的,主要有两种:燕帽和圆帽。燕帽使护士的着装更加美丽大方,显示了护士特有的精神风貌。护士服装的演变源于公元 9 世纪,当时由于护理工作主要是由修女来做,所以,最初的护士帽即为当时的修女面纱,后来随着护理专业的发展和工作需要逐步转变成了现在的护士帽。现今护士帽象征着"谦虚服务人类"。①护士燕帽,造型甜美、纯真、可爱,像白色的光环,圣洁而高雅。燕帽有方角和圆弧角两种款式,是护士职业的象征。燕帽边缘的彩道多为蓝色,象征严格的纪律,是责任和尊严的标志,同时代表了一定的含义:横向的蓝色彩道是职务高低的象征。一道横杠是护士长,两道横杠是科护士长,三道横杠是护理部主任;斜行的蓝色彩道是职称高低的说明。一斜杠表示护师,两斜杠表示的是主管护师,三斜杠表示的是主任护师。我们应该根据自己的情况来佩戴适合自己的护士帽。②护士圆帽,适用于手术室、骨髓移植室、重症监护室等无菌环境严格的情况下。工作中男性护士佩戴圆帽。

2. 工作帽的戴法　①燕帽:只适用于女性护士。佩戴燕帽时,头发要清洁整齐,不许长发披肩,长发要盘起或用网罩罩起。做到前不过眉,后不过肩;燕帽前缘距离发际 4～5cm,戴正戴稳,用白色发卡左右对称固定于帽后,发卡不得显露于帽子的正面。②圆帽:佩戴圆帽时要求头发全部遮在帽子里面,不露发际,前不遮眉,后不外露,不戴头饰,缝隙要放在后面,边缘要平整。

（二）工作服装的选择与穿着

国家卫计委设计的护理人员服装多数是连衣裙式,给人以纯洁、轻盈、活泼、勤快的感觉。护理人员服装可以是白色系列,即白衣、白裤、白裙,也可根据不同科室的工作对象选用不同的色彩和样式,如手术室、小儿科、传染科等可分别选用淡蓝色、淡粉色、米黄色等。工作服式样要简洁、美观、穿着合体,操作活动自如,面料挺括,透气,不透明,易洗,易消毒。护理人员着装时自己的内衣领口、袖口不宜露在工作服外,夏季着裙装时应注意裙子的下摆不要比工作服长。要做到服装整洁、平整,衣扣要扣齐,衣领、腰带、袖口、衣边要平伏整齐。穿着适体,无油渍、无尘污。

（三）工作中鞋与袜的选择

护理人员的鞋也有严格的要求,软底、坡跟或平跟、能防滑。颜色以白色或奶白色为主,要求干净,穿着舒适,与整体装束协调。袜是护理人员"腿部的时装"。袜子以单一色调为佳,女护如果穿裙装,最好配长筒袜或连裙袜。颜色以肉色或浅色为常用。切忌穿着挑丝、有洞或用线自己补过的袜子,这样会失去患者的信任和尊重;切忌袜口露出裙摆或裤腿外面,不可当众整理袜子。

（四）工作中的饰物佩戴

1. 与工作有关的饰物佩戴　①带秒针的表:表是护理人员每天工作中常用的工具,用于生命体征的测量、药物的使用、输液滴数的计算等。因此,表是医务人员不可缺少的饰物。护理人员的表最好是佩戴在左胸前,表上配有短链,用胸针别好。表盘是倒置的,低头或用手托起表体即可查看、计时,这样既卫生又有利于工作。②发卡:用于固定护士帽的非装饰物。一般情况下,护士的燕帽需要发卡来固定,发卡的选择应是白色或浅色,左右对称别在燕帽后面,一般不外露。一般情况下,护理人员在工作期间头部不宜佩戴多种很醒目的饰物。③胸卡:胸卡是工作证,护理人员上岗要佩戴胸卡,并注意保持整洁。歪歪扭扭、粘贴胶布的胸卡会使人觉得你是一个不修边幅的人。一个连自己都照料不好的人,很难让人相信你能照料好患者。因此,胸卡要注意随时休整,最好备用一张,以防破旧、丢失时使用。

2. 与工作无关的饰物佩戴　护理人员的职业服装就是要尽量表达护士的纯洁、朴素、善良的职业情感,饰物对于身着护士装的护理人员来说,无疑是显得过于累赘、奢侈。所以与工作无关的饰物佩戴原则是以少为佳,不戴为妙。如果要佩戴,耳环的选择应避免过大、过于醒目,以耳钉为好。佩戴项链时,尽量使项链不外露于工作服,而戒指等影响护理操作的饰物最好不戴。

第三节　护理工作中的专业礼仪

一个人的礼仪,就是一面照出他肖像的镜子。

——歌德

一、护理操作中的工作礼仪

1. 操作前礼仪　操作前要做到仪表端庄,举止得体,言谈礼貌,耐心解释。良好的护理礼仪所表达的是对患者也是对家属的尊重,能使人产生亲切感、温暖感、信任感。一句热情、温暖的话语,一种文雅、优美的姿态,一个自然、亲切的表情,都可以促使患者把心里话讲出来,便于护理人员发现患者存在和潜在的身心问题,使患者在与护理人员的沟通中得到安慰、理解、帮助和鼓励,有效地排除患者的紧张、焦虑心情,为早日康复而积极地配合各项治疗与护理。操作前进行合理而耐心解释的目的是:①对患者的姓名、年龄、性别、病史、使用的药物、剂量、方法等进行查对和告知;②向患者介绍操作的目的,患者需要做的准备,操作的方法、过程,患者有可能出现的感觉等情况,以取得患者的配合。例如:张护士要对某门诊患者进行青霉素过敏试验。张护士面带微笑,来到患者跟前,亲切友善,轻声向患者解释:"您好! 我是护士小张,请问您叫什么名字?"核对清楚后,再解释:"您的病情需要注射青霉素,这种药物有可能会引起过敏反应,为了用药安全,注射前需要进行过敏试验,也就是皮试,请问您以前注射过青霉素吗?""有没有其他药物过敏? 您家里有人对青霉素过敏吗?"每一次问话,都应在得到患者的肯定答案之后,再提出下一个问题,了解完情况之后,回到治疗室配制皮试液。

2. 操作中礼仪　操作中要做到态度和蔼,真诚关怀,技术娴熟,适时指导。操作时要用通俗易懂的话语,避免使用命令式语言,应采用商量的口吻、亲切的语调,用自然大方的表情,使患者感到被体贴、被尊重,从而建立起信任感,消除患者紧张、恐惧的心理,使患者以最佳的心理状态接受治疗和护理。操作时动作要轻柔、利落,严谨小心,仔细周到,严格规范自己的各项操作行为,严格执行查对制度和无菌操作原则,确保护理操作准确、高效、安全。操作过程中要注意观察,询问患者的感受,保护好患者的隐私,适时给予有效地指导,提高工质量和效率。例如:以上述案例的青霉素过敏试验为例,小张护士在治疗室配制好皮试液后,来到患者跟前,"您好,您的名字是×××吗?"查对清楚后"我现在给您做皮试,请让我帮您把衣袖卷起来好吗?""现在给您消毒,会有点凉,不要紧的。""我准备进针了,请放松,我会轻轻为您注射。"一边与患者谈一些别的话题,引开患者的注意力,一边熟练进针,迅速完成皮内注射。

3. 操作后礼仪　操作完成后要尊重患者,诚恳致谢,亲切嘱咐,真诚安慰。护理操作结束时,应对患者的合作和支持表示感谢,询问患者的感受,亲切地交代相关注意事项,对于操作治疗给患者带来的不适和顾虑,给予安慰。例如:以上述案例的青霉素过敏试验为例,小张在为患者做完皮试后,"皮试已经完成了,请问您有什么不舒服吗?""请您不要按压注射皮丘,您在这里休息 20 分钟,我会随时来看您。如果您感到皮肤痒、咽喉部不适、呼吸困难、眩晕等不舒服,请立即告诉我。谢谢您的配合"。20 分钟后,小张及时观察皮试结果,并告知患者"您好! 皮试结果到了,请问您没有什么不舒服的吧? 请让我看一下皮丘。您的皮试结果是阴性,可以注射青霉素。请耐心等待,我将尽快配好液体为您注射。"患者在操作治疗结束离开前,除了必要的医嘱交代之外,还需要礼貌地嘱咐患者注意保重身体,把患者送到诊室门外,送上几句祝福的礼貌用语。让患者来时痛苦焦虑,去时轻松放心。

二、接待新入院患者的礼仪

当新入院患者来到病房时,会因人生地不熟而感到孤单、恐惧、紧张和焦虑。护理人员在接待患者时应该给患者和家属留下良好的第一印象,让患者和家属感受到护理人员的热情和真诚,为建立良好的护患关系打下基础。

1. 办理入院手续　护理人员要起身迎接,面带微笑,以礼相迎,边安排患者落座,边亲切给予热情问候和自我介绍,同时双手接过病历以示尊重。而且还要向家属主动打招呼,协助患者和家属办理完有关入院手续,如:填写相关表格,缴纳入院费用等。

2. 护送患者进入病房　护送患者进入病房时,要满腔热情地关心患者,嘘寒问暖,主动与患者沟通交流,尽可能了解患者更多的疾病信息,解决他们的实际困难。病房责任护士应该主动向新患者介绍病房情况和病区环境,如医生办公室、护士办公室、卫生间、治疗室等,告诉患者如何摆放生活物品以及各种必需物品所在的位置,其中最主要的是要告知患者呼叫器的位置。介绍时要耐心、细致,且语速不宜过快,内容不宜过多。对住院制度进行介绍时,须注意应用礼貌用语,注意语气和措辞,尽量多应用"请"、"谢谢"等,避免使用"不准……"、"必须……"等命令式语言。同时还要耐心细致地解答患者或家属的提问,给患者关心体贴的安慰,消除患者的疑虑等,使患者能尽快适应角色的转变。送入病区后,护送人员还应礼貌、耐心、仔细地与值班护士就患者的病情、物品等进行交接,做到服务有始有终,环环相接。

三、门诊护士的工作礼仪

1. 仪表端庄,举止文明　仪表要文明端庄,服装整洁、文明、大方,态度和蔼可亲,面带笑容,语气柔和、声调悦耳,坐姿和站姿要体现端正和规范,操作时动作要轻柔准确。这样可以给服务对象留下良好的第一印象,增加服务对象的亲切感,消除患者对医院的恐惧心理。

2. 创造舒适的就医环境　卫生清洁、秩序良好、环境优美的门诊环境,对患者来说是一种享受,有助于患者痛苦和恐惧心理的减轻或消失,并使其处于一种平静的心理状态。同时,良好的就医秩序也是门诊环境的一个重要组成部分。门诊护士应该维持患者就诊秩序,提高患者就诊效率。按照门诊挂号的顺序安排患者就诊,除对个别老弱残者给予适当照顾外,对其他患者应一视同仁。

3. 热情接待,耐心解答 门诊是医院服务的窗口,门诊护士又是首先接待服务对象的,因此,他们的言行举止直接影响初次就诊的服务对象的情绪。所以门诊护士应该耐心、细致、不厌其烦地回答服务对象提出的疑问和问题,给他们带来健康的希望。同时,要主动向服务对象介绍医院门诊情况、就诊程序、医院的环境设施,开展的新业务、新技术等情况。主动向服务对象介绍与其健康状况相关的科室、医生情况、主要检查项目、步骤、科室位置等。

4. 关心、尊重每一位服务对象 门诊患者绝大多数都是在身体难以支撑的时候才来就诊。护理人员应该站在患者的角度,理解患者的情感和感受,真正视患者为自己的亲人,急患者之所急,想患者之所想,给所有需要帮助的患者伸出援助之手。积极主动协助处理各种问题,消除患者的烦躁和不满,为窗口形象赢得患者良好的口碑。

5. 积极做好健康保健知识的宣传员 随着人类健康需求的不断提高,医护工作者的职责,不仅仅是单纯完成医疗护理工作,向服务对象宣传卫生保健知识已经成为医护工作必不可少的一部分。门诊护士要通过向服务对象宣传防病治病的基本知识,使服务对象更好地配合治疗和预防其他疾病。

第四节 护士的社会交往礼仪

礼以行义,义以生利,利民,政之大节也。

——《左传》

一、日常交往礼仪

1. 守时礼仪 守时的概念:在与人交往、约会时应遵守时间,这是我们在日常生活中所应养成的良好习惯,也是尊重他人的良好表现。因此在人际交往中要做到守时、准时到达。时间礼仪要求距相约时间提前3~5分钟最好,或者征得对方同意方可迟到。

2. 介绍礼仪 介绍是与人相识的重要形式。介绍一般可分为自我介绍、互相介绍、主动介绍和被动介绍几种形式。自我介绍一般是本人希望认识他人;他人希望结识自己;本人认为有必要让他人了解或认识自己时使用。自我介绍不宜过多吹嘘自己,只需简单介绍自己的姓名、单位,并请对方予以关照即可。尤其作为女士,一般在社交场合不宜主动向陌生人介绍自己,如出于某种需要同对方相识时,应请同时熟悉自己及对方的第三者出面相互介绍认识,以显示出自己的身份与稳重,不至于被对方误解。在比较正式的场合,介绍的一般程序是:①先将身份低者介绍给身份高者;②先称呼尊者,然后介绍其他人员;③先将男士介绍给女士;④先将主人介绍给客人;⑤先将内宾介绍给外宾;⑥如果被介绍者多于一人,应遵循"女士优先"的原则,再介绍男士。

介绍要实事求是,既不要忘记被介绍者的重要身份,也不要胡吹乱捧。介绍时如果忘记了对方的姓名,是十分尴尬的事情,那样的话可以只介绍他的身份,如果身份记不清了,可以同时对两个说:"请你们互相认识一下吧。"当别人介绍自己时,要从座位上起立,表现出很愿意认识对方的样子,主动把手伸过去与对方握手,说一声:"您好!"如果对方是女性,则应等对方先伸手,她如果不伸手,可以点头示意。

无论是哪种介绍,在互相认识以后都不要急于离开,要互致问候寒暄。如果我们作为介绍人出现,介绍完以后也不宜走得太快,应当引导双方交谈,待他们能够交谈后,再托词离开。在某种场合,该离开时迟迟不走也是不合适的。

3. 拜访礼仪 拜访是公共关系接待客人中的内容,亦称回拜、回访。通常,在接待工作中,主方都应对客人进行一次拜访。拜访沟通是社会交往的重要手段。拜访礼仪的注意事项:①预先约定拜访客人的时间,并准时拜访,不能让客人久等,这是礼貌的表现。拜访客人的时间不要任意更改,更不能耽误或失约,实在有变动,应先通知对方并表示歉意。预约拜访的时间要以不妨碍对方为原则,一般不应约在吃饭时间、午休时间或者晚上十点以后。较好时间是上午九十点钟、下午三四点钟、晚上七八点钟。②拜访应先声而入,先敲门,门开着应先打招呼。进屋后,要问好致意。③拜访时间不宜过长。切勿因兴致浓厚而滔滔不绝,更不能影响客人的休息。④拜访结束时应向客人热情道别,并主动伸手握别。如客人出门相送,应说"请留步,再见",并再次挥手道别。⑤热心解决客人的特殊困难。

4. 待客礼仪 "出迎三步,身送七步"就是迎送客人最基本的礼仪。

(1)在接待室迎接客人:应提前到达接待室。宁可等候客人,也不能让客人等候。具体的礼节有:①看到客人来时,要立即从座位上站起来,礼貌地招呼,以示欢迎。②若是首次来访的客人,要恭敬地问清来访者的姓名,双方交换名片。若是经常来的客人,要亲切地称谓,使客人产生一种朋友之情。③请来访者坐下,端茶招待。④工作繁忙,要客人等候时,应诚恳地先表示歉意。

(2)车站迎接客人:①了解客人到站的确切时间,并提前到达候车站,绝对不能迟到,以免让客人久等。②为了方便识别要接的客人,事先要准备一块牌子,书写的字牌要工整、醒目,以便客人到站时迅速取得联系。③接到客人后,应迎上前去,主动打招呼、问候,并真诚表示欢迎,同时做自我介绍。④主动帮助客人提取行李,但最好不要拿客人的公文包或手提包。⑤陪同客人乘坐事先安排好的交通车辆,一同前往住宿处,并帮助客人妥善办理住宿事宜。与客人分手时,应祝客人休息好,并约定下次见面的时间、地点与联系方法。⑥在迎接陪同过程中,应热情回答客人的提问,谈一些活跃气氛的话题。

(3)送客:①客人告别时,应婉言相留;客人执意要走,也要等客人起身告辞时,再站起来送客,不能等客人刚说要走,便站起来送客,这是极不礼貌的。②送客时,不论是送至电梯、门口或车站,都要挥手道别,而且要有礼貌地道别,以示亲切和牵挂的心情。要等客人走远时,再回去。③送客时不要坐着不动,或是只点头表示向客人道别。送客时也不能频频看表,心不在焉,或者东张西望。④如果在车站、码头、机场送客,则要事先为客人买好车票、船票、机票。如果送客时下雨,应为客人提供雨具。应提醒客人不要忘记随身所带的物品,帮助客人提拿物品。亲切而有礼貌地送客道别,能给客人留下深刻的印象,也能显示个人的礼仪修养。**热情挽留,最后起身,感谢礼物,全家送客,照顾长辈。**

5. 握手礼仪 一般情况下,在见面或告别、祝贺或慰问以及表示尊重时握手,分一般式握手和手套式(或外交家)握手两种。第二种指双手握住对方,多次抖动,故友重逢、好朋友之间、表示热情慰问或热情祝贺时用这种方式。我们从以下几个方面说一下握手的礼仪:

(1)握手时的标准化做法:伸出右手,手掌与地面垂直,拇指适当张开,其余并拢用力握住对方的手掌,持续1~3秒,上身要略微前倾,头要微低。

(2)握手礼仪注意事项:①握手的顺序:讲究位尊者主动。各种场合都应遵照上级、长者、主人、女士主动在先的原则。晚辈和长辈,长辈先伸手;上级和下级,上级先伸手;男人和女人,女士先伸手,男同志不要先伸手,避免无法下台;客人到时,主人先伸手,表示欢迎;客人走时,客人先伸手,表示请留步;如果主人先伸手,有逐客之意。②与多人握手时的顺序:一般讲究由尊而卑、由近而远、顺时针方向。③握手应真诚,双目注视对方,面带微笑。④握手应热情有力,避免钓鱼式(手指刚与对方接触就急如钓鱼一样收回),这是对对方轻视的表现;还应避免死鱼式(指手像死鱼一样没有热情和诚意)、抓撕尖式(不待手掌相贴就草草完事,表示对对方的冷淡或距离)。⑤不应戴手套、墨镜、帽子与人握手。⑥不能用左手,不交叉握手。⑦不双手与女士握手;对德高望重的前辈应握双手,并同时鞠躬以示尊敬。⑧不要以不洁或患有传染性疾病的手与他人相握,如果对方已向你伸出了手,应把手伸出向对方示意不能相握,并说"对不起";与人握手后,立即擦拭自己的手掌也是不礼貌的。

6. 电话礼仪 现代生活中电话已经成为了不可缺少的沟通方式之一。掌握电话礼仪,可以起到意想不到的交流效果。电话形象是电话礼仪的主旨所在,它的含义是人们在使用电话时的种种表现会使通话对象"如见其人",能够给对方以及其他在场的人留下完整、深刻的印象。一个人的电话形象是由他使用电话的语言、内容、态度、表情、举止以及时间感等几个方面构成的。

(1)打电话礼仪:①合理选择打电话的时间:尽量在对方有空闲的时间通话,特别是国际长途要注意两地之间的时差。一般早上7点以前、晚上10点以后、三餐时间和午休时不宜打电话。通话时间还会因个人习惯不同而有所不同。②通话长度:打电话前要稍做准备,打好腹稿,做到长话短说。③打电话时要先自报家门,作适当问候,声音要柔和、适中,语言要轻松自如。

(2)接电话的礼仪:①本人接电话一般电话铃响三声时接听电话,不要太急也不要拖延。接听者先报自己的单位,然后再问找谁。认真倾听对方的谈话,不要随意打断。也不要一言不发,故意冷场。通话结束后,不要忘记说"再见"。当通话因故中断时,要等候对方再打进来。②代接电话如果接听以后,自己不是受话之人,应有责任传呼,但不要大喊。如果受话人不在,应以热情友善的态度记下以下内容:来电者、何事、如何回复。结束谈话时应用优雅的语气说"再见"。一般由发话者先结束谈话。电话内容要及时地传达给所要找的人。

另外,在使用移动电话时,一定要严格遵守约定俗成的使用规则。首先是要遵守公共秩序。要注意在要求"保持安静"的公共场所如音乐厅、影剧院、图书馆等场所不使用移动电话。上课、开会、会见等场合应该关机,必要时应使电话处于震动状态。使用电话还需要注意的是:忌在单位内打私人电话;忌别人话没说完的时候打断对方;忌让对方等得太久。

7. 餐饮礼仪 参加宴会和聚餐会,首先应了解本次宴会的类型以及有无穿正式礼服的要求,选择恰当的服饰或礼品按时赴约。

(1)落座礼仪:主人坐正位(面对门口),第一主客在主人的右手第一位就座,第二客人在主人的左手第一位落座,第一主陪在第一主客的右侧落座,第二陪客在第二客人的左侧落座,以后依此类推。

(2)就餐过程中应注意的礼仪:宴会开始,入座时男士首先为女士拉开坐椅,请女士入座。主人打开餐巾意味着宴会正式开始。餐巾应放在膝盖上,大的摊开一半,小的可完全打开。餐巾不要围在脖子上或夹在衣襟上。中途离开餐桌,餐巾应放在坐椅上,表示用餐尚未结束。用餐结束将餐巾放在桌子上,不需整理。就餐时,坐姿要端正,食物慢慢放入嘴唇,而不用口接食物,以免仪态不雅。咀嚼食物是双唇闭合,不要发出很响的声音,吃完东西再说话。喝酒或饮料时,先擦拭干净嘴唇,以免食物残渣留在杯口,慢慢喝,细细品,不要咕咚咕咚大口喝下。食物过热不要用嘴吹凉。应慢慢搅拌至凉或自然冷却。如打喷嚏,以餐巾或手遮挡,然后离开少许。餐毕离席,适当清理面前的餐具,轻轻拉开坐椅,起身表示谢意或祝愿,然后离开。

8. **舞会礼仪**　舞会是一种很受欢迎的社交活动,通常在晚上举行。它为客人提供了交流感情、结识朋友、放松情绪、尽情娱乐的机会。舞会能调节紧张的精神状态、放松心情、增添欢乐、增进友谊。礼仪要求:

无论国际或是国内的舞会,都是一个高尚、讲究礼仪的社交活动,舞会,无疑也是展示魅力的场所。

(1)如何邀请女方:舞曲奏响以后,男方要大方地走到女方面前邀请,如果女方的家人同在,则应先向女方的亲属点头致意,并征得他们的同意后,走到女方面前立正,微欠身致意说:"小姐,可以请您跳舞吗?"有时还要向陪伴女方的男士征求说"先生,我可以请这位小姐共舞吗?"得到允许后,再与女方走进舞池共舞。

(2)同性不宜共舞:根据国际惯例,两位男士共舞等于宣告他们不愿意邀请在场的任何一位女性,无形中表明他们是同性恋关系。两位女士也应尽量不共舞,尤其是在有外宾的情况下以及在国外的舞会上,我们要注意这一点。

(3)当女方主动时:一般情况下,女士是不用主动邀请男士的,但特殊情况下,需要请长者或者贵宾时,则可以不失身份地表达:先生,请您赏光。或:我能有幸请您吗?

(4)两位男士同时发出邀请时:从国际礼仪的角度考虑不难解决,女士面对两位或者两位以上的邀请者,最能顾全他们面子的做法,是全部委婉地谢绝。要是两位男士一前一后走过来邀请,则可以"先来后到"为顺序,接受先到者的邀请,同时诚恳地对后面的人:很抱歉,下一次吧。并要尽量兑现自己的承诺。

(5)是否总和一个人跳:依照正规的讲究,结伴而来的一对男女,只要一同跳第一支舞曲就可以了。从第二支曲子开始,大家应该有意识地交换舞伴,认识更多的朋友。

(6)不要轻易拒绝邀请:舞会是通过跳舞交友、会友的场合,所以在舞会上女士不能轻易拒绝他人的邀请。女士可以拒绝个别"感觉不佳"的男士的邀请,但要注意分寸和礼貌用语,要委婉地表达。

(7)男士的绅士风度:在舞会上最能体现一个人的绅士风度。例如:跳舞中要保持一定的距离,右手轻扶舞伴的后腰(略高于腰部),左手轻托舞伴的右掌,尤其在旋转的时候,男士一定要舞步稳健,动作协调,同舞伴一起享受华尔兹的优美。万一发现女士晕眩,男士一定要做好"护花使者",护送回原位。在一支曲子结束后,要礼貌地将女士送回原座位,道谢后,再去邀请另一位女士。

(8)何时离开舞会:无论是参加朋友的私人舞会,还是正式的大型舞会,遵守时间是首要的礼仪,要准时到达。至于什么时间离开舞会较为合适,朋友的私人舞会最好要坚持到舞会结束后再离去,这也是对朋友的支持。至于其他的舞会,只要不是只跳了一支曲子,显得应酬的色彩过浓就可以了。

(9)舞会着装要求:①如果是亲朋好友在家里举办的小型生日舞会等活动,要选择与舞会氛围协调一致的服装,女士最好穿便于舞动的裙装或穿旗袍,搭配色彩协调的高跟皮鞋。②作为男士,一定要头发干净,衣着整洁。一般的舞会可以穿深色西装,如果是夏季,可以穿淡色的衬衣,打领带,最好穿长袖衬衣。③如果应邀参加的是大型正规的舞会,或者有外宾参加,这时的请柬会注明:请着礼服。接到这样的请柬一定要提早作准备,女士在正式的场合要穿晚礼服。晚礼服源自法国，法语是"袒胸露背"的意思。有条件经常参加盛大晚会的女士应该准备晚礼服，偶尔用一次的可以向婚纱店租借。近年也有穿旗袍改良的晚礼服，既有中国的民族特色，又端庄典雅适合中国女性的气质。小手袋是晚礼服的必需配饰，手袋的装饰作用非常重要，缎子或丝绸做的小手袋必不可少。晚礼服一定要配戴首饰。露肤的晚礼服一定要配戴成套的首饰：项链、耳环、手镯，晚礼服是盛装，因此最好要佩戴贵重的珠宝首饰，在灯光的照耀下，首饰的光亮会为你增添光彩。④男士的礼服一般是黑色的燕尾服，搭配黑色的漆皮鞋。正式的场合也需戴白色的手套。男士的头发一定要清洁，因为跳舞时两人的距离较近，保持口腔卫生，最好用口腔清新剂。

二、公共场所礼仪

公共场所指的是可供全体社会成员进行各种活动、社会公用的公共活动空间。例如街头、巷尾、楼梯、走廊、公园、车站、码头、机场、商厦、卫生间、娱乐场所、邮政设施、交通工具等。公共场所最显著的特点是公用性和共享性。它为全体社会成员服务，是全体社会成员进行社会活动的处所。人是社会的人，除了个人、家庭生活之外，人们还必不可少地要置身于公共场合，参与社会生活。公共礼仪的基本内容就是人们在公共场合与他人共处时和睦相处、礼让包容的有关行为规范。学习、应用公共礼仪，应当掌握好它的三条基本原则。①遵守社会公德。社会公德，又叫社会公共道德或公德，它是人们在长期社会生活中，根据客观需要形成的，用以维护公共生活秩序，调节人们在公共生活中相互关系的一种约定俗成的行为规范。公共礼仪从属于社会公德，并且以更为具体的形式和要求对其进行贯彻落实。遵守社会公德，就是要求人们在公共场合活动时，要有公德意识，要自觉、自愿地遵守、履行社会公德。不讲社会公德，遵守公共礼仪将无从谈起。②不妨碍他人。与私人交际有所不同，人们置身于公共场合时，或为过客，或为休闲，或为生活需求，不一定非要与其他人打交道不可。而在实际上，人们在公共场合所面对的，往往也多半是一些自始至终不会与自己发生正面接触的人，不妨碍他人的原则，就是人们在公共场合面对他人时行为的具体规范。它的基本含义是在公共场合，每个人都应当有意识地检点、约束自己的个人行为，并尽一切可能，自觉防止自己的行为影响、打扰、妨碍到其他任何人。③以右为尊。在公共场合，有时有必要排定位置的主次尊卑，以示礼待他人。在排位时，尤其是在排定并排位置的主次尊卑时，以右为尊的原则是普遍适用的。它的含义是，在并排排列的位置上，右侧为尊，左侧为卑；右为上位，左为下位；在多人并排共处时，其位置的尊卑则往往是由右而左，依次递降的。因此，当需要表示对他人的敬意时，应请其居右。当需要表示自谦时，则应主动居左。

（一）特定公共场所礼仪

1. 影剧院　观众应尽早入座。如果自己的座位在中间，应当有礼貌地向已就座者示意，请其让自己通过。通过让座者时要与之正面相对，切勿让自己的臀部正对着人家的脸，这是很失礼的。应注意衣着整洁，即使天气炎热，袒胸露腹也是不雅观的。在影剧院万不可大呼小叫，笑语喧哗，也不可把影院当成小吃店大吃大喝。演出结束后观众应有秩序地离开，不要推搡。

2. 图书馆、阅览室　图书馆、阅览室是公共的学习场所。

（1）要注意整洁，遵守规则：不能穿汗衫和拖鞋入内。就座时，不要为别人预占位置。查阅目录卡片时，不可把卡片翻乱或撕坏，或用笔在卡片上涂抹画线。

（2）要保持安静和卫生：走动时脚步要轻，不要高声谈话，不要吃有声或带有果壳的食物。

（3）图书馆、阅览室的图书桌椅板凳等都属于公共财产，应该注意爱护，不要随意刻画、破坏。

（二）乘车礼仪

1. 骑自行车　要严格遵守交通规则。不闯红灯，骑车时不撑雨伞，不互相追逐或曲折竞驶，不骑车带人。遇到老弱病残者动作迟缓，要给予谅解，主动礼让。

2. 乘火车、轮船　在候车室、候船室里，要保持安静，不要大声喊叫。上车、登船时要依次排队，不要乱挤乱撞。在车厢、轮船里，不要随地吐痰，不要乱丢纸屑果皮，也不要让小孩随地大小便。

3. 乘公共汽车　车到站时应依次排队，对妇女、儿童、老年人及病残者要照顾谦让。上车后不要抢占座位，更不要把物品放到座位上替别人占座。遇到老弱病残孕及怀抱婴儿的乘客应主动让座。

三、涉外服务礼仪

涉外礼仪是指在对外交往活动中，用以维护自身和本国形象，向交往对象表示尊敬和友好意愿的国际通用的礼节规范。它是全世界各国人民共同遵守的准则。但世界各国、各民族在其发展的历史过程中，形成了各自的风土人情和习俗，同时又受宗教信仰、文化背景、生活习俗等不同因素的影响，使得各个民族、各个国家的礼仪同中有异。

1. 涉外礼仪的基本原则　国际交往的"三 A 定律"，即接受对方、重视对方、赞美对方。这是我们必须遵守的原则。与外国人交往时，无论是主人还是客人，都应了解对方的礼仪习俗，尊重他们的习惯。但尊重并不是卑躬屈膝，也不是妄自菲薄。对他人的尊重显示了自己的大度。人们需要通过礼仪来表达彼此的情感和尊重。

2. 言谈礼仪原则　言谈礼仪的基本原则是应用礼貌性的称呼和正确选择适宜的话题。①正确称呼、愉快打招呼：遇见熟人或初次见面的有关人员，愉快地打个招呼是生活中常用的一种礼节。与西方人打招呼，最简单的是说一声"早上好"、"下午好"、"晚上好"。②尊重对方：双方在交往的言谈中，尊重对方常常表现为委婉、生动、幽默。③谈话求实：西方人忌讳言不由衷的客套，而喜欢直率的谈吐。

3. 社会习俗原则　在行见面礼时，不同地区、不同民族有着不同的见面礼仪。如合十礼、拥抱礼、接吻礼等。需要根据国际通行方式或"入乡随俗"地去把握。大多数的西方国家也同我国一样，有着良好的传统美德和文明的社会风尚，在社会人群中，尊重妇女和爱护儿童尤为重要。在西方国家，尊重妇女被归纳为"女士优先"原则，它要求每一位成年男子都要尊重、照顾、体谅、保护和帮助女士。西方人爱护儿童是以注重和培养儿童的自立精神为目的，它与我国多数人纵容、助长孩子的依赖性有着明显差别。西方人尊重儿童主要体现在以平等的态度对待孩子，拿小孩与大人同等对待，孩子有错就如实指出，帮助纠正，不随便训斥打骂；常以商量的口气对小孩说话，让小孩理解后主动去做。

4. 交往禁忌礼仪　①言谈禁忌：在交往谈话中要注意禁忌，不能涉足他人隐私。具体要求做到"七不问"，即年龄、婚姻、收入、住址、经历、工作、信仰。一切与隐私有关的都受国家和法律保护，擅自闯入不仅是失礼行为，而且还要受到制裁。②服饰禁忌：美国人禁忌穿睡衣迎接客人；英国人不系带条纹的领带，巴西、埃及等国忌穿黄色服装；摩洛哥人忌白色服装；西班牙女子上街若不戴耳环，就被认为如同人不穿衣服一样。③举止禁忌：印

117

度、印尼、缅甸等国家,不能用左手与他人接触或传递东西、上菜、接送物品。在佛教国家,禁忌用手随便摸小孩的头顶。④饮食禁忌:美国和加拿大人不吃动物内脏,大多数外国朋友不吃动物的头和脚,不吃淡水鱼和无鳞无脊的动物,不吃宠物。印度教徒不吃牛肉,伊斯兰教徒忌食猪肉。⑤数字禁忌:在欧美国家,人们最忌讳的数字是"13"。⑥赠礼禁忌:在法国慎用香水赠礼,在拉美禁忌赠送刀剑及有关的礼品,巴基斯坦禁忌以手帕为礼物赠送。⑦颜色禁忌:欧美一些国家忌讳黑色,日本人忌讳绿色,比利时人忌讳蓝色,泰国人忌讳红色。

表4-1 护理人员仪表礼仪评分标准

学号:　　　　姓名:　　　　班级:　　　　　　　　　　　　　　　　考核分数:

内容	评分标准	分值	
		应得	实得
坐姿	1. 落座时从座椅的左侧入座,动作轻巧、稳重、优雅、无声响。(4分) 2. 坐时臀部坐于椅子的1/2或1/3,不可坐满。(4分) 3. 坐时头部端正,双目平视,下巴内收,双肩后展,上体保持挺直;双膝靠拢,双脚自然放平;双手相握或自然轻放于一侧大腿。(4分) 4. 坐时体态体现出护理人员的端庄、大方与文雅。(4分) 5. 离座时无声无息,从座椅的左侧离开,动作从容稳健。(4分)	20分	
站姿	1. 站立时头部抬起,双目平视,下颌内收,表情自然。(4分) 2. 颈部挺直,双肩下沉外展,挺胸、收腹、提臀。(4分) 3. 双臂自然下垂放于体侧或相握放于体前下腹部。(4分) 4. 双腿直立,脚跟靠拢,脚尖分开,呈"V"字形或"丁"字形。(4分) 5. 站立时体态挺拔自然,优雅大方,富有朝气。(4分)	20分	
蹲姿	1. 下蹲时头略低,上体挺直,双肩自然平稳。(4分) 2. 双腿紧靠,左膝略高于右膝。左脚在前,脚底完全着地;右脚在后,脚尖着地,脚跟提起。(4分) 3. 下蹲时臀部朝下,不可向后撅起。(4分) 4. 下蹲时不允许背对他人下蹲或双腿平行分开下蹲;也不能过快下蹲或与他人距离过近时下蹲。(4分) 5. 下蹲起立时身体略向前,重心前移,上体保持直立轻轻站起,动作轻盈舒缓。(4分)	20分	
行姿	1. 行走时,头部端正双眼平视,胸部挺起,背部、腰部、膝部避免弯曲。(4分) 2. 行走时双肩平稳,避免左右晃动;双臂放松,一前一后自然而有节奏地摆动,幅度不超过30°。(4分) 3. 行走过程中身体重心始终落在交替移动的前面的那只脚上。保持脚尖向前,行走呈一条直线。(4分) 4. 行走时,步幅适度,步速相对稳定,不可过快、过慢或忽快忽慢。(4分) 5. 行走时步履轻盈敏捷,协调自然,弹足有力,避免发出过重声响。(4分)	20分	

续表

内容	评分标准	分值	
		应得	实得
表情与服饰	1. 精神饱满、富有朝气。(4分) 2. 眼睛平视,目光柔和,与他人有视线的交流。(4分) 3. 面带微笑,表情轻松自然。(4分) 4. 服装整洁,穿着规范。(4分) 5. 修饰得体、协调。(4分)	20分	

【护士心语】

当我穿上护士服、戴上护士帽的那一刻,我感觉我的生命变得更加丰富、更有意义!

（李华琼）

复习思考题

1. 请按照护理人员仪表礼仪评分标准制定一份训练方案,努力塑造护理人员美好的形象。

2. 案例分析:请判断下列举止是否符合护理礼仪的要求,并说明理由。

(1)护理人员边玩手机边推治疗车走进病房。

(2)早晨交班时某护理人员靠在另一护理人员身上。

(3)两位护理人员共坐在一张椅子上书写护理记录。

(4)晚上值班时某护理人员用办公电话打回家询问孩子的学习情况。

(5)某护理人员对刚做完妇科手术的未婚女性深表同情,并溢于言表。

(6)某护理人员对四岁的患儿说:"快吃药,不吃药医生就给你开刀"。

第五章　培养审美情趣　完善护士综合素质

学习要点

1. 美的基本形态；护士职业形象美。
2. 护士审美修养的途径和方法。

第一节　美的基本形态

富有生机就是美。

——威·布莱克

一、自然美

（一）自然美的分类

自然美是指客观世界中自然物、自然现象所表现出来的美。比如日月星辰、春花秋月、高山峡谷、大漠孤烟等。

自然美包括两种：一种是未经人类加工改造过的自然美，如辽阔的大海、浩渺的星空、山水花鸟等，又比如湖南的张家界、湖北的神农架、四川的九寨沟等。这部分自然景物虽未经过人的直接实践作用，但与人类社会却发生着密切的联系，给人以美的享受和愉悦。另一种是经过人类运用美的规律加工改造的自然美，如美丽的田野、典雅的园林等，它是人类对大自然的一种能动改造，使之更符合人们的审美理念和审美要求，给自然界打上了属于自己的烙印，人们也因此在观赏自然时，感受到自身的智慧和力量，从而获得审美愉悦。

（二）自然美的特征

1. 侧重于形式美　美的事物是美的内容与美的形式的统一，但自然美具有形式胜于内容的特点。如面对一朵娇艳的鲜花，令人们着迷的常常是它的色彩、形状、香味等形式因素，而不是它的内容；再比如蝴蝶是一种害虫，但它五彩斑斓的翅膀、翩翩飞舞的姿态却成了人们欣赏的对象。

2. 寓意和象征性　在人与自然的相互作用中，人们发现自然界美的事物具有某种自然属性，与人类社会生活的某种属性相类似，因此在生活中人们常常借助自然物的某种属性象征性地表达人类的某种思想感情，如人们常用梅花象征清高孤洁的品格；用出淤泥而不染的荷花形容清白高洁的品格；用牡丹象征雍容华贵的风范。就像车尔尼雪夫斯基所说："构成自然界美的是使我们想起人（或者预示人格）来的东西，自然界美的事物，只有作为一种暗示才有美的意义。"

3. 多样性　自然美的形态本身就具有多样性的特点。同一自然物，由于人们欣赏的角度和心境不同,对同一审美对象会产生不同的审美感受。如同一座山,"横看成岭侧成峰,远近高低各不同",山上山下,其美的形状各不相同;同是一个太阳,或骄阳似火,或温暖如春。这是审美主体心情、心境及认识、经历不同,其审美感受也不同。

二、社会美

社会美就是社会生活的美,是社会生活中客观存在的社会事物、社会现象的美,是人类精神、行为的美,它与自然美一起构成生活美,是人本质力量的直接体现。

社会美的特征表现在两方面。

1. 侧重于内容 社会美以善为前提和基础,只有符合人类社会发展规律,符合人类的目的、能推动社会前进的事物才是美的。如 2003 年春天,一场突如其来的灾难威胁考验着人类。"传染性非典型肺炎"似恶魔一般肆虐着中华大地,在这场听不见枪声的战争中,广东省中医院急诊科护士长叶欣同志,为救助患者昼夜连续工作,献出了年轻而宝贵的生命,所以她的形象是美的。

2. 具有阶级性和时代性 社会美随着社会的发展不断更新,不同阶级、不同时代,对社会美有不同标准。如春秋战国时期,女性以"窈窕淑女"为美的标准,唐代则以丰腴为美的标准。

三、艺术美

艺术美是各类艺术作品所呈现的美。亚里士多德说:"美与不美,艺术作品与现实事物,分别就在于美的东西和艺术作品里,原来零散的因素结合成为统一体"。

艺术美具有以下特征:

1. 典型性 典型性是艺术作品通过个别艺术形象表现出某些普遍性、代表性的东西,借助于典型达到对事物本质规律的把握。如《亮剑》中的李云龙、《士兵突击》中的许三多等典型形象,由于他们分别集中了战争年代和和平年代的军人形象及军人的崇高境界和气概,所以才有了更典型的美学意义,艺术的典型性说明艺术中的美比生活原型更美,更富有理想性,更具有审美价值。再如:解放初期我国著名舞蹈家戴爱莲创作的《荷花舞》,既有鲜明的个性,又反映了新中国成立后广大人民和平幸福、欣欣向荣的新生活。在蓝天白云下、在翠柳环绕的荷塘中,荷花仙子们身着粉红舞衣和淡绿舞裙,手执长巾,轻盈安详地婆娑起舞,创造出芙蓉出水的恬静意境,深深激发着人们对大自然、对祖国、对和平无限热爱的美好感情。

2. 感染性 艺术美之所以具有感染力,是因为艺术美往往具有最美的感性形式,蕴涵着艺术家的强烈情感。《党的女儿》之所以感人,在于作者把多年凝聚在心头对共产党员崇高品质和视死如归的浩然正气的真挚情感写了出来。法国雕塑家罗丹说:"艺术就是情感"。他把情感视作雕塑艺术的生命。艺术美之所以具有强烈的感染力,一个重要原因就是它饱含了作家、艺术家的情感。

3. 形象性 艺术与哲学不同,它不是通过概念而是通过形象来反映生活、表达思想情感的。因此,艺术美必须借助形象才能被感受到。如:音乐运用旋律、节奏等手段作用于人的听觉,从而在人们的脑中形成形象,我们在欣赏民间音乐家阿炳的二胡独奏曲《二泉映月》时,那如泣如诉的曲调,那或紧或慢、或断或续的节奏,舒缓而刚直,纯朴而执着,缠绵而坚韧,使我们深深领略到一位正直顽强的盲人艺术家在旧社会饱经苦难的悲愤而压抑的情感,仿佛看到如烟往事与孤月的清光相辉映。再比如我国唐代伟大诗人李白的《望庐山瀑布》:

"日照香炉生紫烟,遥看瀑布挂前川。飞流直下三千尺,疑是银河落九天。"通过诗的语言让我们立即想象到红日、紫烟、山峰和瀑布,让我们眼前出现了一幅奇幻缥缈的壮丽景色。这正说明了文学艺术运用语言文字,实现想象中的多维形象。

4. 独特性 与自然美、社会美比较,艺术美更能提高人的审美能力和高雅的审美情趣。例如散文中的诗情画意,绘画中的绚丽色彩和精巧构图,造型中的形神逼真,音乐中的优美旋律和欢快节奏等,都蕴含着丰富的美,人们在欣赏艺术美的同时,可以产生丰富的美感和联想。

四、科学技术美

科学技术美是美的一种高级形式,只有人类审美心理、审美意识达到较高的发展阶段,理论思维与审美意识交融、渗透的情况下,才能产生。科学技术美客观地存在于人类创造性的科学发明之中,是人类在探索、发现自然规律的过程中所创造出来的成果。

科学技术美的特征:

1. 主观客观的统一性 科学揭示了自然界丰富多彩的运动形式及发展规律,展示了自然界的客观性。科学不是美学,要它反映自然界的本来面目,必然包含着美的因素。科学技术美是主观性与客观性在实践基础上的统一,没有人的社会实践,就无法达到主观和客观的和谐统一。

2. 科技美与科技真之间的辩证统一 科学理论中真与美之间具有统一的关系。科学理论的真是美的基础,没有真就没有美。科学理论的真实性表现在它与客观事实相符合,达到对自然界的物质及其运动规律本质上的正确认识。

第二节 护理职业形象美

在一切创造物中没有比人的心灵更美、更好的东西了。

——海涅

一、护理职业形象美的内涵

形象指形体与意象,是具体事物(群体、个人等)精神实质的外在反映,是其本质特征的外在体现。护理职业形象是指护士群体或个人在护理实践中的外表、思想、语言、行为、知识等的外在体现,包括有形的外在形象和无形的内在形象。它不仅体现在护士的仪表、风度、行为举止和姿态等外在形象中,而且反映了护士良好的职业道德品质、善良的行为、高尚的情操等内在素质。护理职业形象美也就是形式和意象有机结合所呈现出来的美。虽然形式上美在审美欣赏中有独立存在的可能,但是,形式如果没有实实在在的内容做依托,这种形式上的美就会显得苍白无力。所以,护理职业形象美应是护士的内在美与外在美有机结合而呈现的整体美。

1. 在物质形式上 表现为护理工作的条件、环境明显改善;护理工作设备、设施已朝现代化方向发展,科技化含量越来越高;护士的社会待遇和个人收入不断增加。

2. 在社会形式上 表现为护士的受教育程度、学历水平、学术地位和社会地位不断提高;护理科研成果不断推出;护理专业正走向显示自身独立特点的学科专业道路。护士已不再仅仅局限于"白衣天使"的形象,还以学者、专家的身份出现在人们面前,极大提高了护理专业的学术性,也更增添了护理职业形象的人格魅力;护理工作也由原先的传统功能制护理发展到以患者为中心的整体护理,护士以专科护士的专业技能和人文关怀去服务于人类,展现了护理专业的社会价值和特有的创造护理实践美。

3. 在精神形式上　整体护理"以人为本"的思想不仅在理论上得到巩固,而且已经运用到临床护理工作中去,如微笑服务的开展、护理形象工程的实施、色彩的心理效应引入医院服务等一系列措施,将护理美学与心理学的理论引入护理实践,从而使护患关系得到改善,护理服务质量得到提高,护理职业形象的内涵得到提升。

二、护理职业形象美的要求

(一)护士的外在形象美
护士的外在美主要表现为仪表美、语言美、行为美。

(二)护士的内在形象美
内在美是指人内心世界的美,也称心灵美。心灵美是护理人员职业形象美的核心,包括美好的理想、高尚的道德,真挚的感情、诚实的品质等,是其他一切美的基础。

1. 高尚的品德　护理学科的创始人南丁格尔十分重视护士的品德教育,她说:"我们要求妇女正直、诚实、庄重,没有这三条,就没有基础,则将一事无成。"护理工作要求护士必须具备高尚的道德修养、道德意识、道德情操。

2. 诚实的心灵　护理工作要求护士具备高度的工作自觉性和责任感,具备诚实的心灵,这是心灵美的根本,其基本特征是实在、可靠和可信。护士诚实的美德集中表现在"慎独"精神方面。慎独是指个人在独自一人、无外界注意的情况下,自己所有的行为都自觉地谨慎不苟。护理工作大多都是在无人监督的情况下由护士独立完成,因此对护理人员而言,慎独精神尤为重要。护理人员的诚实美不但有利于护理对象,并且还能扩大社会影响,美化自身和职业形象。

 知识链接

做一个讲诚信的人
　　18世纪英国的一位有钱的绅士,一天深夜他走在回家的路上,被一个蓬头垢面衣衫褴褛的小男孩拦住了:"先生,请您买一包火柴吧",小男孩说道。"我不买",绅士说着躲开男孩儿继续走,"先生,请您买一包吧,我今天还什么东西也没有吃呢",小男孩儿追上来说。绅士看到躲不开男孩儿,便说:"可是我没有零钱呀","先生,您先拿上火柴,我去给您换零钱"。说完男孩儿拿着绅士给的一英镑快步跑开了,绅士等了很久,男孩儿仍然没有回来,绅士无奈地回家了。
　　第二天,绅士正在自己的办公室工作,仆人说来了一个男孩儿要面见绅士。于是男孩儿被叫了进来,这个男孩儿比卖火柴的男孩儿矮了一些,穿得更破烂。"先生,对不起了,我的哥哥让我给您把零钱送来了""你的哥哥呢?"绅士道。"我的哥哥在换完零钱回来找你的路上被马车撞成重伤了,在家躺着呢",绅士深深地被小男孩儿的诚信所感动。"走! 我们去看你的哥哥!"去了男孩儿的家一看,家里只有两个男孩的继母在照顾受重伤的男孩儿。一见绅士,男孩连忙说:"对不起,我没有给您按时把零钱送回去,失信了!"绅士却被男孩的诚信深深打动了。当他了解到两个男孩儿的亲生父母双亡时,毅然决定把他们生活所需要的一切都承担起来。

3. 良好的性格　护理工作的服务对象,大都是身心处于不佳状态的患者,甚至有形体残缺、失去理智或情感变态的严重现象。护士也是有喜怒哀乐和七情六欲的人,但是职业情感要求护理人员只要上了岗,就必须进入应有的角色情感:对待患者"痛之于心、急之于行、稳之于容",要学会转移和消除来自社会、家庭、单位、工作中等各方面的心理刺激和控制自己不良的情绪,经常保持热情、愉快、稳健的情绪,通过自己积极乐观的情绪感染护理对象,帮助护理对象产生乐观向上的情感,增强战胜疾病的信心。因此,护士要能适应并胜任护理工作,为护理对象提供高质量的护理服务,首先要具备健康的心理素质、良好的职业性格、稳定的情绪,这种良好的性格会使智慧更加耀耀生辉,使美丽更加灿烂迷人。

4. 丰富的才识 知识是素质的基础。护理人员要达到心灵美的境界,必须不断学习专业知识,精通本专业业务,紧跟学科发展的需要。同时还要具备人文学科、社会学科等多学科知识,以提高自己的整体素质和人文修养。只有博览群书,才能开阔视野,得到更多的启发和收益,只有通过去粗存精的反复思考,才能将客观现实中各种形式的美融入自己的内心深处,并化作自身的行动,使内心的精神美和外在的仪表风范美达到和谐的统一。

(三)护士的社会形象美

护士的职业形象是护士在护理实践中的外表及行动体现,是社会公众对护理人员为患者提供护理活动中所形成的综合效应的整体形象。美好的护理职业形象是护士内在美和外在美的有机结合与表现,它能潜移默化地美化人们的心灵,唤起人们对美好生活的追求,帮助患者树立战胜疾病的信心。

 案例分析

观察细致,避免了恶性事故发生

某产科护士长到产房检查工作时,发现一位产妇宫口开全,胎头已拨露,这时,产妇突然呈喷射状呕吐,呕吐后胎头回缩。凭多年的经验,护士长意识到可能发生子宫破裂,立即组织产房工作人员,马上给产妇建立静脉通道、吸氧、做术前准备,并迅速通知大夫,就地急诊行剖宫产术,在手术中证实子宫已经破裂。正是由于护士长观察细致、发现及时,从而在关键时刻为患者赢得了抢救时机,避免了一场因子宫破裂可能导致患者出血死亡的恶性事故。

三、护理职业形象美塑造的途径和方法

(一)提高护士对美的感受和审美修养

美是生活的原动力,是人们生活中的一种客观需要。无论是患者还是健康者,谁不爱美呢!热爱美、赞扬美,这似乎是人的天性。那五彩缤纷、充满着勃勃生机的自然之美,那无处不在、洋溢着人类智慧和善良的生活之美,那浩瀚无穷、闪耀着迷人魅力的艺术之美,使我们的精神世界得以陶冶、净化、升华。美,可以使人欢欣愉悦;美,可以使人奋发向上。古往今来,人们不但热切地向往美、追求美,而且在实践中和理论上不断地探索美、创造美。

护士每天面对不同的患者,尤其是面对残疾病患的生命,如何发现、创造美的形象至关重要。同一病患在护理实践中面对不同护士提供的服务,结果总是会有好坏判断之别,总会有美丑辨别之分。审美修养高的护士会在护理行为中把护理作为一门对人体的整体维护艺术,结合社会科学,结合美学、艺术等人文科学理论和技术手段,真正在护理过程中实践美的方法,创造美的氛围,将病患的生理与心理相协调,化解患者的心病如春风化雨,使得护理者成为护理艺术的实施者,被护理者则得到全身心健康、完美的护理。反之,则不然。

(二)加强护士职业形象塑造意识训练

护理职业形象美是护士内在美与外在美交映生辉的整体美,是护士的品德修养和知识

素养在言谈举止中的自然流露。树立护理职业形象美是护士不断提高个人修养的进程,是护士良好职业素养的一种自然表露,而非做作和模拟所能达到的。因此护理专业形象美的塑造是一个系统工程,需要通过社会、专业生活环境和护士专业自我的良性互动等进程来实现。

1. 首先要求护士应针对社会形式的发展变化做出相应的角色转换　"生物-心理-社会-环境"这一新的医学模式改变了护士的工作方式和角色。在这种形势下护士要具有强烈的时代意识、广博的专业知识和科学的服务理念,不断进行自我教育、自我更新和进行职业行为的自我规范,充分发挥护士自身在专业形象建设中的主体作用,不断提高自身的专业水平和服务质量,从根本上使护士获得护理对象和社会的尊敬和认可。

2. 提高护士对美的感受、接受和创造能力　以教育为切入点,从树立正确的人生观和价值观开始,不断增强品德修养,提高护士审美修养和审美能力,以塑造更为完美的护士职业形象。

(三) 树立高尚的职业情操和品德

护士的职业道德修养是指护理人员对待服务对象的行为举止是否符合职业道德要求时所产生的内心体验,护理职业道德修养落实在具体行动中,首先要自觉地严格按照工作程序和原则完成各项护理工作,树立患者的利益高于一切的道德情操,为患者提供高品质的护理服务。其次,护士渊博的知识和宽容的美德来源于护士对护理事业的进取和追求,护士除了要具有人们普遍应有的道德品质外,还必须具有热爱护理事业、忠诚于本职工作、无私奉献、对患者极端负责的精神。最后,护士要善于培养积极的情感体验,对照护士角色来不断检查和修正自己的情感体验和释放方式,培养自己坚强的意志品质和宽容豁达的职业个性,使护士的形象和美德得以最大限度的释放。

第三节　护士的审美修养

从美的事物中找到美,这就是审美教育的任务。

——席勒

一、护士审美修养的目标

(一) 护理审美鉴赏力

护理工作要求护士必须具备感受美的能力,要有在护理实践中发现美、认识美、欣赏美的能力。古人说过"操千曲而后晓声,观千剑而后识器"。显然,审美鉴赏力的获得和提高,需要艺术文化的熏陶,需要审美经验的积累,也需要审美实践的磨炼。

(二) 护理审美创造力

护理审美的目标就是培养提高审美创造力。美的存在不仅在于感受、欣赏,更重要的是能够创造美。这需要护理人员把对护理美及护理美规律的把握运用到护理实践中,用自己的审美修养装点复杂的护理实践,用自己辛勤劳动营造美的护理自然环境、护理人际环境,实施精湛的护理技术和人道的关怀等。

(三) 护理审美价值观

护士的审美境界标志着护理审美教育和护士审美修养成熟的程度。如果审美修养活动有效,必然是超越境界,也就是护士拥有正确的审美价值观,会有正确的判断美丑标准。护士会采取超越功利的态度对待职业,不会被单纯的功利所左右;会把职业当作事业,孜孜不倦,执着追求;会把患者的一切利益作为自己工作的出发点和归宿。因此,护士审美修养的目的在于激发护士对审美境界的追求,并把这种追求持久、自觉地应用到护理实践中去,护士会在修复他人健康的职业中锤炼自己对健康美的灵感。

二、护士审美修养的途径和方法

(一)通过学校教育提高护士的审美修养

学校可以通过介绍护理界老前辈如聂毓禅、王秀瑛、林菊英等人的优秀事迹,让学生感受与体会护士职业的崇高,从学生时代就培养圣洁、仁爱的心灵,造就坚强的意志和独立的精神,树立正确的人生观、价值观及高尚的职业道德。另外,学校的审美教育是护理人员加强个人修养、获得美学知识的途径,是护士审美修养的基础,所以,护理院校的教学计划应充分考虑护士的全面发展,开设《护理美学》或《护士人文修养》等方面课程,对学生进行正规的美学理论教育,为加强审美修养奠定基础。

(二)临床实践加强护理审美修养

护理美在护理实践中有着丰富的表现。对于在校的护理专业学生来说,有两种方式来追寻这种护理美感:一是临床护理见习。护理专业学生在见习的观察中亲自判断和体会职业护理人员优美的仪表、娴熟的技术、动听文明的语言、幽雅的就医环境等,能感悟到护患关系的和谐美以及影响护患关系的不良因素,在体会中找到自己应从哪里努力才能形成和完善自己的审美能力和优良品行。二是临床护理实习。这是由护理专业学生亲自参加护理活动时期,是学生一边看、一边学、一边动手操作的过程。在这个过程中,学生结合自身的参与,一边加强自身的审美修养,一边承袭护理工作者优良的审美品行,用自己的实践去发现、体验、鉴别美、不断提高自己的审美能力,矫正自己的审美品行。这个过程是走向护理岗位必不可少的重要过程,也是发现问题、及时修正、自我调整完善的过程。护理专业学生在医院的工作环境中,能体会到人际关系的互动,又能观察、参与护患关系的形成过程;还能体会和谐人际关系激发的生命热情,也能感受到冰冷的人际关系所带来的不良后果。人际关系的体验对护理专业学生来说,是修身养性的过程,从而能够在日后的工作中自觉、主动地致力于建立良好的护患关系。这个过程是提高护士审美修养,尤其是专业审美素质的有效途径。

(三)通过自然美的感悟加强护士的审美修养

大自然以其变化无穷、千姿百态的美,激发人们对美的事物的追求。无论是雄伟的山川、飞泻的瀑布、优美的田园、秀丽的湖泊……都会激起人们美的遐思,给人们的审美修养提供无限的愉悦、无限的美感。通过自然美的领悟,可以练就护士发现自然美的本领,从而学会创造护理环境美的本领。护理环境主要是指患者的情感、情绪、治疗和康复相关的环境因素。优美舒适的休养环境,有利于患者的身心健康。因此,护士不仅要注意护士站的装饰、病房的设施安排、物品颜色搭配、温度湿度调节,还要排除患者心中的孤寂和消沉,提高生活情趣和乐趣。

(四)通过艺术美的欣赏提高护士的审美修养

艺术美是艺术作品所显现的美,是艺术家对生活的审美情感、审美理想的集中反映,主要源于现实美,又高于现实美,是现实美的凝练化、集中化。护士通过艺术审美陶冶情操,还可以不断提高自己的审美感受、审美鉴赏和审美创造能力。护士对患者的爱心和耐心集中体现在对患者的语言艺术上,语言的灵活与变化是护理语言美的精髓,语言艺术的真谛在于与交往对象的对应性、适当性,语言的艺术魅力在于调节情绪、安慰心态、化解矛盾、传递信息等。要想达到语言艺术美的最高境界,需要经过较长时间的积累和实践的过程,而驾驭它的关键在于不断提高自己的语言修养和知识水平。

　　护士的审美修养,不是一时之动,而是终生教化、锻炼的过程。它既是渐进的,又是主动追求的,必须靠护士的主动探索。而外在条件、外在的审美情景及其熏陶感染对护士来说也是必不可少的。医学科学的发展是无止境的,人们对生命健康美的追求也是无止境的,现代护士应在自己的工作与生活中,自觉地扬长避短,培养自己灵敏的审美感知能力,训练自己感受美的眼睛和欣赏音乐的耳朵,不断积累自己的审美经验,提高自己的审美情趣,使自己成为一个"具有审美能力的人"。

　　【护士心语】

　　用心做事,没有哪一件工作是没有意义的,护理工作是需要协作精神的,只有环环相扣,相互合作,整体才会和谐美好。

（刘耀辉）

复习思考题

　　1. 护士职业形象外在美与内在美如何塑造?

　　2. 患儿因车祸住院治疗。孩子病情很重,身上有很多导管,有吸氧管、引流管、导尿管,还有输液管。孩子躺在床上,一直哭泣和痛苦地呻吟。护士长在床头交班时嘱咐各位护士,在工作时抽出时间去抱抱孩子。有护士说:"孩子全身都是管子,怎么抱?"护士长俯下身体,一手搂着孩子的头,一手抚摸孩子的小手,把脸轻轻地贴在孩子的脸上。此时孩子真的慢慢地安静下来,因为他感受到了关怀和爱抚。

　　建议多去医院儿科见习,学习老师们的护理方法和技巧。

第六章 立足护理文化 突出中医中药特色

学习要点

1. 文化、医院文化、服务文化的概念与特征。
2. 文化的结构与功能及对生活方式、健康行为及护理的影响。
3. 医院文化的含义及组成;医院形象战略及形象建设的要素。
4. 护理服务文化;中医药文化的内涵。

第一节 文化概述

谁想知道什么是人,那么也应该,而且首先应该知道什么是文化。

——兰德曼

不同种族、不同肤色的人,有着使人区别于所有非人生物的相同本质。这种人类独有的本质就是人类创造了灿烂的文化。人一生下来就处于一定的文化传统和文化情境之中,人被看作是文化的存在。因此,我们认为:"人是文化动物。"

一、文化的含义与本质

(一)文化的含义

"文化"一词,古已有之。"文"的本义,指各色交错的纹理,有纹饰、文章之意,引申为包括语言文字在内的各种象征符号,以及文物典章、礼仪制度等。"化"字,本意为变易、生成、造化,其引申义为改造、教化、培育等。文与化并联使用,最早出现于《周易·贲卦》:"观人文以化成天下。""人文"与"化成天下"结合,就是"以文教化",具备了文化一词的基本内涵。

汉代以后,"文"与"化"结合生成"文化"整词,是动词,意思是"文治教化",体现一种治国方略,往往同"武力"、"武功"、"野蛮"相对应。最早从现代意义上说文化的是梁启超,他在《什么是文化》一文中指出:"文化者,人类心灵所开采出来之有价值的共业也。"

知识链接

"文化"在汉语文献中的用例

"文化"一词最早出现在中国西汉时期刘向《说苑·指武》中,原文为:"圣人之治天下也,先文德而后武力。凡武之兴为不服也。文化不改,然后加诛。"

德文、英文和法文中,文化一词,都是从拉丁文 Cultus 中演化而来。原意是对土地的耕耘、对作物的培养,引申为对人的身体和精神两方面的培养。由此,文化的内涵不断深化,由于认识角度不同,学者们给文化的定义有 200 余种之多。现代文化学的奠基人 E. B. 泰勒的定义具有划时代意义,他在《原始文化》(1887)一书中说:"文化是一个复杂的总体,包括知识、信仰、艺术、道德、法律、风俗,以及人类在社会里所取得的一切能力与习惯。"

学者们给文化下的形形色色的定义,大致可以分为广义和狭义两类。广义的文化,从人与自然的本质区分,认为凡人类有意识地作用于自然界和人类社会的一切活动及其结果,都属于文化,文化是人类生活的总和。狭义的文化,将文化限定在人类精神创造活动及其结果方面。

中国《辞海》(1999年版)对文化的释义是:广义的文化是指人类在社会实践过程中所获得的物质、精神的生产能力和创造的物质财富和精神财富的总和。狭义的文化指精神生产能力和精神产品,包括一切社会意识形式:自然科学、技术科学、社会意识形态。有时又专指教育、科学、文学、艺术、卫生、体育等方面的知识与设施。

(二)文化的本质

1. 文化是人本质力量的对象化 文化就是"人化自然",是人类发挥主观能动性,把人的智慧、创造性、感情注入自然,使自然成为被人所理解、沟通和利用的对象,从而超越自然。文化使人在改造世界的活动中让自身得以全面发展,使人的本质力量自我展开,得以自我实现。

2. 文化是人改造自然的行为模式 文化是人类对自然开发的结果,是人的非生物性组成部分,是人猿相揖别的标志物。文化是人类社会特有的现象,是人类独特的生活方式。人类创造了文化,发展着文化,文化也塑造着人,改变着自然,推动着社会的进步。

3. 文化是人类创造的复合体,是人化的自然、自然的人化的有机统一体 太阳、月亮不是文化,在夸父和嫦娥的故事里才是文化;野草荒苗不是文化,在餐桌上成为佳肴才是文化。人与自然的关系是一切人类文化现象得以产生的最基本前提,文化创造活动又必须在人与自然的统一中展开。

4. 文化是由生产方式决定的 在马克思主义唯物史观看来,文化是被决定的。一个社会的文化是与特定的经济、政治相关联的。一个国家或民族文化的没落,往往是社会经济和政治制度腐败的反映。20世纪40年代初,毛泽东在论及新民主主义时说:"一定的文化是一定社会的政治和经济在观念形态上的反映。"

5. 文化常以文化产品为物质载体 文化需要物质载体来体现。北京的故宫、四合院展示的是中国人的文化理念;西方的建筑、园林艺术展示的是西方的文化理念。不同民族的衣服、花纹、饰物展示的是他们各自的服饰文化。

(三)与文化相关的几个概念

1. 亚文化 亚文化又称为副文化、次文化,是相对于占据主导地位的文化而言的。当在社会群体中形成一种既包含主流文化的特征,又具有某些独特要素的文化聚合物时,这种群体文化便被称为亚文化,地区、民族、阶级、阶层、职业、性别甚至年龄都可能形成亚文化。亚文化是对主流文化的补充,又具有自己的相对独立性。中国由56个民族组成,对统一的中华文化而言,所属56个民族的文化就属于亚文化。中国地域辽阔,不同的地域文化各具特色,早在春秋战国时期就在四个大的区域形成邹鲁文化、三晋文化、燕齐文化、荆楚文化。后来又衍生出更多的地区文化。在男尊女卑、重男轻女的旧时代,在社会上占据主导地位的是男性文化,1985年以来,一些学者在湖南江永县发现一些举世罕见的"女书",包括一套妇女专用的特殊文字和使用这套文字记录、创作的作品。这就是属于女性的亚文化。

2. 文明 文化和文明都是人类社会特有的。两者既有联系也有区分。《书经》中有"睿哲文明"的记载,意为文德照耀;《周易·贲卦》记载:"文明以止,人文也。"文明就是文德、光明之意,与文化相类似。钱穆在《中国文化史导论》中指出:"大体文明文化皆指人类群体生活言。文明偏在外,属物质方面,文化偏在内,属精神方面。故文明可以向外传播与接收,文化则必须由群体内部精神积累而产生。"

3. 宗教　宗教是极其复杂具有多要素、多层次、多功能的一种社会文化现象。我们通常所说的宗教,主要指宗教观念,属于精神文化、意识形态,是对社会生活的一种反映、一种解释。但这种反映和解释,采取了幻想、颠倒、歪曲的形式。恩格斯说:"一切宗教只不过是支配人们生活的外部力量在人头脑中幻想的反映。"宗教通过宗教意识、宗教信仰影响人们的思维方式和价值观。宗教本身就是一种文化,是文化的一部分。

 知识链接

文化软实力

　　按照美国哈佛大学教授约瑟夫·奈的观点,一个国家的综合国力,既包括由经济、科学、军事实力等表现出来的"硬实力",也包括以文化、意识形态吸引力体现出来的"软实力"。一个国家的崛起,从根本上说,在于它综合国力的全面提升。所谓文化软实力是国家软实力的核心因素,是指一个国家或地区文化的影响力、凝聚力和感召力。

二、文化的结构和功能

(一) 文化的基本结构

　　文化的结构,指的是把文化要素组合起来的方式。大多数学者都同意将文化粗略地划分为物质文化、制度文化、精神文化三大部分,这种分法能够极大限度地涵盖整个文化世界。

　　1. 物质文化　物质文化是人类文化中最基本、最常见的构成部分,它主要包括满足人基本生存需要的那些文化产品,其基本功能是维持个体生命的再生产和社会的再生产。物质文化还包括用以生产这些物品的生产工具和生产手段。如饮食文化、服饰文化、居住文化、交通文化、劳动工具文化、科技文化等。物质文化居文化结构的表层,又称显性文化。

　　在文化世界中,物质文化的发展速度最快,特别是近代,随着科学技术的不断进步,物质文化领域成为越来越丰富的生活世界。在生活、生产手段和生产工具方面,人类的每一个物质领域,都在经历着天翻地覆、日新月异的变化和更新。

　　2. 制度文化　制度文化是处于较深层次的文化。它以物质文化为基础,主要满足人更深层次的需求,即由于人的交往需求而产生的合理处理个人之间、个人与群体之间关系的需求。马克思认为,动物是凭借本能生存,动物之间的关系属于本能、自然的关系,人的活动是超越自然的活动,人与人之间的关系是人为的,人是真正的关系存在。

　　制度文化具有丰富的内涵,它包括与人类个体生存活动和群体社会活动密切相关的各种制度,如社会制度、法律制度、商品交换制度、企业制度、公共管理制度、教育制度、婚姻家庭制度等。

　　3. 精神文化　精神文化起源于人类超越自己最基本的生存需要时而产生的新的需要。因此,在文化的所有层面中,最具有内在性、最能体现文化本质特征的就是精神文化。也就是说,人与动物最本质的差别就是人有一个精神世界。精神文化是意识因素占主导地位的文化,通常称为社会意识,主要包括社会心理、社会意识、观念等形式。精神文化构成文化深层内化形态结构,居于核心,是文化的灵魂,往往表现为极稳定的状态。

文化这个大系统,就是由以上三个子系统组成。这三部分之间是一个由表入里的同心圆结构。这三部分之间是相互影响、相互制约和相互渗透的。物质文化是文化的基础,制度文化和精神文化均是在此基础上产生的;制度文化是文化的关键,它把物质文化和精神文化统一为整体;精神文化是主导、是中心,它决定其他文化的变化和发展方向。

(二)文化的功能

1. 满足需要的功能 文化的功能就是为了满足人类不同层次的各种需要。如饮食,从原始时代的茹毛饮血,到用火、用器皿等烧制食物出现,文化内容越来越丰富。今天,饮食满足的不仅仅是生理需要,而且满足着不同层次人更多的文化需要。正是满足需要的功能,加上人类对于文化满足需要的无止境追求,使文化不断被创造。

2. 认知的功能 文化的认知功能表现为人类所具有的一种知识能力和创造能力。文化的形成过程,就是人类对自然、社会、自身的认识过程,随着文化的进步和发展,人类的认知也不断深入扩展。19世纪末,人类对于飞行的认知停留在梦想之中,20世纪末,飞行已是人类最常见的出行方式之一,飞机、航天飞机、火箭、宇宙飞船、空间站等成为20世纪末几乎人所皆知的文化知识和成就。人类认知的不断深入和人类对于文化需要的无止境性,使文化处于不断创造过程中,进步和发展成为文化的主旋律。

3. 规范的功能 文化被人们所创造之后,就成了人们生活环境中的有机组成部分。这种不同于自然界的人造环境,就是文化环境,它一旦产生就反过来影响人,约束人。正是有了人类文化,使大多数人会降生在一个早已准备好的文化环境中,在家庭、学校等环境中接受文化熏陶、培养,在社会这个人类文化的汪洋大海中,不断接受新的文化滋养,规范行为,形成复杂的社会关系,并在社会文化的大舞台上进行文化创造,实现人的文化价值。

4. 凝聚功能 文化的凝聚力来自于文化认同中相同的思维模式、道德规范、价值观念、语言与风俗习惯所产生的巨大认同力量。如对于中华文化来说,恋土归根、自强不息、崇尚礼让、平和中庸及互助友爱等是共有的文化观念,它对于民族文化的认同和归属有着巨大的作用。"老乡见老乡,两眼泪汪汪"就是这种内聚力的亲和表达。

5. 调控的功能 调控是一种主动的掌握,它既是一种文化发展的需要,也是一种人类生存内在机制的需要。文化调控的功能就是为了调控人与自然、人与族群、人与人以及与其他族群文化之间的关系。如调控人与自然的关系:中国古代哲学讲求天人合一、顺应自然、不逆天妄为等,从而达到人与自然的和谐相处。巫术迷信通过祈祷、祭祀、咒语等来达到改变或支配自然。

第二节 文化与生活方式

以一种邪恶、不智、失节和不洁的方式活着,就不仅是很坏地活着,而且是在继续不断地死亡。

——德谟克利特

有个孩子在外国客人面前举止失当,冒犯了客人,父亲很生气,当着客人的面打骂了孩子。外国客人却非常不理解,认为中国父亲侵犯了孩子的权利,中国父亲很纳闷,我这样做是为了给你面子,为何客人还不领情?

不同的人有着不同的文化背景。东方文化认为"养不教,父之过",教训孩子是父母的权利和义务。在西方文化里却认为孩子应该和大人一样受到尊重,父母打骂孩子是错误甚至是违法的行为。各个国家、民族的文化不同,生活方式必然不同。

一、生活方式的内涵

生活方式是一个内涵非常丰富的概念。一般来说,生活方式是指人们在一定条件下的生活样式和方法。具体地说,生活方式指的是在一定制度下社会、民族、阶级、群体以及个人在物质和文化生活方面各种活动的总和,包括劳动方式、消费方式、社会交往方式及道德、价值观念等内容。我们可以从以下几个方面理解生活方式的内涵。

1. 生活方式的主体是人 生活方式首先包括个人的、有个性的生活活动样式;其次,生活方式还包括人的社会群体生活以及全体社会成员的生活。在人类社会活动中,任何生活方式都是通过无数个人生活活动而实现的。作为社会关系总和的人,总是和一定的社会群体及整个社会成员的活动联系在一起,个人的思想、感情、价值观念等也是同样要受社会总体观念体系制约的。

2. 任何生活方式都具有一定的主、客观条件 生活方式的主观条件是指人们的生活观念。人们生活的动机和需要总是和他的思想、感情、价值观念分不开。客观条件是指人们生活的物质条件。它包括物质资源和生态环境,以及劳动工具及科学、技术装备等,是人类生活、生产所依赖的物质条件。生活观念是受客观条件影响和制约的。如农耕文化,崇尚安静和谐;游牧文化,崇尚力量勇武。

3. 任何生活方式都具有一定的形式和方法 内容需要形式来表现,不论什么样的生活方式,都有一定的形式、方法和手段。基督徒每次饭前虔诚地祈祷;艺术家深深地陶醉在艺术之中;农民日出而作、日落而息等,都是表现他们生活方式形式和方法。

二、文化与生活方式

文化是生活方式的中介和导向。一定的文化引导着人们的生活方式,即文化往往以其深层的底蕴,潜移默化地规范、引导着一定群体的生活意向和生活方式。文化不仅教会人们生活,而且教会了人们应该怎样生活。

1. 生活方式是社会文化赋予的一项社会活动方式 生活方式不仅仅是一种生物本能的要求,更多是人接受了某种社会文化教化之后,进行活动的行为方式。人类社会教化不同,其生活方式也大不相同。同样是吃,原始人茹毛饮血,文明人美味佳肴;同样是住,原始人负薪巢居,文明人厅堂室户。这些都离不开物质生产力的发展,离不开物质产品的创造和发展。

2. 文化的创造和发展决定着人们生活方式的状况 有什么样的文化创造和文化生产,人们就有什么样的生活方式。生活在水边的人们创造了船只、渔网、风帆之类的物质文化,也创造了渔歌、水鬼之类的精神文化。他们发展起渔猎的物质生活,也发展起呼喊对歌、出海祭神、下水求巫之类的精神生活。这与农耕文化中男耕女织的生活方式,迥然不同。

3. 文化还决定着其价值观念和价值取向 社会文化,不仅赋予人们社会生活以一定思想和感情,而且造就人们对人生、对生活特有的价值观念和价值取向。它既影响人们的物质生活,也影响人们的精神生活。婚姻爱情的生活方式亦各不相同。在中国封建社会,王宝钏在寒窑里苦等丈夫薛平贵18年,被视作忠贞,现代女性更看重自身的独立和爱情中的平等,而在美国,夫妇两人半年不同居就被视为自动离婚。

4. 进步的文化可以引导人们建立正确合理的生活方式 文化与人们的生活方式休戚

相关,落后的文化必然导致落后的生活方式,进步的文化必然造就进步的生活方式。"犁地不用牛,点灯不用油"、"楼上楼下,电灯电话",如果说在 20 世纪 50 年代的中国农村尚是神话,那么在今天则已是司空见惯。改革开放前,农民的生活处于相对贫困状态,现在的农民不仅在穿的方面向城市看齐,而且在吃的方面也开始注重质量、讲究营养的合理搭配了。

三、文化与健康

(一)文化背景下的健康概念

健康不仅是一种生命状态,而且还是一种社会文化观念。健康的价值体现在与社会文化的互动和发展中,是最有价值的社会文化存在。人类有了健康才有可能创造出一切财富。

人类对健康及其含义的认识是随着社会的发展、医学模式的转变和文化素质的提高而逐渐深化和演变的。在古代中国,健康被看成是阴阳平衡的结果;在中世纪的欧洲,健康被认为是对上帝忠诚的报答;到了近代,人体被看作是一部机器,健康就是机器零件和运行的正常。1948 年,世界卫生组织率先与"无病就是健康"的观念决裂,将健康定义为"健康不单是没有疾病或虚弱,而是身体、精神、社会适应上的完好状态"。1989 年 WHO 又修正了健康的定义:"健康不仅是没有疾病,而且包括躯体健康、心理健康、社会适应良好、道德健康。"这是现代科学健康观的反映。

(二)影响健康的社会文化因素

1. 社会经济因素　社会经济发展状况是人类健康的物质基础。经济越发达,生产力水平越高,科学技术越先进,物质生活越丰富,人们的健康水平也越高;经济落后,许多人衣、食、住、行及医疗保健诸方面都存在较大困难,人们的健康水平也较低。另外,经济发展在促进了人类健康水平提高的同时,也给人类带来了诸如环境污染和破坏、生活方式的改变、心理压力增大等新的健康问题。

2. 社会制度因素　社会制度是指在一定历史条件下形成的社会关系和社会活动的规范体系。一方面,社会制度的先进与否和人类的健康水平休戚相关。另一方面,作为一种社会规范体系,社会制度对人们的行为具有广泛的导向与调节作用。它通过行为规范模式,提倡或禁止某些行为方式,保持和促进社会的协调发展。例如,对吸毒和贩毒的禁止、对烟草生产的控制、对食品生产加工和销售等方面的规定,这些都对维护人群健康具有深远而巨大的影响。

3. 文化素质因素　文化素质因素是指社会在一定时期内的文化质量状况,包括社会文化的发达程度、人们所受的文化教育水平以及社会道德的进步状况。它深刻地影响着个体和群体的健康状况。社会成员个体文化素养的高低,直接影响到人们的健康水平。调查资料显示,在我国某地区 30 ~ 50 岁年龄组的人群中,文化教育素质与死亡率呈负相关,大学文化程度组死亡率为 0.36%,小学文化程度组死亡率为 1.03%,文盲半文盲组死亡率高达 11.4%,是大学文化程度组的 31 倍多。

4. 社会心理因素　社会心理因素是心身疾病发病的主要因素,是人们心理紧张对身体作用的结果。社会动乱、战争、自然灾害、瘟疫流行都会造成社会成员的精神紧张,引起心身疾病。

5. 行为方式因素　行为方式因素是指人们为了维持个体的生存、适应不断变化的环境刺激时所做出的能动反应,是个人的生活方式。影响人们健康行为方式的因素很多,最常见的是不良的生活习惯和嗜好,如吸烟、酗酒、熬夜等,还有业余生活不当,如缺乏锻炼、暴食暴饮等。因此,必须大力提倡科学健康的生活方式,促进健康行为方式的养成。

第三节 以人为本的护理服务文化

夫霸王之所始也,以人为本。本理则国固,本乱则国危。

——《管子·霸言》

早在 20 世纪中叶,许多学者就预言,21 世纪将会是服务的社会。在医疗市场竞争中,医疗技术的有形竞争已趋向同质化,医院服务质量在医疗行业竞争的环境下显得更为重要,为患者提供"满意服务"已成为医院竞争的主要策略。同样的质量比价格,同样的质量价格看服务,在很大程度上,质量价格甚至要让位于服务。

一、护理文化

(一)护理文化概述

1. 护理文化的内涵　护理文化是护理人员在护理实践中形成的文化心态、职业规范和职业道德,内容十分丰富。具体来讲它包括表层的形象文化、中层的制度文化和深层的精神文化。表层的形象文化主要是指护理人员的外在形象和表现,如护理人员的着装、仪表、职务标识、工作作风、服务态度、精神面貌等;中层制度文化主要是护理人员的职业规范,如各项护理工作制度和操作规程、职业纪律、奖惩办法等;深层的精神文化主要是护理人员的职业道德和专业理念,如以患者为中心的服务理念、整体护理理念、护理质量观念等。

护理文化是医院文化的重要组成部分,是医院文化的子文化,故具有医院文化的结构和功能。

2. 护理文化的功能

(1)护理文化是塑造护理职业形象,引导护理人员前进的行动指南:护理文化是护理人员在职业实践中创造并认同的一种观念文化,必将对护理人员的根本信念和价值取向起导向作用。在先进护理文化潜移默化的影响和熏陶下,救死扶伤、爱岗敬业就会成为护理人员的自觉行动。

(2)护理文化是构筑护理职业道德,激励护理人员奋发的精神动力:职业道德是职业文化的核心和实质。同样,护理职业道德作为护理文化的核心——精神文化,也是通过护理文化外层的形象文化、制度文化的支撑构造,得以完整的构建和表现出来。职业道德同样是护理文化的实质或精髓,是一种巨大的精神力量。护理文化核心作用的发挥,就能从精神文化层次激发护理人员的积极性和创造性,激励她们献身护理事业,服务人民群众。

(3)护理文化是支撑护理职业纪律,规范护理人员行为的约束机制:护理文化作为护理人员行动指南和精神动力,一方面是靠精神文化的教育和影响,形成强有力的文化氛围和文化定势;另一方面靠制度文化的规范和约束,达到护理执业行为和效果的统一。

(二)护理文化的建设

建设和倡导先进的护理文化,是医院管理中精神文明建设的重要内容。当前,护理文化建设应着重注意研究和解决以下几个问题。

1. 文化建设,教育为本　在护理文化这一全新的护理职业尚未被大多数人所认识的情况下,大力开展对护理文化的宣传教育尤为重要。倡导护理文化,启迪护理人员优化文化心态和观念形态,自觉陶冶情操和规范行为,是对传统护理管理模式的改革和挑战。

2. 树立人本观念 人是护理文化的主体,护理工作要坚持以患者为中心。首先,要十分注意发挥护理人员在护理文化建设中的主体作用,激发和培养护理人员的主人翁意识和责任感。同时,要重视患者在护理文化建设中的中心地位,尊重患者人格,保护患者权益,方便患者就诊,满足患者要求。

3. 强化服务理念 护理工作是为患者服务的工作,服务理想或服务文化是护理文化的重要组成部分。护理文化的升华,护理素质的提高,最终都要落实到"服务"上。因此,要强调服务理念,重视服务实践。

4. 加强制度建设 加强制度建设,是保障护理文化建设规范化运行的必要举措。护理文化建设应从建章立制入手,制定明确的道德标准、规范,把法治和德治有机结合起来。同时,要注意发现和总结群众在护理文化建设方面创造的新鲜经验,用制度、规章的形式予以肯定和推广。如护士岗前培训和上岗宣誓、授帽仪式、护理咨询、护理评议等。

5. 改进领导艺术 从某种意义上讲,护理文化也是一种管理文化。领导是加强护理文化建设的关键。领导艺术中一个重要内容就是领导者对护理文化理解和参与的程度。一个明智、有作为的领导,应该从改革、发展的深层次上重视和加强护理文化建设,带领护理人员不断完善自我,共创护理事业的进步与发展。

二、跨文化护理

(一)多元文化与跨文化护理的形成

文化是复杂的综合体,常常成为一群人区别于另一群人的标志,当患者从一个熟悉的文化环境来到一个陌生的文化环境时,因受到陌生文化的冲击而产生身心失衡,甚至出现"文化休克"。这些源于多元文化的作用。

 知识链接

文化休克

"文化休克(Cultural Shock)"又称文化冲击,是1958年美国人类学家奥博格提出来的一个概念。"休克"本来是指人体重要功能的丧失,如身体失血过多,呼吸循环功能衰竭等。文化休克是指一个人进入到不熟悉的文化环境时,因失去自己熟悉的所有社会交流的符号与手段而产生的一种迷失、疑惑、排斥甚至恐惧的心理状态。当一个长期生活于自己母国文化的人,突然置身于另一种完全陌生相异的文化环境中时,在一段时间内常常会出现这种文化休克的现象。文化休克常见于移民当中或者是在一个社会内,不同文化背景的民族因文化生活环境发生根本性改变的时候。

多元文化即多民族文化,是指世界上多种民族各自具有不同的文化。由于社会经济与科学技术的发展促进了各国、各地区和各民族之间的文化交往,形成了多元文化社会。这种文化的多元性既可以存在于一个国家之中,也可以存在于不同国家之间。这种文化现象对现代护理工作提出了严峻的挑战,护理工作必须随着社会需求和医学体系的不断改变而改变,跨文化护理应运而生。

(二)跨文化护理

护理服务的需要是全球的,不受国籍、种族、信仰、肤色、政治和社会状况的限制。随着社会的发展,域外交流的增多,多种民族的不同文化亦渗透于护理专业中。跨文化护理是护理人员按照不同服务对象的世界观、价值观,不同民族的宗教、信仰、生活习惯等,采取不同的护理方式,满足不同文化背景下的健康需要。跨文化护理的实质是对世界上不同文化的民族进行比较式分析,着重研究其传统照顾方式、健康与疾病、信念、价值观,其目的是应用这些知识为不同文化的人提供共性和各异的护理。

跨文化护理理论是美国护理专家马德兰·雷林格(Madeleine Leininger)于 20 世纪中期创立的。雷林格认为护士在照顾不同文化的人们时,跨文化护理是一个主要框架,护理人员应深入了解护理服务对象的文化背景,充分重视影响健康的文化因素,努力提供与文化相一致的关怀与照顾。

跨文化护理的实践主要表现在以下几方面:

1. 尊重价值观念上的差异　价值观是个人、群体或社会所秉持的原则、标准或品质,乃某种事物对于人生的意义或功用,是一个人对待事物的最基本看法,包括基本信念和价值取向。价值观决定着个人的思维活动和外在表现,还影响着群体行为和整个组织行为,许多社会规范都是从特定的价值观中演化出来的。东西方在价值观上存在着诸多差异。如中国人主张“孝道”,护理人员对老年人的护理往往是无微不至。西方国家提倡自立和奋斗,如果给老年人过分的生活护理与协助,则会伤害其自尊,从而妨碍他们独立的愿望。

2. 尊重不同语言交流上的差异　东西方在交际上存在着较大的差异,东方人含蓄,西方人坦率。在交流内容上,西方人谈话涉及面广,但认为个人及家庭情况是隐私。东方人爱涉及家庭生活体验。在交流用语上,中国人对老年人称呼往往用“老”以表示尊重;西方人却忌讳“老”字。在体态语言表达方式上,讲英语的人群交流时应注意对方的目光以示诚恳与信任。世界大多数国家点头表示同意,而保加利亚、尼泊尔则摇头表示同意。在个人空间上,美国人在交流时喜欢站得远一些,巴基斯坦人则喜欢站得近一些。

3. 尊重不同文化的禁忌避讳和审美习俗　禁忌是一种特殊的民俗现象,与民俗宗教和信仰有关。在交往中要遵守“入境问禁,入国顺俗,入门问讳”的礼仪规范。如日本人讳忌“4”和由“4”组成的数字,因为“4”和“死”的发音十分相近;欧美国家信仰基督教,禁忌 13,因为这是耶稣殉难日。中国的藏族却把“13”当作极为幸运的数字。文化不同,审美习俗也不同。比如中国人喜欢菊花,认为是高洁品质的象征,西方患者却认为很不吉利,是死亡的征兆。中国人喜欢红色,认为热烈喜庆,西方人喜欢白色,认为高贵纯洁。

4. 尊重不同文化的饮食习惯　如西方国家喜欢吃生、冷食物,比如蔬菜,他们认为生吃不会破坏维生素,东方国家则认为对肠胃不好。每年伊历 9 月回民要进行戒斋,从黎明到日落禁止进食饮水,可采用夜间加餐、输液的方法满足患者的营养需求。我国也有南甜、北咸、东酸、西辣的口味习惯,在饮食护理中注意满足患者的这些饮食需求,对疾病恢复是十分有利的。

5. 尊重不同文化的礼节习俗　各国各民族都有其不同的礼节习俗。如日本人初次见面是互相鞠躬;在欧美各国,拥抱接吻是常见的礼仪形式。欧美人尤以崇尚尊重个人、尊重妇女著称,在护理过程中,须注意女士优先原则。信奉伊斯兰教的患者在睡前、饭后都要祷告,祷告时用的毡垫是圣洁的,只能跪在上面做祷告,不能踩其上或从上面跨过。西方人绝不轻易地去触摸他人的身体和服装。中国人喜欢对他人的时髦衣衫或物品进行触摸、追问其价钱、购处等。

6. 尊重不同文化的传统节日　传统节日是传统文化的典型体现。各个民族均有自己的传统节日,如开斋节、圣诞节等,在他们过自己的传统节日时,护理人员如果送上一束鲜花,或送上一个慰问卡、圣诞卡,亲切地说一声"圣诞快乐",不仅可以增进友谊,还可缩小彼此间的文化距离。

7. 按生理差异制定护理措施　不同民族在生理、心理状态上有很大差异,尤其在耐受性上相差甚远。如内蒙古、新疆等少数民族地区,患者体格魁梧,即使腹泻几天,脱水症状也不明显,但在计划补液量时,应根据患病前的状态综合考虑;黑色人种患皮肤病时不易观察变化,但黑色皮肤较白色皮肤细腻且薄,一旦皮肤感染,往往因疏于观察而加重。护士应根据其特点,提出前瞻性的预防护理措施。

8. 开展中西医结合护理,将现代护理与中医护理有机地统一　中医是我国的文化遗产,中医护理是其重要组成部分。由于东西方文化背景的不同,中医的理论基础也与西医截然不同。将中西医护理的特长结合起来并加以发展应用,对提高现代护理的价值与地位具有一定的影响和作用。

总之,跨文化护理是社会发展和护理学发展的必然产物。在全球化和信息化的今天,护理学的研究和交流受到不同国籍、不同语言、不同习俗,即多元文化要求的影响,这给跨文化护理知识的学习和应用带来了机会和挑战。医护人员要抓住机遇,迎接挑战,才能在未来的竞争中立于不败之地。

三、一切为了患者的服务理念

(一)对护理服务的重新解读

护理服务是在预防、医疗、康复、保健活动过程中,护理人员以实物和非实物形式满足服务对象需要的一系列行为。它是一种为满足他人需求进行的劳动活动,是一种人与人之间相互影响、相互作用的互动行为,实质是一种文化的交流和沟通。中国的护理事业要想发展,只有奋力拼搏,不断拓展护理服务的内涵,提升护理服务的定位,重视护理服务的价值,才能尽快提升自己的服务品质。

(二)对护理服务理念重新解读

沃尔玛家族的缔造者山姆·沃顿先生曾说过:"我们的老板只有一个,那就是我们的顾客,是他们付给我们每月的薪水。只有他们有权解雇上至董事长的每个人。道理很简单,换到别家商店买东西就是了。"

根据这样的理论,医院与患者是生存互赖关系。任何一家医院的存在都离不开患者,医院的兴衰从某种意义上说也取决于患者。因此,护理人员应从"患者求医院"向"医院靠患者"的认识转变,真正树立起"一切为了患者,为了患者一切"的理念。

四、护理服务文化行为

护理服务文化最终的表现形式是具体的服务行为。

(一)提供人性服务

所谓"人性服务"就是从服务对象的特点出发开展护理服务,使服务符合人们的生活和心理需要。如根据服务对象需求合理排班:改变过去固定的 8~5 点的上班时间;护士增加早晚班,改变过去早晨四五点就开始做晨间护理的状况;将诊室均改为单间,就诊过程无第三者打扰;每张病床间设床帘等。

为方便患者,在门诊建立"一站式"服务,将导医服务、健康指导、用药咨询、检查报告单发放等多项功能合并；医院建立"勤务中心"，如果患者有什么需要，只需一个电话，服务人员很快就会上门服务。

（二）提供个性服务

所谓"个性服务"就是护理人员注意从细微处来关心和贴近患者，精确地了解和提供每个服务对象希望得到的个性化服务。它重视患者的个体差异，致力于满足不同患者的多元文化需求，使护理服务关系进入更深的层次。

（三）提供延伸服务

斯堪的纳维亚航空公司董事长卡尔森率先提出了"穿墙而过"的服务理念，在他看来，面对顾客就如同面临一堵墙，要时刻思考以突破常规的服务打动顾客的心。现在越来越多的医院把服务范围拓展到病房之外，如对出院患者进行电话健康指导；为同类患者举办挚友学习班、病友联谊会；为临终患者家属提供悲伤护理等。在为患者提供精湛的护理技术服务的同时，为患者传播及普及医学保健知识，致力于培养和提高人们的"健商"（HQ）。护理服务的内容无边际，只有打破原有界限，使护理服务具有更强的穿透力和更持续的影响力，护理服务才有发展。

（四）提供温馨服务

温馨服务是指给患者营造一个温馨的就医环境。如美国很多医院在门前、走廊、电梯等处均有统一着装的礼宾服务人员，他们微笑服务，欢迎来医院的所有人员。医院内的墙壁色调有浅粉色、浅黄色、浅绿色、浅蓝色等，几乎很少见到纯白色，墙壁上有各种装饰花纹，室内、走廊还有各种艺术画和装饰品，地面的图案也各不相同，构成了典雅和谐的就医环境。有些医院还定期举办音乐会。医院的布局也适合于医疗护理的功能，体现了科学与艺术的完美结合，不但能消除患者就医时的紧张、恐惧心理，还提供了舒适、平静、安全、宽松的环境，也给人带来了一种美的享受。

（五）提供超期望服务

所谓"超期望服务"就是向服务对象提供超越其心理期待、超越常规、高附加值的优质服务。根据顾客满意理论（CS），满意水平是预期绩效与期望差异的函数。如果绩效超过了期望，服务对象会满意、高兴。超期望服务就其内容来说可能与护理服务无关，如患者入院时给他送上一束鲜花；对出院后的患者进行时常的问候，免费寄送一些与疾病有关的保健知识和最新医疗方法的资料；给长期住院的患者送上一张生日贺卡或一点小礼物等。这些细节服务会使患者感到被尊重和关怀的温暖。

第四节 医院文化

"我们都是只有一只翅膀的天使，只有相互拥抱着才能飞翔。"

——意大利诗人卢恰诺·德克雷申佐

一位医院的院长向一位管理学家讨教："社会主义市场经济条件下医院该如何管理、建设、发展？"管理学家拿出了一份美国兰德公司、麦肯锡公司、国际管理咨询公司的专家们对全球增长最快的30家企业进行跟踪调查后写的报告，在这份《关于企业增长的研究报告》中指出：世界500强胜出其他公司的根本原因，就在于这些公司善于重视企业文化。一个医院的活力和凝聚力的大小都来自于医院的文化。

一、医院文化的含义

(一) 医院文化的定义

所谓医院文化,从广义上说是医院主体和客体(即医院的服务对象)为了人类的健康和防治疾病,在社会生产实践、生活实践和医疗实践中创造的特定的物质财富和精神财富的过程及结果。从狭义上说,是医院主体在医院特定的环境中形成的文化心态、观念和行为规范,包括政治理念、思想意识、精神信仰、价值观念、心理态势、思维方式、职业意识、医德修养、行为规范和生活方式,特别是医院群体意识中的价值取向、医院精神、医院风尚、医院制度、行为模式等。医院文化是整体社会文化中的"亚文化"或"次文化",是带有鲜明行业特点的文化。

(二) 医院文化的地位

西方有句话:将狮子放在笼子里,狮子将以猪的方式行动。做企业当然需要狮子,但要保证狮子出笼后跑向统一的目标,需要内心的绳子规范,这根绳子就是企业文化。绳子越长越强,狮群达到的目标越远。

与企业文化等位,医院文化建设是现代化医院实行科学化、规范化、人性化管理的重要组成部分,是体现医院核心竞争力和品牌成熟程度的重要标志,也是推动医院整体建设发展的有效动力。

(三) 医院文化的组成

1. 医院物态文化 医院物态文化又称外显文化,即"看得见"的医院文化的浅表部分,它是以医院实体的物质形式表现出来,是由医院主体和客体在社会生活和医学实践中,适应人类本身获取健康和抵御疾病的特殊需要,进行物质加工所创造的各种物质财富的总和,是由医院各种物质条件要素构成的,如医院建筑、环境、设备、设施、交通道路、科技资料等。

2. 医院制度文化 医院制度文化是以医院的各种规章制度、规范和管理、行为准则表现出来。制度具有权威性,对个体行为进行协调、控制。制度文化的特点是以技术软件(各种技术规范、岗位责任)和精神软件(各种管理制度、行为准则)而存在。制度规范着医院中的每一个人。

3. 医院精神文化 医院精神文化是以医院员工的观念和行为直接表现出来的,它涵盖了价值观念、政治意识、职业意识、伦理道德、思维方式、心理态势等。它是物质文化与制度文化诸要素在人的精神和心理上的反映,是社会不同群体的意识,特别是社会主导意识在医院和医务人员的内化过程中所形成的深层的文化积淀和浅层的医院心理的总和。

二、医院形象

以色列有家儿童医院客源很充足。这家医院的设计很特别,走进医院大厅,巨大的天井上方垂吊下来各种儿童喜爱的卡通形象的玩具,仿佛进入了童话世界,一下子就消除了儿童的紧张感,置身其中,流连忘返。在多数医院很难表明他们与附近同行有所区别的时代里,没有什么能比医院形象更具有吸引力了。

(一) 医院形象的概念

医院形象,是医院通过自身的存在形式和行为向公众展示的本质特征,进而在社会和公众心目中留下的整体性印象和评价。它有三层含义,一是医院的物质存在形式;二是医院自身的行为;三是公众对医院的印象。

医院形象由深层形象和表观形象构成。所谓深层形象,是指医院目标、理念、精神、风气、医务人员素质等看不见摸不着的部分,深层形象是医院形象的内核。表观形象则是指构成医院形象的外在直观部分,如医院院徽、院旗、门面、门诊及病房的布局设施、房屋设备等看得见摸得着的部分,表观形象是医院形象的外壳,是深层形象的外在表现。

（二）医院形象的要素

医院形象的构成要素主要有以下几个方面:

1. 医疗质量形象　医疗质量是医院建设永恒的主题,是患者最为关心和敏感的问题。医院对"质量就是生命"这句话的理解比其他行业更真切、深刻。医疗质量形象是医院的基础形象、根本形象和实质形象,是医院形象的核心要素。

2. 医疗服务形象　是医院在医疗活动过程中,向患者提供服务,给患者留下的服务质量、服务态度、服务方式以及由此而引起的客观评价。良好的服务是增强医院竞争力最有效的手段。医疗服务不是简单的服务,它和医疗技术相互融合,既有诊断、检查、手术等有形手段,也有微笑、倾听、尊重等无形的方式。调查发现,一家医院失去患者,1/3 是由于医疗质量或价格原因。60%的患者转向其他医院,是因为服务水平低下。

3. 管理水平形象　管理水平形象是人们在医院治疗或参与医院相关活动中对医院管理水平的认识。管理水平反映医院内部机器的运转状态,科学化、现代化的管理还不够,还必须导入人文管理的理论。管理水平看似无形,其实患者往往会在各个诊疗环节中亲身感受到医院的管理水平,在科学管理的基础上注入人文精神,就会在公众心目中树立起良好的形象。

4. 员工队伍形象　员工队伍形象是对医院职工综合素质的反映。员工队伍是医院最具活力、最具有决定性的力量,他们在创造医疗服务产品的同时,也在塑造着医院形象,是医院形象的决定性因素。几乎每个医院职工在特定的场合都能代表医院的形象,如接待门诊或急诊患者、接电话、与患者交谈都可以体现出来。这关系到社会人群对医院的第一印象。

5. 医疗设备形象　先进的医疗设备,个性化、人文化的医疗设施,是医院实施科技兴院的前提,是员工创造性工作的必要条件,更是提供医疗质量、开展新的医疗技术、开展医学研究必不可少的手段。

6. 服务价格形象　在技术水平、服务质量相同的情况下,医疗收费是否规范合理,是决定患者选择医院的重要因素。在现阶段医疗消费承受能力有限的情况下,合理用药、合理检查、合理收费显得尤为重要。它既体现出医院的价值导向,更体现出医院的社会责任感。现在医院建立的费用查询系统、一日清单制,尽量缩短各环节的诊疗时间和平均住院日,都大大减轻了患者的负担,有效地改善了医院形象。

7. 医院环境形象　医院是患者治疗休养的场所,医院环境是医院形象的一个基本要素,是公众对医院的第一印象。如医院的建筑、绿化、美化、布局等院容院貌,患者就医时的医疗环境方便程度、道路指示是否明确等,都是医院文化的具体表现。

三、传承中医药文化

中医药学是在中国传统文化背景下产生的,承载了浓重的传统文化气息,并且是具有鲜明中国特色的医学体系。它是融汇了中国五千年哲学、文学、历史、地理、天文等多种学科知识而发展起来的,中医药学的产生和发展都离不开中国传统文化的孕育和滋养。

中医药文化是中医药事业的根基和灵魂,不仅决定了中医药的本质与特色,而且决定了中医药事业的发展方向。在全球一体化、信息网络化、各种价值观交融与碰撞的今天,中医药事业遇到的种种问题,究其根本是对文化认知的问题。

（一）中医药文化内涵

中华中医药学会中医药文化分会在2005年8月召开的全国第八届中医药文化研讨会,首次明确了"中医药文化"的定义:中医药文化是中华民族优秀传统文化中体现中医药本质与特色的精神文明和物质文明的总和。

（二）中医药文化的核心价值

中医药文化的核心价值体现了中医药的本体观、价值观、道德观和思维方式等,我们用仁、和、精、诚四个字来概括。

1. "仁"体现了中医仁者爱人、生命至上的伦理思想 以救死扶伤、济世活人为宗旨,表现为尊重生命、敬畏生命、爱护生命。"医乃仁术"是医学伦理道德的总原则。历代医家皆以"医乃仁术"为行医宗旨和医德的基本原则。中医药文化之"仁"可以从两方面来理解:一是医术之仁,二是医心之仁。

 知识链接

医圣张仲景

张仲景,名机,字仲景,南阳人。东汉末年,战乱迭起、疫病流行。张仲景宗族二百多人,不足十年,死亡三分有二,其中伤寒病就占了七成。他"感往昔之沦丧,伤横夭之莫救,乃勤求古训,博采众方",终于著成代表中国医学最高成就的经典巨著《伤寒杂病论》。他在继承前人关于"辨证论治"思想的基础上,创立了一整套辨证施治的原则,并对中医病因学说和方剂学的发展做出了重要贡献。张仲景官至长沙太守,打破官府清规戒律,每月初一、十五坐在衙口的大堂上为百姓看病。后来,人们称医生行医为"坐堂",一些中药店的门匾上也效仿张仲景写上了"堂"字,并延用至今。

2. "和"涵盖了核心价值的各个方面,是中医药文化的核心和灵魂 "和",体现了中医崇尚和谐的价值取向,表现在人与自然方面是天人合一的整体观,在人体自身是阴阳平和的健康观,在执业方法上是调和致中的治疗观,在人与人的关系方面是医患信和、同道谦和的伦理观。

3. "精"体现了中医的医道精髓 "精"不仅要求精勤治学、精研医道、追求精湛的医术,而且要求具有高超的直觉心悟的能力和取象比类的能力。由于中医学有着独特的思维方法,最有代表性的是取象运数和直觉体悟思维方式,所以就对行医者提出了"精"的更高要求。

4. "诚"体现了中医人格修养的最高境界 "诚"要求心怀至诚,言行诚谨,表现在为人处世、治学诊疗、著述科研等方面要求诚笃端方,力戒诳语妄言、弄虚作假。

（三）传承中医药文化

中医药文化是中华民族的国粹,是中华文明的一个重要组成部分,它在中华民族几千年的发展中,为中华民族的繁衍昌盛做出了不可磨灭的贡献。为了促进中医药走向世界,实现中医现代化是中医学发展的必由之路。中医现代化必须正确处理发展与继承的关系。一方面,中医药学要在自身范围内发展,保持自身的特色。另一方面,还要积极顺应现代科技发展,将中医传统理论与现代科学技术有机地结合起来。

1. 把中医药文化教育放在更加突出的位置上 高等中医药院校要转变德育教育观念,

紧密结合中医药专业特色和院校特点,有针对性地开展德育教育,要把中医药文化教育作为一项重要的德育教育内容,同时,随着经济社会的发展和时代的要求,要不断发展中医药文化,培养合格的中医药人才。

2. 增设中国传统文化和中医药文化课程 目前,中医药文化氛围不够浓厚的很大原因在于学生对中医药文化接触较少。中医药院校的德育教育如果只承袭一般高校的模式,忽视中国传统文化和中医药文化教育,必然导致学生专业思想不够巩固,现代中医教育所面临的一个首要问题就是如何较好地解决学生专业思想的问题。因此,中医药院校必须加大中国传统文化和中医药文化课程的教学,将其和医学教育有机地结合起来。孙思邈认为:"不读五经,不知有仁义之道;不读二史,不知有古今之事;不读诸子,睹事则不能默而视之;不读内经,则不知有慈悲喜舍之德",提倡医者涉猎群书。

3. 大力营造浓厚的中医药文化氛围 校园张贴名医大家的经方典言,设名老中医访谈录,名师学术思想讲座等,同时,充分利用现代传媒如网络、广播等弘扬中国传统文化和中医药文化知识,并将最新的中医药知识、发展动态等及时传播给广大同学。

【护士心语】

医院是一个社会的缩影,让我的工作、生活充满喜怒哀乐、让我的思想日渐成熟,让我的情感更加丰富。希望在以后的日子里面,我能与大家同行、与医院同行!

(褚宛玉)

❓复习思考题

1. 怎样理解"文化"的本质?
2. 中医药文化的核心价值是什么?

学习要点

1. 批判性思维技巧；批判性思维技巧在护理实践中的运用。
2. 创造性思维训练。

第一节　批判性思维概述

未经审思的生活是不值得过的。

——苏格拉底

当前整个教育界乃至全社会，素质教育的观念正日益深入人心。根据素质教育的要求，护理专业的学生不仅要学到专业知识，还要培养创新能力、实践能力，提高职业道德觉悟，而批判性思维正是这些要求中的关键因素。随着国外教育界对批判性思维研究的深入，国内越来越多的护理教育界人士开始重视、强调对学生批判性思维能力的培养。

一、批判性思维概念

"批判的"（critical）源于希腊文 kriticos（辨明或判断的能力）和 kriterion（标准）。从语源上说，该词暗示发展"基于标准的有辨识能力的判断"。批判性思维是英语 critical thinking 的直译。Critical thinking 在英语中指的是那种能抓住要领，善于质疑辨析，基于严格推断，富于机智灵气，清晰敏捷的日常思维。目前，关于批判性思维还没有一个统一的概念，不同的研究者从不同的角度来解释、研究批判性思维。在护理教育中最早的概念之一是 1964 年由 Watson 和 Glaser 提出的，批判性思维是发展技能、主体知识和实践者态度的综合体现，包括质疑的态度，有效进行推理、抽象、概括所具备的知识，以及应用上述知识的能力。1990 年 Delphi 小组研究报告给出的基本定义是，批判性思维是一种有目的、自我调整的判断过程，而且这个判断过程必须是理性地综合考虑各种情况。我国护理界对批判性思维的定义，首先是姜安丽等学者于 1998 年提出的，批判性思维是在护理决策中，有目的、有意义地自我调控的判断过程和反思推理过程。

二、批判性思维的发展过程

批判性思维作为人类诸多思维形态的一种，其概念源于哲学，20 世纪 30 年代德国法兰克福哲学学派提出批判性思维是一种思维方式和教育价值观。从 20 世纪 70 年代后，西方主要是北美出现了一场被称为"新浪潮"的批判性思维运动。但到 20 世纪 90 年代后有关批判性思维的研究成果才开始增多。1989 年美国国家护理联盟将批判性思维教育作为评价护理本科教学质量的特殊标准。在我国,最早涉及批判性思维的是在儿童心理学领域,20 世纪 60 年代《儿童心理学》中提出,批判性是思维的一种重要品质,它的发展是思维发展的一个重要方面。20 世纪 90 年代末,随着我国高等护理教育的发展,批判性思维的研究开始受到护理界的关注,国内护理界最早发表批判性思维研究的文献是陈保红等于 1997 年译著的《批判性思维与护理教育》。近年来,虽然有一些相关的研究,但缺乏系统的研究和教育实践活动。由此可见,批判性思维研究在我国护理界还处于起步阶段。

三、批判性思维的特点

1. 客观性　批判性思维像理智的法官一样,关注思想观点的合理性、合法性,重事实、重证据,判决合理、合法、有根、有据,令人信服。它重视证据的搜集和甄别,重视理性的分析,由于批判性思维要求尽可能不带感情色彩,所以德波诺把它形象地称之为“白色思维”或“白帽思路”。因为“白色标志着中性和不偏不倚”。

2. 精确性　批判性思维通过精细的分析把初始设想予以展开,贯彻到底,并使细节臻于完善。批判性思维的精确性通常表现在词语和概念的准确性上,常把词语或概念进行明确细致的区分,然后恰当地使用它们。

3. 严格性　批判性思维不仅要对封建迷信、伪科学、错误观点等进行严肃的批判、有力的反驳,而且要对一切现存的思想观点(包括规章、制度、原则、规范、理论、假说等)进行重审、反思,取其精华、去其糟粕。批判性思维尊重权威,但绝不盲从和迷信权威。它对权威持理智的怀疑态度,对权威者的思想观点进行批判性考察,在批判中开辟前进的道路。达尔文从他的科学实践中体会到:“以较多的怀疑主义倾向来对待科学上的那些代表人物,这是有益的。”

4. 简洁性　批判性思维不仅要清除错误,而且要把无关、多余、次要的东西去掉,以便抓住主要、主流、正确的因素,从而删繁就简。在工程、技术领域,这个特点得到充分的应用。工程技术领域有一条原则:对同一个技术目的,采用同一模型是最经济的解决方案。

5. 思辩性　批判性思维也是一种对话思维。它通过富有成效的对话来明辨是非,澄清思想,排除谬误、减少或消除分歧,达到思想的统一,其通常表现为“思维加辩论”。由于真正的批判性思维的对话是批评与辩护的统一,是自我批评和他人批评的统一,因此它是获得真理、宣传真理、扩展真理的有效途径,也是扫除夸夸其谈、华而不实、弄虚作假之风的有效途径。

　知识链接

苏格拉底的“头脑助产术”

有一天,苏格拉底遇到一个年轻人,他正在宣讲美德,苏格拉底谦虚地问道:“请问,什么是美德呢?”年轻人答道:“这么简单的问题你都不懂?　告诉你吧,不偷盗、不欺骗之类的品行都是美德。”苏格拉底装着不解地问道:“不偷盗就是美德吗?”年轻人自信地答道:“当然!　偷盗肯定是一种恶德。”苏格拉底说:“我记得在军队当兵时,有一次受命深夜潜入敌营,把他们的兵力部署图偷了出来。请问。我这种行为是美德,还是恶德呢?”年轻人犹豫了一下,辩解道:“偷敌人的东西当然是美德。刚才说的‘不偷盗'是指'不偷盗朋友的东西';偷盗朋友的东西肯定是恶德!"苏格拉底慢条斯理地说:"还有一次,我的一位好朋友遭受了天灾人祸的双重打击,对人生绝望了,于是买来一把尖刀,藏在枕下,预备在夜深人静时用它来结束自己的生命。我得知这个消息,便设法把那把尖刀偷了出来,使他免于一死。请问,我的这种行为究竟是美德,还是恶德呢?"年轻人开始惶惶不安起来,他承认自己的无知,拱手向苏格拉底请教"何为美德"。

四、培养批判性思维的意义

(一)有利于提高学生在信息时代中的生存和发展能力

21世纪是个信息时代,信息时代一个重要的特点就是知识高速度的产生和传播。这种知识的爆炸必然使某些知识良莠不齐,缺乏批判性思维的学生,会被信息时代浩如烟海般的知识所淹没。通过批判性思维的培养,增加学生对知识的选择、理解、消化和评价能力,去伪存真,增加对新时代的适应性。

(二)有利于加强学生创新精神和创新能力的培养

无论是国家、专业还是个人,要想很好地持续发展就必须有创新性。要创造,首先要善于发现问题,要做到这一点必须要有批判性思维能力,创新往往建立在对旧的事物和思想批判的基础上。

(三)有利于消除迷信与盲信

由于知识高速度的产生,使人们接受的知识大多是间接知识,长期的过程容易使人们养成盲信的习惯。加上现代迷信不断借助于现代科学技术的概念和术语,使迷信更具有迷惑力和煽动力,人们要想一下就识破它们较为困难。批判性思维提倡不盲目地人云亦云,经常质疑和反思,从而认清事物的真相,不上当受骗。

(四)有利于改革学习方法

在应试教育中,机械、被动、死记硬背的学习是学生的主要学习方法,这种方法扼杀了人的创造性,这种教育方法已经不能适应社会的发展和进步。批判性思维能畅通思维渠道,拓展思维空间,提高思维效率。

与西方强调逻辑思维和批判性思维文化传统相比较,我国的传统文化缺乏批判性思维,而强调道德主义思想取向。特别是在护理界,由于受传统工作模式的影响,护士多数时间是在执行医嘱、被动工作,更是缺乏科学思维习惯和批判性思维能力。随着护理专业领域的扩展、教育层次的提高、医学模式的转变,护理专业更是迫切地需要对专业人员进行批判性思维培养,以适应社会的发展。

五、批判性思维技巧

(一)分析

1. 含义 分析是把一件事情、一种现象、一个概念分成较简单的组成部分,找出这些部分的本质属性和彼此之间关系的思维方法。分析是批判性思维的起点。分析的意义在于细致地寻找能够解决问题的主线,并以此解决问题。分析方法作为一种科学方法由笛卡尔引入,源于希腊词"分散"。分析方法认为任何一个研究对象都是由不同的部分组成,是一种机制。

2. 类型 分析的形式是多种多样的,常用的分析方法有定性分析法、定量分析法、因果分析法、结构分析法、动态分析法、比较分析法等。定性分析法就是对研究对象进行"质"的方面的分析,它主要是解决研究对象"有没有"或者"是不是"的问题。定量分析是对社会现象的数量特征、数量关系与数量变化的分析,把定量分析作为一种分析问题的基础思维方式始于伽利略。因果分析是由因推果的分析,通常通过因果图表现出来,用此图分析产生问题的原因便于集思广益。结构分析法是典型的面向数据流的分析方法,由于其简单易懂,既可以用手工方式实现,也适用于自动化、半自动化分析工具,因此广泛用于中、小型系统的开发。在经济学中,动态分析是对经济变动实际过程所进行的分析,其中包括分析有关变量在一定时间过程中的变动,这些经济变量在变动过程中的相互影响和彼此制约的关系,以及它们在每一个时点上变动的速率等。医学领域的应用如 24 小时动态心电图(DCG),能动态地记录分析 24 小时内患者在各种状态下出现的全部异常电波,为多种心脏病的诊断提供精确可靠的依据。比较分析法也叫趋势分析法,比较分析法是财务报表分析的基本方法之一,是通过某项财务指标与性质相同的指标评价标准进行对比,揭示企业财务状况、经营情况和现金流量情况的一种分析方法。

3. 过程 分析一般是通过演绎推理进行的。演绎推理是由一般推出特殊(个别)的推理,是由前提必然地推出结论的推理。换言之,从正确的前提出发,必然推出正确的结论。演绎推理是一种保真推理,它试图保证将前提的真完全地传递到结论。这种能够起到保真作用的推理,叫作"有效的"推理。演绎推理的保真性是由其形式或结构实现的,因此它的有效性通常也就是形式有效性。你不可能找到这样一个实例,它具有上述推理形式,但其前提真而结论假。这样的实例叫作该推理形式的"反例"。无效的演绎推理却是可能存在这种反例的。

例:如果一个人患肺炎,那么,他就发烧;小李患了肺炎,所以,小李发烧。这个推理是有效的。前提之所以能确保结论,因为推理的结构或形式有这种作用:如果 p,那么 q;p,所以,q。这种推理的有效性,实际上与推理涉及的内容无关,无论其中的 p、q 表示什么,这种结构都能够保证,前提真,结论不可能假,即你不可能找到它的反例。

但无效的推理形式却是可能存在这种反例的。

例:如果一个人患肺炎,那么,他就发烧;小李发烧,所以,小李患了肺炎。这一推理的形式是如果 p,那么 q;q,所以,p。这个形式是有反例的。因为在假定"如果一个人患肺炎,那么,他就发烧"的情况下,我们可以找到"发烧但未患肺炎"的病例。

在护理研究中,通过分析,可以依据已有的护理理论和原理,为新的实践和研究结论提供逻辑证明,从而推动护理学科的发展。同时在护理实践中,如拆装护理器械、认识人体结构、评估患者病情等过程中也得到广泛的应用。

(二)综合

1. 含义 综合可以理解为是一种以问题为中心、按一定的规律和模式有序地组织和整合材料的思维方法,与"分析"相对。综合是批判性思维的重要过程。综合不是简单相加,它通过对所得到的与某个问题、任务、计划相关的全部认识加以比较、分析、连接、组合、归纳、类比,从总体宏观上透视,找出各要素、各部分、各层次之间的内在联系,并按一定的方式和要求予以整合,使之形成整体性、系统性的认识。

2. 类型 从综合的领域来看,可分为文学艺术综合和科学理论综合。艺术综合是以具象思维、形象思维为主的综合,它通过对典型特征的整合、融合,生成一个个性化的形象。与艺术综合不同,科学综合是抽象概念的综合,是理论系统的综合。因此其思维更具抽象性、严格性、精确性、系统性和理论性。综合还可以从其他角度进行考察。如把综合分为大综合与小综合；深刻的综合与一般的(不深刻的)综合；理论建构的综合和理论应用的综合(综合应用)等。

3. 过程　综合一般是通过归纳推理进行的。归纳推理是由特殊推出一般的推理。归纳推理是那种其前提仅仅给予结论某种概率等级的而非必然支持的推理。

例：某幸运抽奖在 10 000 张彩票中设 1 张中大奖彩票，甲买了 x 张这种彩票，所以，甲可能会中大奖。

使用归纳推理时，我们只是期待，当所有前提真时，结论较大可能真。一个好的归纳推理并不排除其结论为假的可能性。归纳推理的结论却显然超出其前提的内容，因而具有某种扩展性。它能扩展我们的实际知识，结论包括新信息。归纳推理的前提对结论的支持强度可以有所不同，论证的强弱，可以有程度上的区别。归纳推理的强度则有可能因新增的信息或前提而变化。

护理研究中抽样调查就是综合的体现，通过抽样出有代表性的样本进行归纳，可以帮助整理护理现象和事实，从中概括出一般的护理原理，也可以在概括护理经验的基础上形成新的假设，并通过综合法进行逻辑论证，从而获得新的研究成果。

（三）判断

1. 含义　判断是对思维对象有所肯定或有所否定的一种思维形式。如："马克思主义是真理。"所做的肯定或否定符合客观实际，判断就是真的，否则就是假的。检验判断真假的唯一标准是社会实践。判断由概念组成，是在实践基础上反映现实的结果。

2. 类型

（1）直言判断：是断定事物具有或不具有某种性质的简单判断，也叫性质判断。如"……是……"。

（2）联言判断：是同时对几种事物情况予以肯定或否定的复合判断。组成联言判断的各个判断，叫联言支。一个联言判断至少有两个联言支。各联言支之间，可以是并列关系，如"既……又……"，也可以是递进关系，如"不但……而且……"、转折关系如"虽然……但是……"。联言判断的真假，取决于各个联言支是否都真；只要有一个联言支是假的，联言判断就是假的。

（3）选言判断：是断定在几种可能的情况下，至少有一种情况存在的判断。又分为相容选言判断和不相容选言判断。组成选言判断的各个判断，叫选言支。一个选言判断至少有两个选言支。相容选言判断者用"或者……或者……"、"可能……也可能……"等做逻辑连接词，至少要有一个选言支是真的，该选言判断才是真的。不相容选言判断用"要么……要么……"、"不是……就是……"等做逻辑连接词，只有在一个选言支真的情况下，该选言判断才是真的。

（4）假言判断：它是反映事物之间条件关系的复合判断，在假言判断中表示条件的判断叫作前件，表示结果的判断叫后件。假言判断又分为充分条件假言判断、必要条件假言判断和充分必要条件假言判断。充分条件假言判断是断定某一事物情况的存在为另一事物情况存在的充分条件的复合判断，如"如果……那么……"。必要条件假言判断是断定某一事物情况的存在为另一事物情况存在的必要条件的复合判断。如"只有……才能……"。充分必要条件假言判断是断定某一事物情况的存在为另一事物情况存在的充分必要条件的复合判断，如"当且仅当……则……"。

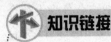

阿凡提的假言判断

有一天,阿凡提在皇宫中的下房里坐着,和皇帝的侍卫官开玩笑说:"你两天以后就要死。"事有巧合,两天以后那个侍卫官果真从马上摔下来死了。皇帝以为侍卫官是由于阿凡提这句不吉利的话才死的,一怒之下就准备把阿凡提绞死。皇帝派人去把阿凡提叫来,气急败坏地说:"你既然知道侍卫官什么时候死,那么,你自己什么时候死,知道吗?"阿凡提听了皇帝这样的问话,又看到绞架上的索套已经结好,绞架下的士兵也已站好,知道皇帝要绞死他。他急中生智,镇定自若地回答:"夜里我看了星象,我知道我要比陛下早死两天。"皇帝听了这话,脑子一转,想道:"如果现在我把阿凡提绞死,那么两天以后我的命也就保不住了。"他害怕了,下令把阿凡提放了。

第二节 护士批判性思维的培养

真知灼见,首先来自多思善疑。

——洛克威尔

一、课堂教学中护生批判性思维的培养

(一)批判性思维的教学目标

增强学生的批判性精神;提高学生批判性思维的智力技能;经过培养与训练,能够在学习和生活、工作中运用。

(二)批判性思维的教学途径

批判性思维训练有 3 种教学途径:

1. 单独设置课程 这是国外一般采用的方法,它有助于增强批判性思维训练的系统性,但目前我国护理教育的条件,还不能适应教学的要求。

2. 把批判性思维培养与专业教学结合 批判性思维与护理实践有着紧密的联系。在护理评估阶段,护士需要通过收集患者资料进行可靠的观察、分析,整理、核实资料,判断患者的资料是否与健康问题有关,这些活动中需要运用批判性思维。在护理诊断阶段,护士需要以批判性思维的方式去识别和分析有效的资料,做出准确的护理诊断。在护理计划阶段,护士作为一个批判性思维者为患者制定合理的护理方案、预期目标及评价护理效果的标准。在护理实施阶段,患者的病情随时在变化,护士需要用批判性的思维方式随时调整护理计划,有效地实施护理。在护理评价阶段,护士通过观察等方法收集资料,并将资料与评价标准进行比较,以判断预期目标是否实现,这也是批判性思维的过程。因此在护理的专业教学中,应融入批判性思维的态度和技巧,使学生能更好地适应将来的临床实践。

3. 通过隐性课堂发展学生的批判性思维 充分利用好社会文化环境这个隐性课堂,引进批判性思维相关的书籍,鼓励学生阅读,提高学习兴趣。

三种不同的教学途径都有各自的特点,后两条教学途径更适合于我国,同时也有助于批判性思维的长期发展。

(三)批判性思维的教学方法

保尔(Paul RW)归纳了四个培养批判性思维的教学方法:其一是为学生提供自己发现、自己思考的机会。其二是引导学生敢于追求以往不曾有的观念,促进学生的智慧勇气。其

三是引导学生就某种主张询问其理由,探索它的确凿性。其四是确保探讨课题的时间。在护理教学中常用的方法有苏格拉底式问答法、小组讨论法、反思式学习法、概念阐述法等。近年来,护理教育界将批判性思维的培养与护理领域的特定情景相结合,教师根据教学目标选择病例,学生围绕病例思考,通过对患者的评估,资料的收集,进行批判性的思考、讨论、修正,形成完整的护理计划,在形成问题、解决问题的过程中训练学生的批判性思维能力。

二、临床实践中护士批判性思维的培养

(一)丰富相关的护理知识

护士应掌握扎实的基础医学、基础护理学、专科疾病护理知识及相关学科,如心理、社会、行为等人文学科知识,以拓宽他们的思维范围。例如一位心力衰竭的患者在大量利尿后,突然出现嗜睡、四肢无力、肌张力减低、腱反射消失或出现室性早搏时,对一个专业理论知识扎实或有经验的护士来讲,通过全面回忆或惯性思维,即能得出患者可能因大量利尿而引起的低钾血症的推理或结论,立即报告医生,进行抢救。反之,如为一名学生或刚从学校毕业的护士,虽然在学校学过某些利尿药物,但由于缺乏专科知识或临床经验未能意识到问题的严重性,认为等医生到来时再汇报,致使病情加重或延误抢救时机。

(二)将批判性思维方法与护理程序性知识相结合

护理的程序性知识即运用已有的知识对问题进行综合分析、推理和评价。在护理程序的实施过程中,护士在收集患者的心身、社会、家庭等资料后,必须运用护理的程序性知识对资料进行分析、综合、推理、判断和评估,提出并确定现存和潜在的护理诊断/问题。当遇到不清楚的问题和现象时,要提出质疑、假设和推理,以求得正确的结论。例如:护士发现某患者经常独自活动,很少与他人交往时,对此进行调查,了解到他曾是一个爱社交和健谈的人,但自2个月前退休后,便经常独居室内,很少与人交往。这时护士运用护理的程序性知识进行分析、推理,此种现象是否与退休后生活不适应有关,在排除其他因素的基础上,提出该患者有孤独的危险,与社交减少有关,和有个人应对无效与退休后不适应有关的护理诊断。通过计划、实施和评价获得反馈信息,根据反馈信息对尚未解决的问题,重复收集资料,再用护理的程序性知识和批判性思维的方法,分析、综合、推理提出新的问题和结论。这样周而复始,使护士对碰到的每一个问题,都能按护理的程序性知识和批判性思维的方法,进行周密的思考,提出质疑,经调查后,再综合分析,久而久之,护士就能把批判性思维和护理的程序性知识应用自如于护理程序之中。

(三)开展个案病例讨论

病例讨论前要求参与者事先阅读有关资料(医疗病历、护理病历及有关书籍),与患者交谈。掌握重点的健康问题和心身反应以及相关的因素(社会、家庭情况、经济条件)。讨论时运用批判性思维和护理的程序性知识,结合护理程序的步骤,对个案进行讨论,在讨论中充分调动护士的主观能动性和参与讨论的积极性,先由一名责任护士重点介绍患者自入院以来现存和潜在的健康问题及其所引起的生理、心理反应和护理过程(包括护理诊断/问题,护理计划的制订、实施和效果评价),然后由护士长组织讨论,每位参与者必须运用批判性思维模式和护理的程序性知识,对个案进行综合分析、推理、质疑和假设,在讨论中护士长要伺机进行启发和提示,有意识、有目的地引导护士围绕主题发表自己的看法和观点,鼓励护士大胆质疑,提出推理和设想,从而激发他们的思维和讨论的兴趣,活跃讨论气氛。提倡各抒己见,通过回忆所学知识,结合病情,发表个人见解,也可以争辩或反驳他人的观点。通过热烈

讨论,既可检验该护士应用护理程序的合理性和所提出护理诊断/问题的正确性,又可强化参与者在实施护理程序中对护理的程序性知识和批判性思维的运用。护士长还要引导大家善于发现个体的特殊性,尤其在解决问题的应对措施方面,要培养护士学会创造性的思维方法,结合个体情况,提出有效的应对措施。

第三节 护士的创造性思维

真实的世界有其止境,想象的世界则无止境。

——卢梭

中华民族是个极富创造精神和具有极强创造能力的民族,古老的四大发明对人类社会的文明进步起到了巨大的推动作用。在当今的社会更需要我们永远树立创新意识,适应环境,适应竞争,在自己的工作中有所发明、有所创造、有所前进。随着现代医学的快速发展,护理的临床、管理及教学等方面也需要不断地改变模式,更新观念,才能适应时代的发展,学习和培养创造性思维刻不容缓。

一、创造性思维的本质

(一)创造与创新

1. 创造(creation) 辞海中对"创"的解释为创始,首创。古希腊时期,亚里士多德把创造定义为"产生前所未有的事物"。从创造学意义上说,创造就是从无到有,因此创造强调原创,即第一创造起点。

2. 创新(innovation) 起源于拉丁语。它原有三层含义:更新,创造新的东西,改变。创新是在原创基础上的多次开发和深度开发,对原有的思维、理论和技术等进行调整或修正,形成符合时代特征和现实需要的新的思维、理论和技术,含有革新、改进的色彩。

创造和创新既有联系又有区别,不论是创造还是创新,都是对实践经验的新概括,对客观真理的新认识,对新事物、新问题的新思考,都属于创造性思维的范畴。

(二)创造力的检测

人们有这样一种误解:只有天才人物才具有创造能力。这种误区,严重地阻碍了创造力的开发。其实创造力是人脑与生俱来的一种功能和属性,是一种特殊的心理能力,它不同于记忆力等心理能力,人的记忆力在 25 岁开始衰退,但创造力到 80 岁借助训练还有可能得到加强(图 7-1)。创造能力人皆有之,并且可以开发。

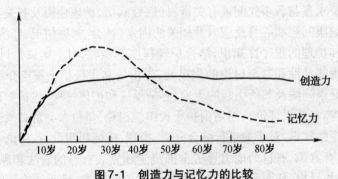

图 7-1 创造力与记忆力的比较

（三）创造的基本要素

创造的基本要素见图 7-2。

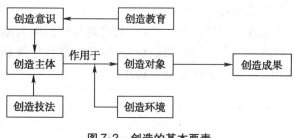

图 7-2　创造的基本要素

1. 创造主体　也称创造者,是产生创造行为的载体,是创造中占主导地位的基本要素。创造主体可能是个体,也可能是群体行为,如为了"曼哈顿工程",美国政府就动员了 50 多万人(其中科研人员 15 人),爱因斯坦创立"相对论",则是孤军奋战。创造学的基本定律认为:每个人具有了创造意识,掌握了创造技法,都可以成为创造者。

2. 创造意识　是驱使创造个体产生创造行为的心理动机。没有创造意识的人是不可能产生创造活动的。创造意识不强的人,也很难进行重大发明创造,只有强烈的创造意识,才能取得巨大成就。詹纳医生发明"牛痘接种"的案例,说明他带着根治人类疾病灾难的愿望,经过艰苦的努力,终于成功。爱迪生发明一种新的蓄电池,失败了 8000 次,没有强烈的创造意识也是没有办法坚持到成功的。

3. 创造技法　有了强烈的创造意识,如果方法不对,也会劳而无功。创造技法,就是人们根据创造理论及规律总结出的解决创造问题、进行发明的技巧和思维方法。鲁班发明锯子过程,不自觉运用了类比创造法。北京火车站的大厅屋顶设计,运用了仿生学法。至今人类已经总结了 500 余种创造技法。

4. 创造对象　创造中的客体部分。

5. 创造环境　对创造者的创造行为产生影响的条件和氛围。旧的文化传统影响如中庸之道、随大流等,心理上的害怕失败,对权威的过分信赖,因循守旧、求全责备等都会阻碍创造者的创造行为。因此要千方百计形成对创造者理解、支持和关怀的环境。

6. 创造教育　国外的护理教育正方兴未艾,国内也正在积极推广普及。21 世纪是创造教育的世纪。

（四）创造性思维的特征

1. 独创性　表现在观点新颖,别出心裁,能打破常规,冲破常模,不受习惯思维及习惯势力所约束。比如在常人看来,苹果落地是司空见惯的事情,而牛顿却能从苹果落地现象中发现万有引力定律,正是因为他具有独特的思维视角。

2. 敏锐性　表现在能迅速评价并及时地捕捉闪耀的思想。它要求对新异现象有敏锐的感受能力,能迅速认识其价值,并能牢牢地把握它。

3. 求异性　表现在解决当前问题的已有模式或传统途径之外能独辟蹊径,从已有思路相逆或相异的方面挖掘突破,不人云亦云,善于同中求异,异中见同,平中见奇。如发电机的发明就是法拉第从电流产生磁场中得到启示,对其进行逆向思维,即用磁力产生电流而得出的结果。

4. 灵活性　思维灵活,能及时转换变通。一是能从多方位、多角度、多侧面去思考对象,如苏轼在《题西林壁》中所写的"横看成岭侧成峰,远近高低各不同"。二是要打破思维定势的影响,思路受阻时能迅速转换。

5. 顿悟性　表现在对问题长时间思考的突然豁然开朗、迎刃而解,体现出一种非逻辑性的特征,如浮力原理的发现就是源于阿基米德的顿悟。

6. 综合性　创造性思维是多种思维的结晶,它以批判性思维为基础,是形象思维和抽象思维的统一,逻辑性思维与非逻辑性思维的统一,也是发散性思维和集中性思维的统一。在诸种思维的协同作用中,发散性思维是主要成分。

知识链接

奔驰 600 的问世

20 世纪最后 40 年,日美汽车大量侵入西欧,把西欧汽车工业挤到灭亡的边缘。降价成为企业竞争的重要手段。而奔驰公司的总裁艾沙德·路透则宣称"奔驰车将以两倍于人的价格出售"。这话说起来像山歌一样好听,但做起来的难度就可想而知了。路透亲自到车间和试验场与员工们一起研究,并给新车定了 17 万马克的高价,还告诉员工他自己想的广告词:"当这辆奔驰车行驶的时候,最大的噪音来自车内的电子钟"。总裁的表现感动了在场的专家,他们废寝忘食地工作,以惊人的速度把新型优质的奔驰车——梅赛德斯献给艾沙德,这就是举世闻名的奔驰 600。当路透见到这款新车时,立即决定将它的价格再提高一倍。

（五）创造性思维的过程

1. 准备阶段　是创造性思维的必经阶段,创造性思维不会凭空产生和突然出现,而是需要时间去思考和孕育,如爱因斯坦青年时就对物理学中的基本问题感到困惑,尤其是光速问题,他日思夜想长达 7 年之久。但他突然想到解决方案时只花了 5 周时间,就写出了闻名世界的相对论论文,人们以为爱因斯坦这一创造性思维只花了 5 周时间,其实,他用了 7 年时间做准备。这一阶段创造性思维的活动主要集中在发现问题、分析问题,形成有创造价值的课题,发现问题是起点,分析问题并形成创造课题是关键。

2. 酝酿阶段　形成创造课题后,就要寻求解决问题的途径,搜集信息,设计方案,反复实验,并多次探索。

3. 明朗阶段　是创造性思维的突变阶段,是创造者"众里寻他千百度,蓦然回首,那人却在灯火阑珊处"的顿悟境界。

4. 证验阶段　取得成果除了新奇,还要验证,不经验证的假说往往是无稽之谈,只有通过证验,才是科学真理。因此任何一项创造性的成果都必须经过严格的验证才能向实践推广。

（六）影响创造性思维的因素

1. 积极因素

（1）亟待解决的困难和问题激发创造性思维:英国学者贝利说:"有怀疑的地方才有真理——真理是怀疑的影子"。

（2）广博的知识与兴趣促成创造性思维:创造性思维不是一蹴而就的,而是需要知识的沉淀和积累。而每个人都会对他感兴趣的事物给予优先注意和积极地探索,并表现出心驰神往,兴趣对于创造来说是一种无形的动力。

（3）追求普遍性规律或结论促进创造性思维:创造性思维也是一种求真的思维,创造的过程也是不断认识事物本质、把握事物规律的过程。

（4）具体化和形象化激发创造性思维:在创造性思维的开发中应尽量使创造对象具体而

不抽象,做到细节明确,而且尽量调动人的视觉、听觉、嗅觉等感觉器官,使创造对象形象化。

(5)开展讨论可以刺激创造性思维,也就是所说的"集思广益":通过讨论可以形成思想之间的碰撞,从而激发创造性思维的火花。

2. 消极因素

(1)知觉定性化阻碍创造性思维:知觉是外界刺激作用于感官时人脑对外界的整体看法和理解,它为我们对外界的感觉信息进行组织和解释。知觉定性化只会使思维僵化,不利于思维发散。

(2)不健康的心理扼杀创造性思维:如急于求成、过多的功利心及杂念等,创造性思维需要专注于创造本身,辛勤劳作,才能获得成果。

(3)传统习俗的禁锢使人不敢创造性思维:传统习俗是人们在社会生活中逐渐形成的,从历史沿袭而巩固下来稳定的社会风俗和行为习俗。传统习俗中有精华也有糟粕,其中落后、消极的部分会阻碍创造性思维的发展。

(4)常规性工作方式和思考方式以及由此形成的习惯性思维程序严重阻碍创造性思维:习惯性思维是一种按常规处理问题的思维方式。它可以省去许多摸索、试探的步骤,缩短思考时间,提高效率。在日常生活中,习惯性思维可以帮助我们解决日常碰到的90%以上的问题,但是它不利于创新思考,不利于创造。

(5)不加批判地接受权威和书本的知识,阻碍了创造性思维:《孟子·尽心下》言"尽信书,则不如无书。"不假思索地迷信权威、拘泥于书本知识,只会把思维套上枷锁。如化学家普列斯特列由于燃素说这一权威观念的束缚,错误地把自己制得的氧气称之为失去燃素的气体,把创立氧化燃烧说的伟大成果拱手让给了拉瓦锡。

 知识链接

难以弹奏的音符

有一次,音乐大师海顿和莫扎特打赌,莫扎特写一首乐曲,看海顿能不能弹出来。刚开始时,海顿弹奏得很顺利,可当他的双手被高、低音支配到键盘的两端时,曲谱上又跳出了一个在键盘正中间的音符,海顿这时便无法处理了。他大嚷道:"这是世界上无人能弹的曲子"!莫扎特笑眯眯地说:"我能弹"!对那个几乎无法处理的音符,莫扎特弹得时候居然用上了鼻子尖。假设海顿的头脑中没有钢琴必须用手弹的习惯性思维,那么海顿肯定也会想到用其他方法触碰琴键。这位在音乐领域里很有创造的大师尚且如此,可见习惯性思维无处不在。

3. 提高其他心理能力

(1)记忆力:创造一方面要以相关的经验和知识为基础,另一方面,要进行新的组合,要创新,于是,记忆力所起的作用就在于转化。

(2)注意力:注意是指人的心理活动对外界一定事物的指向和集中。具有注意的能力称为注意力。注意力对创造能力有重要的发现作用。如鲁班的细心发明了锯子,悉尼29岁青年马登经营牲畜粪成为1995年1百亿美元的富豪。

(3)概括力:在科学领域,从一大堆现象和事实中归纳出几条科学规律的能力就是概括力。如华罗庚教授把读书的过程归纳为"由薄到厚"与"由厚到薄"两个阶段。

(4)想象力:一切活动都离不开想象,它是人脑塑造从未感受到的事物形象的活动。19世纪的法国作家凡尔纳一生写了80多部科幻小说,书中的霓虹灯、坦克、潜水艇、直升机、导弹、电视等现在都变成了现实。

(5)好奇心:就是人们希望自己能知道或了解更多事物的不满足心态。如果你有好奇心,那么便会发现生活中处处都有奥妙之处,你就能更好地发挥潜能。很多科学家都是具有好奇心的,瓦特对烧水壶上冒出的蒸汽也是十分好奇,最后改良了蒸汽机。伽利略也是看吊灯摇晃而好奇发现了单摆。

二、创造性思维的训练

(一)发散性思维训练

1. 发散性思维的内涵　发散性思维也称辐射思维、放射思维、扩散思维、求异思维。它是从给定的输入获取多种多样输出结果的思维过程。托尼·巴赞认为,其主要含义有两个:一是指来自或连接到一个中心点的联想过程;二是指"思想的暴发"。

发散性思维是相对于收敛性思维而言的。为了更好地理解发散性思维,有必要了解一下收敛性思维。收敛性思维又称辐合思维、辐辏思维、求同思维和集中思维。其特点是,以截然不同事物的特性为基点,从事物的边界出发,向中心移动。收敛性思维以问题为中心,围绕中心组织信息,从不同方面向中心收敛,以达到解决问题的目的。收敛性思维与发散性思维的特点见图7-3。

发散性思维过程是一个流动、开放、不断发展的过程。它要探索不同、富有特异性的答案。它广泛动用信息库中的信息,产生为数众多的信息组合和重组,在思维发散过程中,不时涌现出一些念头,而这些新的观念可能成为新的起点、契机,把思维引向新的方向。

2. 发散性思维的特点

(1)多感官性:发散性思维不同于逻辑思维,

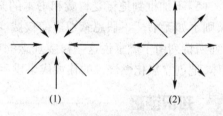

图7-3 收敛性思维与发散性思维的特点
(1)收敛性思维　(2)发散性思维

它不挤在语言一条道上,它充分运用一切思维媒介和元素。发散性思维不仅运用视觉思维和听觉思维,而且也充分利用其他感官接收信息并进行加工。发散性思维还与情感有密切关系。如果思维者能够想办法激发兴趣,产生激情,把信息情绪化,即赋予信息以感情色彩,那么会提高发散性思维的速度与效果。《学习的革命》一书的作者指出:"不管你用哪一种关联方法,尽量使其稀奇古怪,令人发笑并最好富有感情色彩,因为大脑中将信息转换成长期记忆的'过滤器'与大脑的情感中心紧密相连。"对于创造活动来说,色彩是加强思维发散的有用工具。

(2)流畅性:发散性思维的流畅性就是观念的自由发挥。它是指在尽可能短的时间之内生成并表达出尽可能多的思想观念(或为了满足某一特定需要而产生许多可供选择的信息项目)以及较快地适应、消化新的思想观念。曾有人问爱因斯坦:他与普通人的区别何在?爱因斯坦答道:如果让一位普通人在一个干草垛里寻找一根针,那个人在找到一根针之后就会停下来。而他则会把整个草垛掀开,把可能散落在草里的针全都找出来。

(3)灵活性:思维的灵活性又称变通性或弹性。它反映的是发散性思维的跨域转换能力,是一种由一类现象迅速过渡到另一类内容相距甚远的现象的能力。灵活性通常用从一类事物转换到另一类事物的数量来衡量。即它以"类别"数目为指标。灵活性是创造性思维至关重要的因素。灵活性比流畅性要求更高。它要求对同一问题做出不同类型的回答。比如,对"铁罐头盒子可以有多少用途"这一问题,如果回答说,它可以用来作水罐和碗,那么按照流畅性标准,可以算作两个不同的解答,而按照灵活性标准,则只能算作一个答案,因为它们同属一个门类——盛东西的容器。如果回答说它可以用作水罐和煮饭的工具,那么就是两个不同的解答。

(4)独创性:独创性测量的是观念的唯一性和非凡性(或不寻常性),通常以构想的新奇性、不寻常性和成效性为评价标准,独创性往往是思维发散到意想不到之处的结果。独创性建立在思维的流畅性和灵活性之基础上。流畅性和灵活性是手段和途径,独创性是目的(根本目的)和结果。发散性思维往往以奇制胜,能出奇招和怪招是衡量发散性思维水平的重要标志。

3. 发散性思维的方法

(1)一般方法:一些国内创造学研究者提出从材料、功能、结构、形态、组合、方法、因果、关系等8个方面进行发散性思维。

(2)假设推测法:包括两个基本步骤:第一,假设某个问题,并以疑问句的形式表达出来。假设的问题通常都应当是与事实相反的情况,是暂时不可能的或现实不存在的事物对象和状态。如"假如有人发明了一种使人不需要睡眠的药,人人都服用它,会产生什么样的后果?"第二,从假设出发,设想或推测种种可以想象的结果。包括可能的,也包括不可能的;包括现实的,也包括未来的、虚幻的。如前题,答案可能有不需要闹钟了,没有鼾声了,工作时间增多了等。对这类回答应区分是直接的还是间接的。直接的答案往往比较平常,缺乏想象力。间接的答案则往往表现出某种想象和转化。

(3)形象命名法:根据法国结构语义学家格雷马斯的观点,形象命名法是以一个核心形象为模型,从这个核心形象出发进行搜索,把它所拥有的开放的类别都搜索出来。比如,由"头"这核心形象可以发散出大头针头、别针头、桅杆头、烟囱头、钉锤头、蒜头、洋葱头、山头、船头等。按照格雷马斯的观点,"头"有两个核心:第一个是"端点",第二个是"球体"。

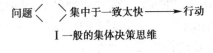

Ⅰ一般的集体决策思维

(4)集体发散思维:发散性思维不仅需要用上我们自己的全部大脑,而且还需要用上我们能够"借"到的所有大脑。集体发散性思维可以采取许多不同的形式。在我国流传甚广的"诸葛亮会",实质上也是一种集体发散性思维方式。此外,专题调研往往也运用了集体发散性思维方法。比尔·盖茨深谙此道。他说过,他的公司每三四年要出现一次危机。他对付危机的办法是:认真听取公司里那些聪明人的想法。为此他吸引许多有不同想法的人,允许不同意见的存在,然后尽力找出正确的意见,最后给那些人加上一些真正的动力。三种集体决策思维模式见图7-4。

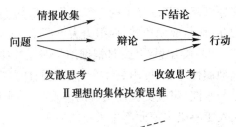

Ⅱ理想的集体决策思维

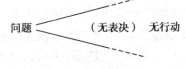

Ⅲ无效的集体决策思维

图7-4　三种集体决策思维模式

(二)想象思维训练

1. 想象思维的内涵　想象是人在脑子中凭借记忆所提供的材料进行加工,从而产生新形象的心理过程。也就是人们将过去经验中已形成的一些暂时联系进行新的结合,它是人类特有的对客观世界的一种反映形式。它能突破时间和空间的束缚,达到"思接千载"、"神通万里"的境域。

莎士比亚说,想象使人成为"动物的楷模";萧伯纳说,想象是创造之始。我们想象我们渴望得到的东西,我们决定我们想象的东西,到最后,我们创造我们决定的东西。与之相近,有人把想象和直观称为创造活动的两大心理源头。

想象具有生动形象的特点,曾经有个青年作家问鲁迅:"阿Q是中国人,为什么要取外国名字?"鲁迅答道:"阿Q光头,脑后留着一条长辫子,这Q字,不就是他的形象吗?"鲁迅连给小说中人物取名都予以高度形象化,使其名如其人。我们在惊叹先生想象力丰富的同时,也会受到他创造的形象的启发。

2. 想象思维的类型

(1)奥斯本按想象的价值把想象分为三类:①荒诞、无价值、非创造性的想象。如神经官能症患者常常用消极的虚构来逃避现实,往往对身心有害。②有一定价值和创造性(或趋向创造性)的想象。如飞行员在能见度很低的天气中,运用"结构显形"使飞机安全降落。③富有创造性的想象。它是一种积极、主动的建构。它努力把创造性的期望和憧憬变成现实。这种想象很少是自然发生的,它多是有准备、有目的的,与人们的努力密不可分。

(2)联想的分类:通常分为相关联想、相似联想、对比联想。相关联想是根据当前感知到的事物、概念或现象,想到与之相关的事物、概念或现象的思维活动。如由母鸡想到蛋,然后想到蛋炒饭。相似联想是由一个事物对象想到另一个与之相类似的事物,或想起同某个刺激或经验相似的经验的思维活动。如由月亮想到太阳,由鸟想到飞机等。对比联想是由给定事物联想到在空间、时间、形状、特性等方面与之对称的事物,或者由某个经验联想到与之完全相反的经验的思维活动。如由长想到短,由火想到水等。

3. 想象思维的培养

(1)原型启发法:是利用以往感知并熟悉的事物作为启发原型,与新思考的对象联系起来,从它们的相似关系中得到启发,从而使问题得到解决的一种思维方法。世界上的万事万物是相互联系的,它们之间往往存在共同之处或相似之处,以某个已知事物作为原型来思考某个未知事物,是一种很有实用价值的思维。近几十年来迅速发展起来的仿生学,就是建立在原型启发基础之上的。如人们按照鲸类体型改造了轮船的设计,使船的水下部分不再是刀状,而是取鲸鱼状,使阻力大大减少,速度提高许多。

(2)类比思维法:是根据两个对象某些属性相同或相似,而且已知其中一个对象还具有其他属性,从而推出另一个对象也同样具有其他属性的思维方法。如惠更斯提出的波动说,是与水波、声波类比而受到的启发。英国医生詹纳发明"种牛痘"可以预防天花,是受到挤牛奶女工感染牛痘而不患天花的启示。

(3)联想思维法:是一种在创造过程中运用概念的语义、属性的衍生、意义的相似性来激发创造性思维的方法。相关联想与相似联想的训练通常是从给定信息出发,相关联想及相似链越长、越多,表明相关联想的能力越强。对比联想因其联想链较短,联想训练较为困难。联想思维训练还采用综合联想链方式进行训练,使多种联想能够综合运用。通常第一步是从给定信息出发,尽可能多地用各种不同类型的联想形成综合联想链,第二步是给定两个没有关联的信息,寻找联想将之连接起来,也称为强迫联想。前苏联曾有200多所发明学校,有一个学校在训练中,让学生在商品目录中随意抽出两张图片做强迫联想。一个工人抽到的是自行车和电线杆,经过联想,发明了爬电线杆的自行车,使电工爬杆机械化。

三、创造性思维的培养

（一）临床护理思维定势的影响及对策

1. 临床护理思维定势的含义　临床护理思维定势是指护理人员在已有知识和经验的影响下,在临床解决问题时所具有的倾向性和心理准备。

2. 临床护理思维定势的分类

（1）良性习惯思维:护理人员在临床实践中,能够把各项临床技术、操作方法和注意事项输入大脑进行存贮,形成牢固的记忆。再次操作时,经过大脑检索、提取、再现,按程序进行操作,从而养成标准化、制度化、程序化的良性习惯和作风。这是保证临床护理质量,防范护理过失的重要思维基础。

（2）不良性习惯思维:护理人员在临床操作时把该项操作的程序、制度和注意事项忘却或淡化,工作中产生怕麻烦、图省事、不可能出问题等想法,操作时可能形成敷衍了事、违章作业的不良习惯,这是工作中发生差错或事故的思想根源。

3. 纠正临床护理工作中不良性习惯思维定势的措施

（1）改进查对医嘱中不良习惯思维:不少人在查对医嘱时,1人念医嘱,1~3人看各种治疗本和护理本。因为此时连续向大脑输送同样而又单调的信息,容易使大脑产生疲劳,产生不会有问题的念头,走马观花地用眼睛粗略扫描,而不能眼看心想,明察秋毫。针对大脑这种思维方式的弊端,应把一念一看的查对方法改为互换呼唤应答法。即一人念床号姓名,另一人应答药品名称、剂量、用法,查对一段时间后,再互换呼唤内容,使大脑细胞产生分工负责,兴奋点交替,劳逸结合,集中精力,打破不会有错的不良习惯思维。

（2）在护理工作中注意观察思维能力的培养:在临床护理工作中,护士要根据患者的具体情况,用发展变化的眼光,对患者进行全面细致地观察,判断患者的情况,针对性地进行护理干预。如果判断正确,并及时采取对症的干预措施,患者情况就会向好的方面转化。特别是分析复杂的病情时,应考虑到患者的心理因素和疾病因素相互影响,疾病的表面现象和内在的病因是否相符,通过临床观察来证实医生的诊断是否正确无误。例如:有1例患者,门诊诊断为急性青光眼收入院,住院医生同意初诊,治疗班护士点眼药水时发现患者瞳孔正常,指试眼压不高,20%甘露醇用后仍呕吐,护士认为患者可能是患急性胃肠炎。通过医生进一步确诊后,即转内科治疗。

（3）充分认识良性思维的重要性:临床护理良性思维是搞好护理工作的基础,而思维定势水平的提高能加强护理人员在护理工作中的质量和效率。只有掌握了良性习惯思维的方法,无论遇到什么样的问题,都能主动寻找解决问题的方法和途径。因此,要不断地引导护理人员在实践中认真思考,自觉地不断补充新知识,形成自己的新见解,再到实践中去检验和提高,从而不断地超越自我,使自己解决问题的能力不断地增强,这种自觉成长的过程,就是运用良性习惯思维指导临床学习的过程。

（二）护理管理的创造性思维培养

1. 观念创新——不断更新工作思路　创新是医院发展的灵魂,没有创新就没有发展。首先,要充分认识观念创新是形势对每一位管理者提出的要求,创新能力更是衡量一位管理者是否与时俱进、开拓进取的重要方面。只有积极思考和探索新形势下护理管理的新模式、新举措,才能克服"无过即功"的陈旧观念,树立"无功即过"的新思想。其次,要不断增强创新意识,才能适应形势的需要和满足人们日益增长的需求,为患者提供满意的服务。再者,要大胆进行创新和变革,提高医院服务质量和竞争能力,在激烈的医疗市场竞争中争得一席之地。由此可见,观念创新是根本的创新。只有自觉地把思想意识解放出来,才能坚持科学的态度,大胆地进行改革,促进医院发展。

2. 管理创新——不断调整运行模式

(1)科学应用"人本"原理:坚持一切从人出发,以调动和激发人的积极性和创造性为根本手段,从而达到提高效率和不断发展的目的。在护理实践中,人文精神集中体现在对患者的生命与健康、患者权力和需求,患者人格和尊严的关心和关注。

(2)合理利用人力资源:护理人力资源的配置与使用是医院管理者应该重视的问题。护理管理者要保证以最少的护理人员提供给患者最好的护理。如按岗择人、按需设岗、按量调配、按职称上岗和弹性排班等尝试和实践,都收到了一定的实效。护理管理者要结合医院的实际情况,探索出一种最适合本单位的科学合理的人力资源管理方法,实现人力资源的优化配置。第一,应加强护理人力资源的宏观规划和管理;第二,要加强护理人员的教育与培训,确保护理人力资源的素质与质量;第三,必须加强护理人员的使用与考核,建立合理有效的护理人员综合评价指标及奖惩措施。使每位护士都能有效地发挥个人才干和创造作用,做到人尽其才、才尽其用,达到提高人力资源的利用效益和效率。

(3)努力实现科学管理:管理方法科学化是管理现代化的基础和要求。面对新时期不断出现的新问题,护理管理人员要想取得理想和高水平的管理效果,就必须从以下三个方面努力:一是要努力学习现代管理理论和知识,掌握国内外先进的管理理念和方法;二是要努力参加各种学术活动和管理学习班,不断了解新信息、接受新事物、掌握新技术、开拓思路、扩大视野;三是要努力提高管理能力和综合素质,着力解决管理过程中的难点和症结,有机会外出参观学习,吸取其他医院好的经验和方法,不断提高管理水平,并将国内外先进的管理思想和方法与本单位的实际情况相结合,探索和研究出具有自己特色的新型的管理方法,以实现护理管理科学化。

3. 服务创新——不断提升服务理念　首先要确立患者至上的思想和服务第一的意识。其次要规范护理人员行为语言。做到仪表端庄、文明用语、服务热情,使患者对医院和医护人员产生信赖感和安全感。再则就是要建立新型的护患关系。要加强与患者的交流与沟通,了解患者的需求,耐心解答患者提出的疑虑,以优质的服务和熟练的技术取得患者的满意,以相互理解和认同达到护患关系的和谐统一。此外,还要制定切实可行的服务质量保证措施,如制定护士工作评价指标、实行挂牌服务、评选最佳护士、建立奖惩制度、采取末位淘汰、落实观察巡视卡、定期进行服务质量和态度满意率调查、加强质量监控与检查督促等,以确保为患者提供方便、舒适、安全、满意的护理服务。

【护士心语】

在很多人眼里,护理工作是没有改革创新的,但是,只要你用心钻研,就能摸索发现新的规律。

——章金媛(第39届南丁格尔奖章获得者)

(刘　佳)

❓复习思考题

1. 临床实践中护士批判性思维的培养有哪些方法与途径?

2. 纠正临床护理工作中不良性习惯思维定势的措施有哪些?

附 录

一、中华人民共和国医学生誓言

（1991 年中华人民共和国国家教育委员会高等教育司颁布）

健康所系，性命相托。

当我步入神圣医学学府的时刻，谨庄严宣誓：

我志愿献身医学，热爱祖国，忠于人民，恪守医德，尊师守纪，刻苦钻研，孜孜不倦，精益求精，全面发展。

我决心竭尽全力除人类之病痛、助健康之完美，维护医术的圣洁和荣誉。救死扶伤，不辞艰辛，执着追求，为祖国医药卫生事业的发展和人类身心健康奋斗终生！

二、护士宣言

"我宣誓：以救死扶伤、防病治病，实行社会主义的人道主义，全心全意为人民服务为宗旨，履行护士的天职；我宣誓：以自己的真心、爱心、责任心对待我所护理的每一位病人；我宣誓：我将牢记今天的决心和誓言，接过前辈手中的蜡烛，把毕生精力奉献给护理事业。"

三、南丁格尔誓言

余谨以至诚，

于上帝及会众面前宣誓：

终身纯洁，忠贞职守，

尽力提高护理之标准；

勿为有损之事，

勿取服或故用有害之药；

慎守病人家务及秘密，

竭诚协助医生之诊治，

务谋病者之福利。

谨誓。

四、医务人员医德规范及实施办法

（1988 年 12 月 15 日中华人民共和国卫生部发布）

第一条　为加强卫生系统社会主义精神文明建设，提高医务人员的职业道德素质，改善和提高医疗服务质量，全心全意为人民服务，特制定医德规范及实施办法（以下简称"规范"）。

第二条　医德，即医务人员的职业道德，是医务人员应具备的思想品质，是医务人员与病人、社会以及医务人员之间关系的总和。医德规范是指导医务人员进行医疗活动的思想和行为的准则。

第三条　医德规范如下：

（一）救死扶伤，实行社会主义的人道主义。时刻为患者着想，千方百计为病人解除病痛。

（二）尊重患者的人格与权利，对待病人，不分民族、性别、职业、地位、财产状况，都应一视同仁。

（三）文明礼貌服务。举止端庄，语言文明，态度和蔼，同情、关心和体贴病人。

（四）廉洁奉公。自觉遵纪守法，不以医谋私。

159

（五）为病人保守医密，实行保护性医疗，不泄露病人隐私与秘密。

（六）互学互尊，团结协作。正确处理同行同事间的关系。

（七）严谨求实，奋发进取，钻研医术，精益求精。不断更新知识，提高技术水平。

第四条 为使本规范切实得到贯彻落实，必须坚持进行医德教育，加强医德医风建设，认真进行医德考核与评价。

第五条 各医疗单位都必须把医德教育和医德医风建设作为目标管理的重要内容，作为衡量和评价一个单位工作好坏的重要标准。

第六条 医德教育应以正面教育为主，理论联系实际，注重实效，长期坚持不懈。要实行医院新成员的上岗前教育，使之形成制度。未经上岗前培训不得上岗。

第七条 各医疗单位都应建立医德考核与评价制度，制定医德考核标准及考核办法，定期或者随时进行考核，并建立医德考核档案。

第八条 医德考核与评价方法可分为自我评价、社会评价、科室考核和上级考核。特别要注重社会评价，经常听取患者和社会各界的意见，接受人民群众的监督。

第九条 对医务人员医德考核结果，要作为应聘、提薪、晋升以及评选先进工作者的首要条件。

第十条 实行奖优罚劣。对严格遵守医德规范、医德高尚的个人，应予表彰和奖励。对于不认真遵守医德规范者，应进行批评教育。对于严重违反医德规范，经教育不改者，应分别按情况给予处分。

第十一条 本规范适用于全国各级各类医院、诊所的医务人员，包括医生、护士、医技科室人员，管理人员和工勤人员也要参照本规范的精神执行。

第十二条 各省、自治区、直辖市卫生厅局和各医疗单位可遵照本规范精神和要求，制定医德规范实施细则及具体办法。

第十三条 本规范自发布之日起实行。

五、医学伦理委员会章程

基于生命健康科学和创新的生物技术所取得的快速发展，面对医疗、科学技术、卫生政策迅速发展所带来一系列生命伦理问题，医院伦理委员会在提升以病人为中心的服务和在涉及人体生命的道德与伦理问题的实践中发挥积极重要的作用，加强医学伦理道德建设，促进生命伦理学原则与现代生物医学实践紧密结合，是医院现代化发展的需要。

第一章 总 则

第一条 医院伦理委员会是在院长领导下，为发展在本医院内的医学伦理问题进行医学伦理决策的咨询机构。

第二条 医院伦理委员会遵守赫尔辛基宣言的规定，要遵循国际公认的不伤害、有利、公正、尊重人的原则以及合法、独立、称职、及时和有效的工作原则开展工作。

第三条 医院伦理委员会以维护人的健康利益、促进医学科学进步、提高以病人为中心的服务意识为工作目标，兼顾医患双方的利益，积极促进医院生命伦理学的实施与发展。

第二章 组织机构

第四条 医院伦理委员会由一定数量(7~11人)的医、护、药、医技科技人员、医院管理工作者、法律工作者、医学心理工作者及社会工作者(必要时可聘请宗教工作者)组成，设正、副主任委员各一人，委员若干人。

第五条 医院伦理委员会委员实行任期制，任期四年。可以连任。委员可根据需要有所变更。如有变动，应及时补充，以保证足够数量的委员开展工作。

第六条 医院伦理委员会主任委员由院长任命。副主任委员由委员会推举产生。主任委员不在时，由副主任委员代行主任委员职权。

第七条 伦理委员会成员应接受有关生命伦理学和卫生法的教育和培训，委员会应制定培训计划，以不断提升委员的素质和能力。

第八条 伦理委员会设秘书1名，负责受理伦理审查项目、安排会议日程、会议记录、决议通告、档案管理及其他日常工作。

第三章 任 务

第九条 医院伦理委员会的主要任务是维护患者及医务工作者的权益,论证本院的医学伦理及生命伦理问题,开展生命伦理学普及教育活动,对涉及人体或人体标本的项目进行伦理审查和批准,并提供咨询服务。

第十条 评价、论证本院开展的涉及人体试验的科学研究课题的伦理依据,贯彻知情同意原则,审查知情同意文件,对研究课题提出伦理决策的指导性建议。

第十一条 讨论、论证本院临床实践中遇到的生命伦理难题,提出伦理咨询意见。

第十二条 对本院已经实施或即将引进的医学创新技术;对已经开展或即将开展的重大医疗技术;对医务人员或病人(包括病人亲属)的咨询与请求;对院长提出委托的事件,进行生命伦理的讨论、论证。

第四章 工作程序

第十三条 医院伦理委员会接受委托人咨询论证的文件必须由委托人提出申请,填写申请表并提供完整的资料及委托目的。

第十四条 医院伦理委员会采取阅卷,实地考察调查、听证等方式,对项目或事件进行全面了解。

第十五条 医院伦理委员会的例会程序为:①介绍被论证事件的原本;②查验有关论据;③提问;④论证;⑤表决。

第十六条 医院伦理委员会根据所论证项目或事件的情况,可邀请有关领域的专家参加讨论,论证。

第十七条 医院伦理委员会论证的事件如与委员会委员有关时,该委员应回避。

第十八条 医院伦理委员会接受院长提出的咨询,需将所论证的结果以纪要的形式,由主任委员签署,向院长提出咨询报告,供院长决策参考。不以医院伦理委员会名义公开发表。如被接受、采纳,应以院长名义发布结果。

第十九条 医院伦理委员会及其成员,对于论证事件中的医学伦理咨询意见,只作为讨论意见记录在案,供决策参考,不具有直接行政效力。

第五章 跟踪审查

伦理委员会对所有批准的研究进展进行跟踪审查,从做出决定开始直到研究终止。

1. 形式

(1)现场督察。到达研究专业科室,访视研究者和受试者,检查知情同意过程和知情同意书签署情况,检查研究是否遵循试验方案、GCP规范和伦理委员会批件的要求。

(2)听取临床试验机构年度工作总结和临床研究进展报告。

(3)根据研究方案的性质和可能发生的不良事件,在批准研究时确定跟踪审查计划。

(4)以下情况和事件要求研究者及时向伦理委员会报告,重新审查:

A. 对方案的任何修改,其可能影响受试者权利、安全和(或)福利,或影响研究的实施;

B. 与研究实施和研究产品有关的、严重的和意外的不良事件,以及研究者、申办者和管理机构所采取的措施;

C. 可能影响研究受益/风险比的任何事件或新信息。

2. 要求

(1)需做出跟踪审查决定时,法定到会人数应符合本规程的规定;

(2)跟踪审查的决定应公布并传达给申请者;

(3)凡研究暂停、提前终止,申请者应及时书面通知伦理委员会暂停、终止的原因,暂停、提前终止研究所取得结果的总结应递交伦理委员会;

(4)研究的最后总结报告副本应递交伦理委员会。

第六章 文件及档案

1. 建档

(1)伦理委员会工作制度,操作规程,审查程序,伦理委员会工作人员职责。

(2)伦理委员会成员任命文件,伦理委员会委员声明,保密承诺,利益冲突声明,伦理委员会成员专业履历,独立顾问聘书,伦理委员会成员通讯录。

(3)申请者提交的伦理审查申请表,以及所有申请材料的一份副本。

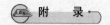

附　录

（4）伦理委员会审查受理通知书，会议日程，伦理委员会会议签到表，投票单，会议记录，伦理委员会审查批件的副本。

（5）伦理委员会成员与申请者或有关人员就申请、决定和跟踪审查问题的往来信件。跟踪审查期间收到的所有书面材料。研究暂停或提前终止的通知。研究的最后总结或报告。

（6）伦理委员会成员培训计划，培训资料。

（7）伦理委员会年度工作总结。

2. 档案管理

秘书负责文档存取，办理借阅和返还手续。文件存档至少到研究结束后 5 年。

六、医疗事故处理条例

（中华人民共和国国务院令　第351号）
第一章　总　则

第一条　为了正确处理医疗事故，保护患者和医疗机构及其医务人员的合法权益，维护医疗秩序，保障医疗安全，促进医学科学的发展，制定本条例。

第二条　本条例所称医疗事故，是指医疗机构及其医务人员在医疗活动中，违反医疗卫生管理法律、行政法规、部门规章和诊疗护理规范、常规，过失造成患者人身损害的事故。

第三条　处理医疗事故，应当遵循公开、公平、公正、及时、便民的原则，坚持实事求是的科学态度，做到事实清楚、定性准确、责任明确、处理恰当。

第四条　根据对患者人身造成的损害程度，医疗事故分为四级：

一级医疗事故：造成患者死亡、重度残疾的；

二级医疗事故：造成患者中度残疾、器官组织损伤导致严重功能障碍的；

三级医疗事故：造成患者轻度残疾、器官组织损伤导致一般功能障碍的；

四级医疗事故：造成患者明显人身损害的其他后果的。

具体分级标准由国务院卫生行政部门制定。

第二章　医疗事故的预防与处置

第五条　医疗机构及其医务人员在医疗活动中，必须严格遵守医疗卫生管理法律、行政法规、部门规章和诊疗护理规范、常规，恪守医疗服务职业道德。

第六条　医疗机构应当对其医务人员进行医疗卫生管理法律、行政法规、部门规章和诊疗护理规范、常规的培训和医疗服务职业道德教育。

第七条　医疗机构应当设置医疗服务质量监控部门或者配备专（兼）职人员，具体负责监督本医疗机构的医务人员的医疗服务工作，检查医务人员执业情况，接受患者对医疗服务的投诉，向其提供咨询服务。

第八条　医疗机构应当按照国务院卫生行政部门规定的要求，书写并妥善保管病历资料。

因抢救急危患者，未能及时书写病历的，有关医务人员应当在抢救结束后 6 小时内据实补记，并加以注明。

第九条　严禁涂改、伪造、隐匿、销毁或者抢夺病历资料。

第十条　患者有权复印或者复制其门诊病历、住院志、体温单、医嘱单、化验单（检验报告）、医学影像检查资料、特殊检查同意书、手术同意书、手术及麻醉记录单、病理资料、护理记录以及国务院卫生行政部门规定的其他病历资料。

患者依照前款规定要求复印或者复制病历资料的，医疗机构应当提供复印或者复制服务并在复印或者复制的病历资料上加盖证明印记。复印或者复制病历资料时，应当有患者在场。

医疗机构应患者的要求，为其复印或者复制病历资料，可以按照规定收取工本费。具体收费标准由省、自治区、直辖市人民政府价格主管部门会同同级卫生行政部门规定。

第十一条　在医疗活动中，医疗机构及其医务人员应当将患者的病情、医疗措施、医疗风险等如实告知患者，及时解答其咨询；但是，应当避免对患者产生不利后果。

第十二条　医疗机构应当制定防范、处理医疗事故的预案，预防医疗事故的发生，减轻医疗事故的损害。

第十三条　医务人员在医疗活动中发生或者发现医疗事故、可能引起医疗事故的医疗过失行为或者发生医疗事故争议的,应当立即向所在科室负责人报告,科室负责人应当及时向本医疗机构负责医疗服务质量监控的部门或者专(兼)职人员报告;负责医疗服务质量监控的部门或者专(兼)职人员接到报告后,应当立即进行调查、核实,将有关情况如实向本医疗机构的负责人报告,并向患者通报、解释。

第十四条　发生医疗事故的,医疗机构应当按照规定向所在地卫生行政部门报告。

发生下列重大医疗过失行为的,医疗机构应当在12小时内向所在地卫生行政部门报告:

(一)导致患者死亡或者可能为二级以上的医疗事故;

(二)导致3人以上人身损害后果;

(三)国务院卫生行政部门和省、自治区、直辖市人民政府卫生行政部门规定的其他情形。

第十五条　发生或者发现医疗过失行为,医疗机构及其医务人员应当立即采取有效措施,避免或者减轻对患者身体健康的损害,防止损害扩大。

第十六条　发生医疗事故争议时,死亡病例讨论记录、疑难病例讨论记录、上级医师查房记录、会诊意见、病程记录应当在医患双方在场的情况下封存和启封。封存的病历资料可以是复印件,由医疗机构保管。

第十七条　疑似输液、输血、注射、药物等引起不良后果的,医患双方应当共同对现场实物进行封存和启封,封存的现场实物由医疗机构保管;需要检验的,应当由双方共同指定的、依法具有检验资格的检验机构进行检验;双方无法共同指定时,由卫生行政部门指定。

疑似输血引起不良后果,需要对血液进行封存保留的,医疗机构应当通知提供该血液的采供血机构派员到场。

第十八条　患者死亡,医患双方当事人不能确定死因或者对死因有异议的,应当在患者死亡后48小时内进行尸检;具备尸体冻存条件的,可以延长至7日。尸检应当经死者近亲属同意并签字。

尸检应当由按照国家有关规定取得相应资格的机构和病理解剖专业技术人员进行。承担尸检任务的机构和病理解剖专业技术人员有进行尸检的义务。

医疗事故争议双方当事人可以请法医病理学人员参加尸检,也可以委派代表观察尸检过程。拒绝或者拖延尸检,超过规定时间,影响对死因判定的,由拒绝或者拖延的一方承担责任。

第十九条　患者在医疗机构内死亡的,尸体应当立即移放太平间。死者尸体存放时间一般不得超过2周。逾期不处理的尸体,经医疗机构所在地卫生行政部门批准,并报经同级公安部门备案后,由医疗机构按照规定进行处理。

第三章　医疗事故的技术鉴定

第二十条　卫生行政部门接到医疗机构关于重大医疗过失行为的报告或者医疗事故争议当事人要求处理医疗事故争议的申请后,对需要进行医疗事故技术鉴定的,应当交由负责医疗事故技术鉴定工作的医学会组织鉴定;医患双方协商解决医疗事故争议,需要进行医疗事故技术鉴定的,由双方当事人共同委托负责医疗事故技术鉴定工作的医学会组织鉴定。

第二十一条　设区的市级地方医学会和省、自治区、直辖市直接管辖的县(市)地方医学会负责组织首次医疗事故技术鉴定工作。省、自治区、直辖市地方医学会负责组织再次鉴定工作。

必要时,中华医学会可以组织疑难、复杂并在全国有重大影响的医疗事故争议的技术鉴定工作。

第二十二条　当事人对首次医疗事故技术鉴定结论不服的,可以自收到首次鉴定结论之日起15日内向医疗机构所在地卫生行政部门提出再次鉴定的申请。

第二十三条　负责组织医疗事故技术鉴定工作的医学会应当建立专家库。

专家库由具备下列条件的医疗卫生专业技术人员组成:

(一)有良好的业务素质和执业品德;

(二)受聘于医疗卫生机构或者医学教学、科研机构并担任相应专业高级技术职务3年以上。

符合前款第(一)项规定条件并具备高级技术任职资格的法医可以受聘进入专家库。

负责组织医疗事故技术鉴定工作的医学会依照本条例规定聘请医疗卫生专业技术人员和法医进入专家库,可以不受行政区域的限制。

第二十四条　医疗事故技术鉴定,由负责组织医疗事故技术鉴定工作的医学会组织专家鉴定组进行。

参加医疗事故技术鉴定的相关专业的专家,由医患双方在医学会主持下从专家库中随机抽取。在特殊情况下,医学会根据医疗事故技术鉴定工作的需要,可以组织医患双方在其他医学会建立的专家库中随机抽取相关专业的专家参加鉴定或者函件咨询。

符合本条例第二十三条规定条件的医疗卫生专业技术人员和法医有义务受聘进入专家库,并承担医疗事故技术鉴定工作。

第二十五条　专家鉴定组进行医疗事故技术鉴定,实行合议制。专家鉴定组人数为单数,涉及的主要学科的专家一般不得少于鉴定组成员的二分之一;涉及死因、伤残等级鉴定的,并应当从专家库中随机抽取法医参加专家鉴定组。

第二十六条　专家鉴定组成员有下列情形之一的,应当回避,当事人也可以以口头或者书面的方式申请其回避:

(一)是医疗事故争议当事人或者当事人的近亲属的;

(二)与医疗事故争议有利害关系的;

(三)与医疗事故争议当事人有其他关系,可能影响公正鉴定的。

第二十七条　专家鉴定组依照医疗卫生管理法律、行政法规、部门规章和诊疗护理规范、常规,运用医学科学原理和专业知识,独立进行医疗事故技术鉴定,对医疗事故进行鉴别和判定,为处理医疗事故争议提供医学依据。

任何单位或者个人不得干扰医疗事故技术鉴定工作,不得威胁、利诱、辱骂、殴打专家鉴定组成员。

专家鉴定组成员不得接受双方当事人的财物或者其他利益。

第二十八条　负责组织医疗事故技术鉴定工作的医学会应当自受理医疗事故技术鉴定之日起5日内通知医疗事故争议双方当事人提交进行医疗事故技术鉴定所需的材料。

当事人应当自收到医学会的通知之日起10日内提交有关医疗事故技术鉴定的材料、书面陈述及答辩。医疗机构提交的有关医疗事故技术鉴定的材料应当包括下列内容:

(一)住院患者的病程记录、死亡病例讨论记录、疑难病例讨论记录、会诊意见、上级医师查房记录等病历资料原件;

(二)住院患者的住院志、体温单、医嘱单、化验单(检验报告)、医学影像检查资料、特殊检查同意书、手术同意书、手术及麻醉记录单、病理资料、护理记录等病历资料原件;

(三)抢救急危患者,在规定时间内补记的病历资料原件;

(四)封存保留的输液、注射用物品和血液、药物等实物,或者依法具有检验资格的检验机构对这些物品、实物作出的检验报告;

(五)与医疗事故技术鉴定有关的其他材料。

在医疗机构建有病历档案的门诊、急诊患者,其病历资料由医疗机构提供;没有在医疗机构建立病历档案的,由患者提供。

医患双方应当依照本条例的规定提交相关材料。医疗机构无正当理由未依照本条例的规定如实提供相关材料,导致医疗事故技术鉴定不能进行的,应当承担责任。

第二十九条　负责组织医疗事故技术鉴定工作的医学会应当自接到当事人提交的有关医疗事故技术鉴定的材料、书面陈述及答辩之日起45日内组织鉴定并出具医疗事故技术鉴定书。

负责组织医疗事故技术鉴定工作的医学会可以向双方当事人调查取证。

第三十条　专家鉴定组应当认真审查双方当事人提交的材料,听取双方当事人的陈述及答辩并进行核实。

双方当事人应当按照本条例的规定如实提交进行医疗事故技术鉴定所需要的材料,并积极配合调查。当事人任何一方不予配合,影响医疗事故技术鉴定的,由不予配合的一方承担责任。

第三十一条　专家鉴定组应当在事实清楚、证据确凿的基础上,综合分析患者的病情和个体差异,作出鉴定结论,并制作医疗事故技术鉴定书。鉴定结论以专家鉴定组成员的过半数通过。鉴定过程应当如实记载。

医疗事故技术鉴定书应当包括下列主要内容:

(一)双方当事人的基本情况及要求;

(二)当事人提交的材料和负责组织医疗事故技术鉴定工作的医学会的调查材料;

(三)对鉴定过程的说明;

（四）医疗行为是否违反医疗卫生管理法律、行政法规、部门规章和诊疗护理规范、常规；

（五）医疗过失行为与人身损害后果之间是否存在因果关系；

（六）医疗过失行为在医疗事故损害后果中的责任程度；

（七）医疗事故等级；

（八）对医疗事故患者的医疗护理医学建议。

第三十二条　医疗事故技术鉴定办法由国务院卫生行政部门制定。

第三十三条　有下列情形之一的，不属于医疗事故：

（一）在紧急情况下为抢救垂危患者生命而采取紧急医学措施造成不良后果的；

（二）在医疗活动中由于患者病情异常或者患者体质特殊而发生医疗意外的；

（三）在现有医学科学技术条件下，发生无法预料或者不能防范的不良后果的；

（四）无过错输血感染造成不良后果的；

（五）因患方原因延误诊疗导致不良后果的；

（六）因不可抗力造成不良后果的。

第三十四条　医疗事故技术鉴定，可以收取鉴定费用。经鉴定，属于医疗事故的，鉴定费用由医疗机构支付；不属于医疗事故的，鉴定费用由提出医疗事故处理申请的一方支付。鉴定费用标准由省、自治区、直辖市人民政府价格主管部门会同同级财政部门、卫生行政部门规定。

<h3 style="text-align:center">第四章　医疗事故的行政处理与监督</h3>

第三十五条　卫生行政部门应当依照本条例和有关法律、行政法规、部门规章的规定，对发生医疗事故的医疗机构和医务人员作出行政处理。

第三十六条　卫生行政部门接到医疗机构关于重大医疗过失行为的报告后，除责令医疗机构及时采取必要的医疗救治措施，防止损害后果扩大外，应当组织调查，判定是否属于医疗事故；对不能判定是否属于医疗事故的，应当依照本条例的有关规定交由负责医疗事故技术鉴定工作的医学会组织鉴定。

第三十七条　发生医疗事故争议，当事人申请卫生行政部门处理的，应当提出书面申请。申请书应当载明申请人的基本情况、有关事实、具体请求及理由等。

当事人自知道或者应当知道其身体健康受到损害之日起1年内，可以向卫生行政部门提出医疗事故争议处理申请。

第三十八条　发生医疗事故争议，当事人申请卫生行政部门处理的，由医疗机构所在地的县级人民政府卫生行政部门受理。医疗机构所在地是直辖市的，由医疗机构所在地的区、县人民政府卫生行政部门受理。

有下列情形之一的，县级人民政府卫生行政部门应当自接到医疗机构的报告或者当事人提出医疗事故争议处理申请之日起7日内移送上一级人民政府卫生行政部门处理：

（一）患者死亡；

（二）可能为二级以上的医疗事故；

（三）国务院卫生行政部门和省、自治区、直辖市人民政府卫生行政部门规定的其他情形。

第三十九条　卫生行政部门应当自收到医疗事故争议处理申请之日起10日内进行审查，作出是否受理的决定。对符合本条例规定，予以受理，需要进行医疗事故技术鉴定的，应当自作出受理决定之日起5日内将有关材料交由负责医疗事故技术鉴定工作的医学会组织鉴定并书面通知申请人；对不符合本条例规定，不予受理的，应当书面通知申请人并说明理由。

当事人对首次医疗事故技术鉴定结论有异议，申请再次鉴定的，卫生行政部门应当自收到申请之日起7日内交由省、自治区、直辖市地方医学会组织再次鉴定。

第四十条　当事人既向卫生行政部门提出医疗事故争议处理申请，又向人民法院提起诉讼的，卫生行政部门不予受理；卫生行政部门已经受理的，应当终止处理。

第四十一条　卫生行政部门收到负责组织医疗事故技术鉴定工作的医学会出具的医疗事故技术鉴定书后，应当对参加鉴定的人员资格和专业类别、鉴定程序进行审核；必要时，可以组织调查，听取医疗事故争议双方当事人的意见。

第四十二条　卫生行政部门经审核，对符合本条例规定作出的医疗事故技术鉴定结论，应当作为对发生医疗事故的医疗机构和医务人员作出行政处理以及进行医疗事故赔偿调解的依据；经审核，发现医疗事故技术鉴定不符合本条例规定的,应当要求重新鉴定。

第四十三条　医疗事故争议由双方当事人自行协商解决的,医疗机构应当自协商解决之日起 7 日内向所在地卫生行政部门作出书面报告,并附具协议书。

第四十四条　医疗事故争议经人民法院调解或者判决解决的,医疗机构应当自收到生效的人民法院的调解书或者判决书之日起 7 日内向所在地卫生行政部门作出书面报告,并附具调解书或者判决书。

第四十五条　县级以上地方人民政府卫生行政部门应当按照规定逐级将当地发生的医疗事故以及依法对发生医疗事故的医疗机构和医务人员作出行政处理的情况,上报国务院卫生行政部门。

第五章　医疗事故的赔偿

第四十六条　发生医疗事故的赔偿等民事责任争议,医患双方可以协商解决;不愿意协商或者协商不成的,当事人可以向卫生行政部门提出调解申请,也可以直接向人民法院提起民事诉讼。

第四十七条　双方当事人协商解决医疗事故的赔偿等民事责任争议的,应当制作协议书。协议书应当载明双方当事人的基本情况和医疗事故的原因、双方当事人共同认定的医疗事故等级以及协商确定的赔偿数额等,并由双方当事人在协议书上签名。

第四十八条　已确定为医疗事故的,卫生行政部门应医疗事故争议双方当事人请求,可以进行医疗事故赔偿调解。调解时,应当遵循当事人双方自愿原则,并应当依据本条例的规定计算赔偿数额。

经调解,双方当事人就赔偿数额达成协议的,制作调解书,双方当事人应当履行;调解不成或者经调解达成协议后一方反悔的,卫生行政部门不再调解。

第四十九条　医疗事故赔偿,应当考虑下列因素,确定具体赔偿数额:

(一)医疗事故等级;

(二)医疗过失行为在医疗事故损害后果中的责任程度;

(三)医疗事故损害后果与患者原有疾病状况之间的关系。

不属于医疗事故的,医疗机构不承担赔偿责任。

第五十条　医疗事故赔偿,按照下列项目和标准计算:

(一)医疗费:按照医疗事故对患者造成的人身损害进行治疗所发生的医疗费用计算,凭据支付,但不包括原发病医疗费用。结案后确实需要继续治疗的,按照基本医疗费用支付。

(二)误工费:患者有固定收入的,按照本人因误工减少的固定收入计算,对收入高于医疗事故发生地上一年度职工年平均工资 3 倍以上的,按照 3 倍计算;无固定收入的,按照医疗事故发生地上一年度职工年平均工资计算。

(三)住院伙食补助费:按照医疗事故发生地国家机关一般工作人员的出差伙食补助标准计算。

(四)陪护费:患者住院期间需要专人陪护的,按照医疗事故发生地上一年度职工年平均工资计算。

(五)残疾生活补助费:根据伤残等级,按照医疗事故发生地居民年平均生活费计算,自定残之月起最长赔偿 30 年;但是,60 周岁以上的,不超过 15 年;70 周岁以上的,不超过 5 年。

(六)残疾用具费:因残疾需要配置补偿功能器具的,凭医疗机构证明,按照普及型器具的费用计算。

(七)丧葬费:按照医疗事故发生地规定的丧葬费补助标准计算。

(八)被扶养人生活费:以死者生前或者残疾者丧失劳动能力前实际扶养且没有劳动能力的人为限,按照其户籍所在地或者居所地居民最低生活保障标准计算。对不满 16 周岁的,扶养到 16 周岁。对年满 16 周岁但无劳动能力的,扶养 20 年;但是,60 周岁以上的,不超过 15 年;70 周岁以上的,不超过 5 年。

(九)交通费:按照患者实际必需的交通费用计算,凭据支付。

(十)住宿费:按照医疗事故发生地国家机关一般工作人员的出差住宿补助标准计算,凭据支付。

(十一)精神损害抚慰金:按照医疗事故发生地居民年平均生活费计算。造成患者死亡的,赔偿年限最长不超过 6 年;造成患者残疾的,赔偿年限最长不超过 3 年。

第五十一条　参加医疗事故处理的患者近亲属所需交通费、误工费、住宿费,参照本条例第五十条的有关规定计算,计算费用的人数不超过 2 人。

医疗事故造成患者死亡的,参加丧葬活动的患者的配偶和直系亲属所需交通费、误工费、住宿费,参照本条例第五十条的有关规定计算,计算费用的人数不超过 2 人。

第五十二条　医疗事故赔偿费用,实行一次性结算,由承担医疗事故责任的医疗机构支付。

第六章　罚　则

第五十三条　卫生行政部门的工作人员在处理医疗事故过程中违反本条例的规定,利用职务上的便利收受他人财物或者其他利益,滥用职权,玩忽职守,或者发现违法行为不予查处,造成严重后果的,依照刑法关于受贿罪、滥用职权罪、玩忽职守罪或者其他有关罪的规定,依法追究刑事责任;尚不够刑事处罚的,依法给予降级或者撤职的行政处分。

第五十四条　卫生行政部门违反本条例的规定,有下列情形之一的,由上级卫生行政部门给予警告并责令限期改正;情节严重的,对负有责任的主管人员和其他直接责任人员依法给予行政处分:

(一)接到医疗机构关于重大医疗过失行为的报告后,未及时组织调查的;

(二)接到医疗事故争议处理申请后,未在规定时间内审查或者移送上一级人民政府卫生行政部门处理的;

(三)未将应当进行医疗事故技术鉴定的重大医疗过失行为或者医疗事故争议移交医学会组织鉴定的;

(四)未按照规定逐级将当地发生的医疗事故以及依法对发生医疗事故的医疗机构和医务人员的行政处理情况上报的;

(五)未依照本条例规定审核医疗事故技术鉴定书的。

第五十五条　医疗机构发生医疗事故的,由卫生行政部门根据医疗事故等级和情节,给予警告;情节严重的,责令限期停业整顿直至由原发证部门吊销执业许可证,对负有责任的医务人员依照刑法关于医疗事故罪的规定,依法追究刑事责任;尚不够刑事处罚的,依法给予行政处分或者纪律处分。

对发生医疗事故的有关医务人员,除依照前款处罚外,卫生行政部门并可以责令暂停6个月以上1年以下执业活动;情节严重的,吊销其执业证书。

第五十六条　医疗机构违反本条例的规定,有下列情形之一的,由卫生行政部门责令改正;情节严重的,对负有责任的主管人员和其他直接责任人员依法给予行政处分或者纪律处分:

(一)未如实告知患者病情、医疗措施和医疗风险的;

(二)没有正当理由,拒绝为患者提供复印或者复制病历资料服务的;

(三)未按照国务院卫生行政部门规定的要求书写和妥善保管病历资料的;

(四)未在规定时间内补记抢救工作病历内容的;

(五)未按照本条例的规定封存、保管和启封病历资料和实物的;

(六)未设置医疗服务质量监控部门或者配备专(兼)职人员的;

(七)未制定有关医疗事故防范和处理预案的;

(八)未在规定时间内向卫生行政部门报告重大医疗过失行为的;

(九)未按照本条例的规定向卫生行政部门报告医疗事故的;

(十)未按照规定进行尸检和保存、处理尸体的。

第五十七条　参加医疗事故技术鉴定工作的人员违反本条例的规定,接受申请鉴定双方或者一方当事人的财物或者其他利益,出具虚假医疗事故技术鉴定书,造成严重后果的,依照刑法关于受贿罪的规定,依法追究刑事责任;尚不够刑事处罚的,由原发证部门吊销其执业证书或者资格证书。

第五十八条　医疗机构或者其他有关机构违反本条例的规定,有下列情形之一的,由卫生行政部门责令改正,给予警告;对负有责任的主管人员和其他直接责任人员依法给予行政处分或者纪律处分;情节严重的,由原发证部门吊销其执业证书或者资格证书:

(一)承担尸检任务的机构没有正当理由,拒绝进行尸检的;

(二)涂改、伪造、隐匿、销毁病历资料的。

第五十九条　以医疗事故为由,寻衅滋事、抢夺病历资料,扰乱医疗机构正常医疗秩序和医疗事故技术鉴定工作,依照刑法关于扰乱社会秩序罪的规定,依法追究刑事责任;尚不够刑事处罚的,依法给予治安管理处罚。

第七章　附　则

第六十条　本条例所称医疗机构,是指依照《医疗机构管理条例》的规定取得《医疗机构执业许可证》的机构。

县级以上城市从事计划生育技术服务的机构依照《计划生育技术服务管理条例》的规定开展与计划生

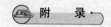 附　录

育有关的临床医疗服务,发生的计划生育技术服务事故,依照本条例的有关规定处理;但是,其中不属于医疗机构的县级以上城市从事计划生育技术服务的机构发生的计划生育技术服务事故,由计划生育行政部门行使依照本条例有关规定由卫生行政部门承担的受理、交由负责医疗事故技术鉴定工作的医学会组织鉴定和赔偿调解的职能;对发生计划生育技术服务事故的该机构及其有关责任人员,依法进行处理。

第六十一条　非法行医,造成患者人身损害,不属于医疗事故,触犯刑律的,依法追究刑事责任;有关赔偿,由受害人直接向人民法院提起诉讼。

第六十二条　军队医疗机构的医疗事故处理办法,由中国人民解放军卫生主管部门会同国务院卫生行政部门依据本条例制定。

第六十三条　本条例自2002年9月1日起施行。1987年6月29日国务院发布的《医疗事故处理办法》同时废止。本条例施行前已经处理结案的医疗事故争议,不再重新处理。

（胡爱明）

《护士人文修养》教学大纲

(供护理类专业用)

一、课程性质和任务

《护士人文修养》是一门为加强护士人文素质设置的综合性课程,内容涵盖护士的伦理道德修养、人际关系修养、文化传统修养、美学修养与礼仪、批判性思维修养等。通过学习,使学生掌握一定的美学知识,提高学生的文化品位和审美情趣,培养学生的人际沟通能力、批判性思维能力等;使学生成为具有良好的职业道德和职业品质、具有较高文化素质和综合素质的高级实用型护理人才。

二、课程教学目标

护理人文精神是护士从业的精神支柱,是通过各种人文学科知识的吸收而形成的价值观、道德观、个人气节和思维方式。中华护理学会名誉理事长林菊英说:"比较而言,中国医学院校的人文社会科学类课程比例显然偏低了,已不适应社会发展的需要。只有将人文、社会心理科学与医学科学统一起来,重视学生人文精神的培养,才能培养出更多的高素质护理人才。"所以本课程的教学总体目标是:适应现代护理模式发展的需要,培养学生具有良好的职业道德和职业品质、具有较高文化素质和综合素质的高级实用型护理人才。

通过本课程的学习,达到以下目标:

【知识教学目标】

1. 掌握护士人文修养基本内容、基本理论、基本概念。

2. 熟悉护理实践中的道德要求、突发公共卫生事件伦理道德要求、影响护患沟通的因素、群体合作、护理文化、中医药文化、创造性思维。

3. 了解医学实践中的伦理难题、多元文化、社交礼仪、审美修养、医院文化、批判性思维。

【能力培养目标】

1. 运用唯物辩证观思考问题,提高学生批判性思维能力,创新工作思路。

2. 掌握沟通技巧,现实中能提高处理与同事、上下级、家庭、患者、患者家属等关系的能力。

3. 工作中能努力满足不同职业、不同阶层、不同地域、不同民族的人的需要,融洽护患关系。

【素质教育目标】

1. 树立正确的世界观、人生观、价值观,树立全心全意为人民身心健康服务的工作理念。

2. 遵守护理道德规范,提高护理道德水平。

3. 提高审美修养,陶冶情操,成为美的化身和美的使者。

三、教学内容和要求

绪论　提高人文修养　适应现代护理模式

【教学目标】

随着医学模式的转变、人民生活水平的提高,以及人口老龄化,人们对各种卫生保健的要求越来越迫切,这一切都对护士提出了越来越高的要求。护士不仅要掌握系统的理论知识,完成患者的各项治疗护理工作,还要掌握人际沟通、伦理道德等相关的人文科学知识。通过本章学习要求学生了解人文知识,弄清护理是科技与人文相融的职业,掌握护理人员应具备的人文知识,提高人文修养。

【教学内容】

第一节　护士人文修养概述

一、人文

二、人文科学

三、人文修养及人文精神

四、护理人文关怀

五、护士人文修养

第二节　提高护士人文修养的意义

一、提高护士人文修养是现实的需要

二、提高护士人文修养是适应社会发展和促进人类健康的需要

第三节　提高护士人文修养的途径和方法

一、加强人文知识的教育

二、加强对人文技能的学习

三、注重人文精神的培养

四、投身护理实践

第一章　加强护德建设　促进护理质量提高

【教学目标】

1. 掌握护理伦理学的基本原则和理论、护理道德规范,提高护理道德意识和自身修养。

2. 熟悉临床各科伦理道德要求,突发公共卫生事件伦理道德要求。

3. 学会处理和预防护理纠纷或护理事故,从而达到完善护理学生的综合人文素质,提高医疗护理服务质量这一目标。

4. 了解护理实践中的伦理难题。

【教学内容】

第一节　伦理道德概述

一、道德与伦理学

二、护理伦理学

第二节　中医护理道德

一、中医护理道德的产生及发展

二、中医护理道德的主要内容

第三节　护理道德的基本原则、规范和范畴

一、护理道德基本原则

二、护士执业中的伦理具体原则

三、护理道德规范

四、护理道德范畴

第四节　护理实践中的伦理道德要求

一、整体护理及其道德要求

二、特殊患者的护理道德要求

三、传染病患者的护理道德要求

第五节　突发公共卫生事件应急护理伦理

一、突发公共卫生事件及护理人员的责任

二、突发公共卫生事件应急伦理规范

第六节　生命伦理

一、生命伦理学的基本理论和原则

二、性与生殖伦理

三、人类辅助生殖技术的伦理

四、死亡伦理

五、器官移植的伦理

第七节　护理道德的教育、修养与评价

一、护理道德的教育与修养

二、护理道德评价

第二章　了解人际理论　建立良好护患关系

【教学目标】

1. 掌握人际关系的含义、人际交往原则及应用策略、护患人际冲突原因与处理技巧、护患非语言沟通的技巧。

2. 熟悉人际关系的作用、人际认知效应及应用策略、护患口头语言沟通的内容、原则、种类和护患书面沟通的内涵、护患非语言沟通的主要形式、与投诉对象的沟通艺术。

3. 了解人际关系的影响因素、人际吸引规律及应用策略。

4. 能运用所学知识,正确处理护理工作中的人际关系。

【教学内容】

第一节　人际关系概述

一、人际关系的含义

二、人际关系的作用

三、人际关系的影响因素

第二节　人际关系基础理论

一、人际交往理论

二、人际认知理论

三、人际吸引理论

第三节　护理工作中的人际关系

一、护士与患者的关系

二、护士与患者家属的关系

三、护理工作中的其他关系

四、护患冲突分析与处理

第四节　护理工作中的语言沟通

一、语言沟通的基本知识

二、护士语言沟通的主要形式

三、护患语言沟通技巧

第五节　护理工作中的非语言沟通

一、非语言沟通的基本知识

二、非语言沟通的主要形式

三、非语言沟通在护理工作中的应用

第六节　护理实践中的沟通艺术

一、治疗性沟通

二、实践中的沟通技巧

第三章　增进群体合作　构建高效工作团队

【教学目标】

1. 掌握群体含义、解决群体冲突的策略。

2. 熟悉建设高绩效工作团队的基本原则。

【教学内容】

第一节　人类的群体性概述

一、群体的含义

二、群体的作用

三、群体的分类

第二节　群体沟通

一、社会互动

二、解决群体冲突的策略

三、护理的社会属性

四、护理发展的根本动因

第三节　建设高绩效的工作团队

一、工作团队含义

二、高绩效工作团队的特性

三、建设高绩效工作团队的基本原则

四、有趣的团队游戏

第四章　知晓文明礼仪　塑造白衣天使形象

【教学目标】

1. 掌握护理礼仪的功能、护士的基本礼仪。

2. 了解护士的社交礼仪。

【教学内容】

第一节　护理礼仪的特点和功能

一、护理礼仪的特点

二、护理礼仪的功能

第二节　护士的基本礼仪

一、护士的仪表礼仪

二、护士的举止礼仪

三、护士的服饰礼仪

第三节　护理工作中的专业礼仪

一、护理操作中的工作礼仪

二、接待新入院患者的礼仪

三、门诊护士的工作礼仪

第四节　护士的社会交往礼仪

一、日常交往礼仪

二、公共场所礼仪

三、涉外服务礼仪

第五章　培养审美情趣　完善护士综合素质

【教学目标】

1. 掌握美的基本形态、护理职业形象美的含义、护士审美修养的途径和方法。

2. 熟悉护理职业形象美的要求、护理职业形象美塑造的途径和方法。

3. 了解护士审美修养的目标。

【教学内容】

第一节　美的基本形态

一、自然美

二、社会美

三、艺术美

四、科学技术美

第二节　护理职业形象美

一、护理职业形象美的内涵

二、护理职业形象美的要求

三、护理职业形象美塑造的途径和方法

第三节　护士的审美修养

一、护士审美修养的目标

二、护士审美修养的途径和方法

第六章　立足护理文化　突出中医中药特色

【教学目标】

1. 掌握文化的含义、文化与健康、护理文化、医院文化的功能及特点。

2. 熟悉文化的结构和功能、跨文化护理、中医药文化。

3. 了解文化与生活方式。

【教学内容】

第一节　文化概述

一、文化的含义与本质

二、文化的结构和功能

第二节　文化与生活方式

一、生活方式的内涵

二、文化与生活方式

三、文化与健康

第三节　以人为本的护理服务文化

一、护理文化

二、跨文化护理

三、一切为了患者的服务理念

四、护理服务文化行为

第四节　医院文化

一、医院文化的含义

二、医院形象

三、传承中医药文化

第七章　创新思维模式　拓宽护理工作思路

【教学目标】

1. 掌握批判性思维技巧、创造性思维的训练。

2. 熟悉护士批判性思维的培养、护士创造性思维的培养。

3. 学会对自己和他人是否具有批判性思维态度进行评价,现实中能运用批判性思维技巧来思考问题,创新工作思路。

【教学内容】

第一节　批判性思维概述

一、批判性思维概念

二、批判性思维的发展过程

三、批判性思维的特点

四、培养批判性思维的意义

五、批判性思维技巧

第二节　护士批判性思维的培养

一、课堂教学中护生批判性思维的培养

二、临床实践中护士批判性思维的培养

第三节　护士的创造性思维

一、创造性思维的本质

二、创造性思维的训练

三、护士创造性思维的培养

四、实践教学环节与要求

教学内容	实验实训内容与能力培养要求	教学方式
绪论	加强护士人文修养的重要性	案例讨论分析
第一章	1. 护士职业道德现状调查 2. 讲南丁格尔奖章获得者的故事 3. 护士誓言宣誓	1. 社会调查 2. 学生上台讲故事 3. 以小组为单位在讲台(或革命基地)宣誓并写心得体会
第二章	1. 护患口头语言沟通训练 2. 治疗性沟通 3. 护患关系冲突处理	1. 学生分成若干组,组内学生互扮护患,分组训练后,选派代表现场演示 2. 案例分析
第四章	护士仪态、护理工作礼仪训练	示教、练习

五、教学时数分配

教学内容	护理专业		
	总时数	其中	
		理论时数	实践时数
绪论 提高人文修养 适应现代护理模式	3	2	1
第一章 加强护德建设 促进护理质量提高	12	9	3
第二章 了解人际理论 建立良好护患关系	12	9	3
第三章 增进群体合作 构建高效工作团队	3	2	1
第四章 知晓文明礼仪 塑造白衣天使形象	6	3	3
第五章 培养审美情趣 完善护士综合素质	3	3	0
第六章 立足护理文化 突出中医中药特色	6	5	1
第七章 创新思维方式 拓宽护理工作思路	3	3	0
合计	48	36	12

六、使用说明

1. 本教学大纲适用于三年制护理专业。

2. 《护士人文修养》是一门理论与实践紧密结合的课程,教师在重视传统教学手段运用的同时,应充分利用现代信息技术手段提高课程的教育效果。教学中可采用以下教学方法:①目标教学法;②示范法;③陶冶法;④讨论法;⑤练习法;⑥案例分析法。同时加强实践课教学,将学生誓言宣誓、讲故事、角色扮演、案例分析、社会调查、演讲比赛、形体表演等与人文理论相结合,把知识传授、能力培养、素质提高紧密结合起来。

3. 《护士人文修养》重在提高学生人文素质,培养学生良好的人文精神和职业态度,因此,课程考试可以综合测评,将理论考试与学生日常行为规范、道德修养、文明礼仪、社会实践相结合。

主要参考书目

1. 史瑞芬. 护士人文修养. 北京:高等教育出版社,2008.
2. 单伟颖. 医护礼仪. 郑州:郑州大学出版社,2008.
3. 赵渊. 护士人文修养. 北京:高等教育出版社,2005.
4. 梁立. 护士人文修养. 杭州:浙江科学技术出版社,2004.
5. 李小龙. 护士人文修养. 北京:科学出版社,2007.
6. 蔺敏. 护理人文修养与礼仪. 郑州:河南科学技术出版社,2006.
7. 陈健尔. 护理人文学. 杭州:浙江大学出版社,2008.
8. 陈旭光. 21 世纪素质教育系列教材——艺术的意蕴. 北京:中国人民大学出版社,2001.
9. 李本富. 医学伦理学. 北京:北京大学医学出版社,2006.
10. 杜慧群,刘齐. 护理伦理学. 北京:中国协和医科大学出版社,2003.
11. 曹志平. 护理伦理学. 北京:人民卫生出版社,2008.
12. 王新明. 护理伦理学. 长沙:湖南科学技术出版社,2005.
13. 王卫红. 护理伦理学. 北京:清华大学出版社,2006.
14. 姜国和. 医患交流学. 北京:新华出版社,2002.
15. 冷晓红. 人际沟通. 北京:人民卫生出版社,2006.
16. 谌永毅,方立珍. 护患沟通技巧. 长沙:湖南科学技术出版社,2004.
17. 贾起艾. 人际沟通. 南京:东南大学出版社,2000.
18. 姜学林,赵世鸿. 医患沟通艺术. 上海:第二军医大学出版社,2002.
19. 马丽. 沟通的艺术. 北京:中国协和医科大学出版社,2004.
20. 蒋承志. 护理口才与写作. 重庆:重庆大学出版社,1992.
21. 高燕. 护理礼仪和人际沟通. 北京:高等教育出版社,2003.
22. 衣俊卿. 文化哲学十五讲. 北京:北京大学出版社,2004.
23. 徐行言. 中西文化比较. 北京:北京大学出版社,2004.
24. 陈华文. 文化学概论. 上海:上海文艺出版社,2004.
25. 曹桂荣. 医院管理学:医院文化分册. 北京:人民卫生出版社,2003.
26. 韩富军. 现代礼仪. 沈阳:东北大学出版社,2005.
27. 俊华,刘宇. 护理美学. 北京:中国中医药出版社,2008.
28. 金正昆. 礼仪金说Ⅲ:服务礼仪. 西安:陕西师范大学出版社,2008.
29. 金正昆. 礼仪金说Ⅱ. 西安:陕西师范大学出版社,2006.
30. 金正昆. 礼仪金说. 西安:陕西师范大学出版社,2006.
31. 霍孝荣. 实用护理人文学. 南京:东南大学出版社,2006.
32. 姜小鹰. 护理美学. 北京:人民卫生出版社,2006.
33. 朱红. 实用临床护理美学. 太原:山西科学技术出版社,2006.
34. 周明星. 思维创新与创造创新. 北京:中国人事出版社,1999.
35. 张掌然,张大松. 思维训练. 武汉:华中理工大学出版社,2000.
36. 吴进国. 打破常规创新思维. 北京:中国青年出版社,2003.
37. 秦泗河. 医生、医术与人文. 北京:清华大学出版社,2007.
38. 胡涵锦,顾鸣敏. 医学人文教程. 上海:上海交通大学出版社,2007.

39. 史瑞芬,史宝欣. 护士人文修养. 北京:人民卫生出版社,2012.
40. 朱丹,护理社会学. 北京:高等教育出版社,2008.
41. 单伟颖. 医护礼仪. 郑州:郑州大学出版社,2011.
42. 黄建萍. 临床护理礼仪. 北京:人民军医出版社,2012.
43. 赵国琴. 护理礼仪. 北京:科学出版社,2013.
44. 高燕. 护理礼仪与人际沟通. 北京:高等教育出版社,2003.

53检